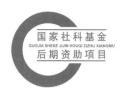

国家社科基金
GUOJIA SHEKE JIJIN HOUQI ZIZHU XIANGMU
后期资助项目

从隔离病人
到治理环境

19世纪英国霍乱防治研究

From Patient Isolation
to Environmental Governance

Research on the Prevention and Control of British Cholera
in the Nineteenth Century

毛利霞　著

中国人民大学出版社
· 北京 ·

国家社科基金后期资助项目
出版说明

后期资助项目是国家社科基金设立的一类重要项目，旨在鼓励广大社科研究者潜心治学，支持基础研究多出优秀成果。它是经过严格评审，从接近完成的科研成果中遴选立项的。为扩大后期资助项目的影响，更好地推动学术发展，促进成果转化，全国哲学社会科学工作办公室按照"统一设计、统一标识、统一版式、形成系列"的总体要求，组织出版国家社科基金后期资助项目成果。

全国哲学社会科学工作办公室

序

时代的发展和现实的需要促使历史研究与时俱进，在研究主题、研究范式等方面不断锐意创新。自美国史学家威廉·H. 麦克尼尔出版《瘟疫与人》以来，疾病这条曾被视为史学研究的"漏网之鱼"，已然被纳入历史研究的范畴，从政治史、社会史、医学史等视角探究疾病之影响的论著不断涌现。疾病作为自然环境变迁和人类文明演进的参与者之一，是人与自然互动关系的重要载体，也已在环境史视角下被人们书写出新的故事。

环境史作为历史学的一个新领域，于20世纪六七十年代首先在美国学界诞生并不断发展，随后在其他国家和地区的学术研究中得到快速发展，并在国际史学界产生重要影响。近20年来，我国的环境史研究也呈现出蓬勃发展的可喜势头，体现在学术研究、课程设置、人才培养等诸多方面。而自我本人1997—1999年在加州大学伯克利分校做访问学者时接触环境史，迄今已有二十年余，这期间切身感受到环境史研究的巨大变化，我认为它走过了"有研究无概念"的初始阶段，目前正在"有概念无学科"的境况下奋力开拓，还出现了"立学科谋发展"的大势。环境史的魅力何在？

环境史是一门以特定时空下人类生态系统为基本范畴，研究系统内人类社会与自然环境相互作用关系的变化、发展，强调系统的整体性及其内在的有机联系，具有统摄性和跨学界特征的新学科。换言之，环境史从人与自然的互动关系入手，以此看待并考察不同时代、不同地方人类所处、所做和所思的历史，从而将人类史与自然史有机地联结起来，使历史成为完整的、真正的整体史。环境史之于古老历史学的创新意义，主要体现在新知识、新观念和新理论等层面；它还因强烈的忧患意识和现实关怀，迸发出蓬勃的学术生机和魅力。

当前，随着我国经济社会发展方式的转型，环境史研究不仅成为学术领域中令人关注的前沿问题，而且成为经济社会建设中具有重要意义的理论问题和现实问题。基于此，一大批中青年学者积极致力于环境史的教学和研究工作，有志于环境史研究的青年学者也逐渐增多。他们在积极译介国外环境史研究成果的同时，努力尝试各种专题的环境史研究。正是在这样的时代契机和史学背景之下，作为生态链条中重要一环的疾病被纳入环境史研究视野，由此大大拓展了环境史的研究主题，使许多看似风马牛不相及的名词和事件找到了联结点。毛利霞的著作《从隔离病人到治理环境——19 世纪英国霍乱防治研究》即是讲述看似"不相及"的疾病霍乱（cholera）与水体、环境之间如何"相及"的故事。

此书是毛利霞在硕士、博士学位论文基础上修改而成的史学专著，于 2016 年获国家社科基金后期资助项目的立项，现在即将由中国人民大学出版社出版。利霞邀我作序，作为她的硕士、博士学位论文指导教师，我为她感到高兴，也想借此聊一聊其研究选题的由来与创新。

霍乱是一种起源于印度的水生传染病，对 19 世纪的世界（包括中国）产生过重要影响，在这方面，近年来国内外学者已从医疗史、社会史、全球史等视角发表过不少著述，使之俨然成为一个小热点。就英国相关历史的研究情况而言，十几年前，虽然国外史学界已从社会史、公共卫生史等视角探讨过霍乱与英国社会改革、公共卫生改革的关联，但在国内史学界，霍乱依然隐藏在史学园地的某一角落，偶尔出现在关于 19 世纪的相关论著之中。我在研究 19 世纪英国城市环境问题时论及"霍乱与水体污染"的渊源，对霍乱的前世今生产生了好奇。恰好利霞当时跟我读硕士，论文选题未定，我建议她查找霍乱相关文献资料，看看有无做成硕士论文的可能。利霞在国家图书馆找到不少资料，几经商讨，我建议她在政治史、社会史研究的基础上，从环境史视角分析霍乱与水污染的关系，在研究视角上进行学术创新，这也开启了她的环境史研究之旅。利霞读博期间，从环境史视角探讨 19 世纪英国霍乱防治历程，这也成为她博士学位论文的选题。

公正地说，利霞的博士学位论文虽略显稚嫩，但在研究视角、资料运用等方面有一定的新意，因而在评审和答辩环节获得同行专家的好评。此后她不断增添资料，扩充内容，润色文字，也注意吸收国内外最新研究成果，丰富完善书稿。修改后的博士学位论文能申请到国家级项目资助并顺利结项，这是对她多年研究的认可和肯定。此书以 19 世纪英国霍乱防治为研究对象，以工业革命造成的社会变迁为背景，运用跨学科研究方法，立体展现英国霍乱防治的发展历程，也就是在梳理霍乱防治如何从一个单纯的医学难题发展为社会问题和环境问题的基础上，分析这种观念转变和政策演变之间的内在张力及得失，勾勒出一幅工业革命背景下霍乱—人—环境之间的互动画卷，这显然是环境史视角下对疾病研究范式的有益探索。具体来说，此书的优点主要表现在以下三个方面。

第一，选题新颖，问题意识明确。工业革命以来的英国史向来是史学界研究的重点，此书从 19 世纪英国霍乱防治的角度入手，展现了工业革命对英国的深层影响。霍乱是 19 世纪经济变革、社会变革、环境变革中的一个交汇点，围绕着英国的霍乱防治措施如何从沿袭传统的隔离病人到治理"社会病"乃至治理供水污染和水源污染的"环境病"的演变脉络，此书进行了层次分明的论述，突出经济发展与疾病频发、环境污染的内在关联，拓展了对英国工业革命的评价视角和研究范式。此书着重回答了人如何污染环境、后果如何以及环境污染如何作用于人、后果如何这个问题，突出了霍乱在造成污染、治理污染过程中的中介作用，理顺了人—疾病—环境三者相互作用和相互影响的因果链条。

第二，具有鲜明的环境史研究特色，在研究视角、研究方法、史料运用等方面有一定的创新之处。绪论部分的学术梳理层次分明，厘清了霍乱研究从政治史、社会史（包括医疗社会史）走向环境史的必然性。此书在具体研究中涉猎医学、社会学、化学等学科对霍乱的研究，并结合政治史、社会史、城市史等领域的相关研究成果，尤其是近年来国内外史学界关于霍乱、河流污染、供水改革等方面的最新成果，将宏观的论述与微观的个案分析（如伦敦、泰晤士河）有机地结合起来，鲜明地展现出 19 世纪霍乱防治"从隔离病人到治理环境"的变化历程。此书资料来源广泛，除议会档案、调查报告、已发表的论著等传统史料外，还重视诗歌、小说、漫画等以往被忽视的资料的运用和解读，丰富、翔实、多样的资料使全书的立论建立在坚实的资料基础之上。作为环境史视角下的个案研究，此书的疾病研究范式有助于构建环境史领域疾病研究框架，推动环境史基本理论的更新和研究内容的拓展。

第三，全面展现英国霍乱防治的曲折性与复杂性，颇具借鉴意义。英国应对霍乱的历程，也是不断深化对霍乱、社会、水污染的认识的过程。为防治霍乱所进行的历次社会改革和调整，无不引起是否需要改革、如何改革之争，引发综错复杂的观念之争和利益冲突。条理清晰地叙述出如此复杂的事件已属不易，得出中肯的评价更是难题。难得的是，此书注重历史语境的还原，历史地、辩证地评价前人做法的功过得失，不苛责，不夸赞，持论公允。与其他国家应对霍乱的措施相比较，作者认为英国霍乱防治之所以成效显著，是政府重视、地方合作、社会支持、观念更新、技术进步等多方努力的结果，是英国"渐进式变革"的体现和优势所在。这样的结论，既符合英国历史的真实情形，也颇具启发意义。它使我们认识到，在面对环境污染治理等棘手问题时，既要充分考虑到环境污染治理的复杂性和艰难性，又要树立环境污染治理势在必行的信念，在协调各方利益的基础上，寻找经济发展与环境保护的最佳平衡点，方能实现人与自然的和谐发展。这也是环境史研究具有鲜明的现实意义之所在。

此书也存在诸如所引文献内容翻译生硬、某些表述有欠准确等问题，此外，该选题研究尚存拓展的空间。这些方面我也向利霞明确指出，并希望她把此书的出版作为一个阶段的结束和新阶段的开始。我相信，正是因为有像利霞这样的一大批青年学者热爱并积极从事环境史研究，才使环境史在史学园地中日益生根发芽，进而推动史学研究的"百花齐放"。

梅雪芹

清华大学历史系教授

2018 年 10 月 30 日

目　　录

绪　论

疾病是自然环境变迁和人类演进的参与者之一，对人类历史产生了重大影响。可以说，疾病与人类社会如影随形，人类社会的发展为疾病的孕育、繁衍和扩散提供了条件。疾病的发展史既是人类与疾病的斗争史，也是医学技术不断革新的发展史。然而，在很长时间内，历史学界较少关注疾病及其影响，疾病研究成为史学领域的"漏网之鱼"①。近几十年来，这一局面因历史学研究领域的不断拓宽而大为改观。其中一个表现是，1960 年代末环境史初露端倪后，环境史家把疾病这条"漏网之鱼"纳入史学研究范畴，从疾病的视角重新审视历史上的某些重大事件，探究疾病背后所折射出的人与疾病、自然的互动关系及影响。

疾病名目众多，有非传染性疾病和传染性疾病之分。传染性疾病是通过各种病原体而在人与人、动物与动物或人与动物之间相互传播的一类疾病，具有较强的传染性和社会影响力，乃是"人类历史的基本参数和决定因素之一"，"无论过去与现在都在自然平衡中扮演着至关重要的角色"②。霍乱（cholera）作为传染病之一，在 19 世纪先后几次蹂躏五大洲的众多国家，并给各国带来了严重后果，成为名副其实的"世纪病"和"世界病"。加拿大内科医生罗伯特·纳尔逊（Robert Nelson，1794—1873）甚至认为霍乱是 19 世纪最重大的事件。③ 19 世纪霍乱先后四次出现在英国，霍乱在英

---

　　① "漏网之鱼"这个提法出自麦克尼尔《瘟疫与人》一书的台湾版译本，参见［美］威廉·H. 麦克尼尔：《瘟疫与人》，杨玉龄译，陈建仁审定，2 页，台北，天下远见出版股份有限公司，1998。（需特别说明的是，大陆简体字译本将麦克尼尔的这一观点翻译为"尚未被历史学注目的人类历史中的新领域"，参见威廉·H. 麦克尼尔：《瘟疫与人》，余新忠、毕会成译，2 页，北京，中国环境科学出版社，2010。可见，台湾版更注重"意译"，大陆版更注重"直译"。如无明显译文差别，本著作将以大陆译本为主。）麦克尼尔的批评是指史学界对疾病的研究不够，并非指史学界对疾病没有研究。

　　② ［美］威廉·H. 麦克尼尔：《瘟疫与人》，余新忠、毕会成译，4 页。

　　③ Erin O'Connor, *Raw Material：Producing Pathology in Victorian Culture*，London：Duke University Press，2000，p. 22.

国的故事，不仅仅是一种微生物的自然史，依附于人体的一种病源史，或霍乱在时间和空间上的传播史①，更是一部疾病与人、环境的相互作用史。霍乱使英国人在享受"世界工厂"荣耀的同时，不得不关注日趋严重的传染病频发、城市卫生糟糕、住房拥挤、供水不足和河流污染等问题。

本著作以 19 世纪英国的霍乱防治为研究对象，以工业革命为时代大背景，从环境史视角探究霍乱防治历程，重点分析从沿袭传染病防治传统——隔离病人到治理水污染的演变历程，意在探究霍乱与人、霍乱与社会、霍乱与水污染之间的内在关联。此个案分析既为我们深入理解传染病与人的互动提供一个视角，也为当今各国应对全球性传染病传播、环境污染等问题提供参考和借鉴。

一、研究对象及研究意义

（一）研究对象

本著作重在梳理 19 世纪英国的霍乱防治历程。霍乱（cholera）是一种经口感染的烈性肠道传染病，其诱发有机体是霍乱弧菌（vibrio cholerae），一般通过饮用水、食物、苍蝇等媒介传播，不会感染动物，其中饮用水是最主要的传播方式，战争、洪涝或水体污染也容易引发霍乱的流行，具有发病急、传播快的特点。霍乱弧菌的寄主主要是人，潜伏期一般为 2—3 天，长则十几天，短则几小时，如在水中最多存活 14 天，在啤酒和葡萄酒中仅存活 8 小时。霍乱弧菌对温度和湿度也异常敏感，往往在气温较高的月份引发霍乱肆虐，较冷月份暂时沉寂；在潮湿的亚麻制品中存活几天乃至几周，在干燥炎热的环境下只能存活几小时。②

"cholera"一词最早出现在《希波克拉底文集》中，指一种散在发生的腹泻性疾病。1669 年，托马斯·西德纳姆（Thomas Sydenham）用"cholera"这个词来形容伦敦的一场流行病，此后用该词来描述地方性腹泻或散发性腹泻。③ 到 19 世纪初，欧洲人提到 cholera 这个词时，依然指夏日腹泻（summer cholera），即伴有呕吐和腹泻症状的胃肠炎，许多夏

---

① Christopher Hamlin, *Cholera：The Biography*, Oxford：Oxford University Press，2009，p. 13.

② William Topleyand Graham Wilson, *Principles of Bacteriology，Virology and Immunity*, Vol. 3，7th edition，ed. G. R. Smith，London：Edward Arnold，1984，pp. 449-451.

③ ［美］肯尼思·F. 基普尔主编：《剑桥世界人类疾病史》，张大庆主译，567 页，上海，上海科技教育出版社，2007。

季小儿腹泻的病例被称为"小儿霍乱"（cholera infantum）。现在西方通用的"cholera"是英国诗人塞缪尔·泰勒·科尔里奇（Samuel Taylor Coleridge，1772—1834）于 1804 年首次使用的。① 1830 年之后，cholera（或 spasmodic，epidemic，或 later Asiatic Cholera②）用来特指霍乱这种新传染病，而 cholera morbus 或 cholera nostras（our cholera，与亚洲传入相对）则用来指地方流行性腹泻，区别并不明显。③ 根据霍乱弧菌的特点，由古典生物型（classical biotype）霍乱弧菌引起的疾病被称为霍乱，由埃尔托生物型（El Tor biotype）霍乱弧菌引起的疾病则被称为副霍乱。1962 年 5 月第十五届世界卫生大会把霍乱和副霍乱统称为霍乱。1990 年代又出现了一种 0139 型霍乱弧菌，成为霍乱的三大弧菌之一。④

（二）研究意义

其一，将霍乱防治研究纳入环境史研究领域，深化其研究范式，推动环境史基本理论的更新和研究内容的拓展。1960 年代以来传染病被纳入史学研究领域，但相关研究大多采用社会史的研究范式，主要考察重大传染病对社会造成的影响，或者探究传染病暴发时国家与社会的应对措施，主要针对事件的发生、发展过程做一个真实的描述，具有"事件史"的特点，并没有揭示传染病暴发背后与之相关的深层因果联系。这就有必要采用环境史的"事件路径"的研究思路。

环境史作为 21 世纪的"新史学"，不仅重视传染病课题的线性研究，更重视探究传染病背后所隐藏的多重网络及其折射出来的人与疾病、自然的互动影响，更新史学叙述范式。作为 19 世纪的"世纪病"和"世界病"，霍乱绝不只是 19 世纪重大事件中的一个点缀和配角，而是在 19 世纪的历史舞台上进行了扣人心弦的可怕演出。霍乱成为 19 世纪史的中心课题。⑤ 其中，霍乱在英国的四次露面让英国人历久难忘。它犹如一个闯入英国的不速之客，不但打乱了英国人固有的生活步调，还将英国社会与环境中不为人所关注的一面呈现在英国人面前，成为推动英国进行社会改革和环境污染治理的"催化剂"。与其他大多数国家一样，英国在猝不及

---

① Christopher Hamlin, *Cholera：The Biography*, p. 19.
② 因霍乱是 19 世纪由亚洲传入欧洲的新疾病，西方用"亚洲霍乱（Asiatic Cholera）"来称呼这一与传统腹泻有别的疾病。为叙述方便，如无特别说明，本著作的"霍乱（cholera）"皆指 19 世纪西方的"亚洲霍乱（Asiatic Cholera）"。
③ Christopher Hamlin, *Cholera：The Biography*, p. 20.
④ 就此而言，本著作所研究的霍乱除特别说明外，均指古典型霍乱。
⑤ Christopher Hamlin, *Cholera：The Biography*, p. 55.

防的情况下饱受霍乱之苦，对如何预防霍乱、如何治疗霍乱也经历了一个从惊慌失措到逐渐摸索的过程。与其他国家不同的是，英国人最早发现霍乱通过饮用水传播，找到了预防霍乱传播的关键，进而通过治理河流污染、改善供水较早摆脱霍乱之苦。故而，19世纪末当其他国家仍不时遭受霍乱侵扰时，英国得以幸免。在霍乱防治过程中，英国人逐渐意识到霍乱不仅是传染病，还是"社会病"乃至"环境病"的表现和后果，这有助于深化认识传染病与环境污染之间的内在关联。故而，对霍乱的研究与探讨，远非一个纯医学课题，也不只是前人研究中的一个历史背景，而是环境史研究领域的一个重要篇章。

其二，以工业革命为历史背景，探究经济发展与疾病频发、环境恶化的关联，并对围绕这些问题而产生的社会反应、利益纠纷、政策变化等方面加以剖析，拓展19世纪英国史研究的深度与广度。19世纪是工业革命的成果大放异彩的时代，也是其副产品逐一显现的时代，霍乱就是一例。为了与经济发展相适应，英国进行了大刀阔斧的政治变革；为了应对工业革命的副产品，英国也开始了探索历程，如何防治霍乱则是这种探索的具体体现。霍乱对英国的影响是多方面的，涉及政治、立法、观念、社会、宗教、环境等各方面，英国如何防治霍乱也是几经变迁摸索的，经历了沿袭隔离传统、推行公共卫生运动、加快住房改造、积极治理河流污染、提升供水质量和标准等几个阶段。可以说，剖析19世纪英国霍乱防治历程，实则是拓展19世纪英国史研究的横切面，进一步明确工业革命对英国社会的多面影响，加深对工业革命及相关改革的认识和理解，推动英国史研究的深入。

其三，英国霍乱防治经验为当今世界提供了借鉴，有助于倡导人与自然和谐发展的和谐自然观。传染病学家安妮·哈代（Anne Hardy）认为，"通过接二连三的霍乱来衡量社会变迁以及1850年后十年间寻求国际预防措施方面"①，需要重视英国的霍乱经历。19世纪霍乱的故事是一个它影响谁、谁关心它的故事。作为人类挥之不去的"顽疾"，霍乱并未放过其他国家和地区的人民，尤其是人口众多、卫生状况糟糕的发展中国家，霍乱防治依然是一个全球性课题。

截至2008年，已经暴发七次世界性的霍乱，三次出现在20世纪，20世纪后半叶尤为频繁。1961年，印度尼西亚出现了霍乱弧菌的一种新弧

---

① Anne Hardy, "Cholera, Quarantine and the English Preventive System，1850-1895," *Medical History*，Vol. 37，1993，p. 251.

菌世系，名为"埃尔托"（El Tor），随后这种新霍乱弧菌（后来被称为副霍乱）快速传至亚洲、非洲和拉美，波及 140 多个国家和地区，比 19 世纪的霍乱带来更为严重的后果。《世界卫生组织通报》（*Bulletin of the World Health Organization*）在 1954、1955、1957 年一再刊登"霍乱研究"专题，通报各国的霍乱情况。1969 年的世界卫生大会把 1951 年通过的《国际卫生规章》更名为《国际卫生条例》（*International Health Regulations*）。其中第六条规定，成员在国内暴发鼠疫、霍乱和黄热病的情况下，应当及时向世界卫生组织（World Health Organization，缩写为 WHO）通报，允许成员针对瘟疫、霍乱或者黄热病采取适宜举措，以阻止这些传染病的传播或将其危害降至最低。1990 年代以来，霍乱更因世界环境的日益恶化而频繁出现，令相关国家头痛不已。1991 年霍乱是自 1960 年代以来最严重的一次，被称为"全球发生的不幸事件中最不幸的一件"。100 多年来它首次出现在西半球，其中 70% 左右出现在拉美国家。它从秘鲁的海岸出发，越过南美洲大部，向北进入墨西哥。1991 年霍乱造成 40 万病例和 4 000 人死亡，仅秘鲁就发生 30 万例左右，经济损失达 7.7 亿美元。非洲的受害程度仅次于拉美，19 个国家共报告有 13 500 例霍乱发生，其中 3/4 发生在乍得、加纳、尼日利亚和赞比亚。其余的病例发生在亚洲的 13 个国家以及欧洲的罗马尼亚和乌克兰，其中印度和孟加拉国还出现了古典生物型霍乱弧菌的另一变种——0139 型霍乱弧菌，造成的死亡率比前者更高，数万人丧命。这次霍乱流行造成的死亡人数少于以往，之所以被认为是"最不幸"的事件，是因为它首次集中发生在发展中国家，从一个侧面表明生活水平下降和社会动荡、大规模人口流动造成的生活条件恶化，为霍乱滋生提供了机会。1994 年卢旺达内战造成数百万难民缺衣少食，恶劣的生活条件和严重的供水不足使霍乱盛行，5 万多人被感染。1997—1998 年世界卫生组织收到的霍乱死亡病例达到 29 万。2001 年非洲霍乱患者占全球霍乱患者的 94%，成为制约非洲发展的瓶颈之一。可见，在许多方面，现在的霍乱与 1830 年的霍乱无异：严重腹泻，与贫穷为伍。①

　　历史上，我国也多次受到霍乱侵扰。1817—1823 年世界首次霍乱大流行期间，它翻山越岭来到我国。随后的五次世界霍乱大流行都殃及我国，病死者不计其数。1949 年后，第七次世界霍乱大流行也造访我国，

---

① Christopher Hamlin，*Cholera：The Biography*，p. 268.

于 1961 年 6—7 月骤然出现于广东省西部沿海的阳江、阳春等县，并迅速向内地扩展。从我国近 60 年霍乱统计数字看，各地零星出现霍乱达几百次之多，其中有三次较大流行，第一次流行大致为 1961—1963 年，1962 年报告病例达 25 000 起；第二次流行大致在 1978—1989 年，高峰年（1980、1981）每年报告病例均超过 38 000 起；第三次流行始于 1993 年，到 2000 年基本结束，其中高峰年（1994）的霍乱病例达到 35 000 起，1994 年北京也出现局部范围的 O139 霍乱暴发。最近几年，O139 霍乱的病例数缓慢上升，主要分布在沿海地区。新华网 2005 年 10 月 9 日电，据浙江省卫生厅报告，截至 10 月 8 日，浙江省嘉兴市部分地区共报告霍乱病例 158 起，其中大部分是轻微病人，住院者 72 人，无死亡病例。这些霍乱病例虽然只有普通霍乱症状，没有副霍乱那么严重，但必须保持高度警惕，及时采取预防措施。为了预防和治疗霍乱，我国早在 1952 年就出版了《霍乱预防法》，对霍乱的预防、治疗有专门的规定；2004 年 8 月 28 日出台的《中华人民共和国传染病防治法》第一章第三条明确规定："本法规定的传染病分为甲类、乙类和丙类。甲类传染病（2 种）是指：鼠疫、霍乱。"可见霍乱的危害程度仅次于鼠疫，仍是我国重点防治的传染病。

面对霍乱不时危害人间的惨痛事实和可怕后果，人们不禁要问：德国化学家罗伯特·科赫（Robert Koch，1843—1910）在 1883 年就发现了霍乱的病原菌，霍乱疫苗也已经问世，为什么霍乱还能屡次兴风作浪，并屡屡得逞呢？原因在于，现有的霍乱疫苗只对部分人有效，治愈率不稳定，加之疫苗有毒副作用，一些国家禁止使用，能够完全预防霍乱而无毒副作用的霍乱疫苗还没有问世，这使霍乱暂时得逞，不时祸害人间。所以，若想有效预防与根治霍乱，除了从医学上继续研究霍乱疫苗外，了解历史上有效预防霍乱的经验也是对付霍乱的一个重要手段。故而，探究 19 世纪英国的霍乱防治历程，既有助于了解英国霍乱防治的经验教训，又可以作为应对环境问题、提升环境意识的一个渠道，加深对人与自然之关系的认识与理解，为我国正确认识和处理工业化过程中经济发展与生态环境的和谐共处提供参考。

二、研究现状述评

（一）国外相关资料与研究现状

对于本著作所要研究的英国霍乱防治状况，英国保存下来许多有价值的原始资料，种类丰富，数量众多，有：私人的或官方的调查报告，如詹姆斯·菲利普斯·凯伊-舒特沃斯（James Phillips Kay-Shuttleworth，1804—1877）的《曼彻斯特棉纺厂工人阶级的道德和身体状况》[①]、埃德温·查德威克（Edwin Chadwick，1800—1890）的《大不列颠劳动人口卫生状况的调查报告》[②]、恩格斯的《英国工人阶级状况》[③] 和皇家河流污染委员会的调查报告；报纸的报道与评论，如《泰晤士报》、《利物浦纪事》（The Liverpool Chronicle）的报道；杂志的连载与讨论，如《庞奇》（Punch）、《柳叶刀》（The Lancet）的登载；议会档案和相关机构的年度报告，如 1848 年议会围绕霍乱问题的讨论和统计总署（General Statistic Office）负责人威廉·法尔（William Farr，1807—1883）的年度报告等。除了这些公开出版物，还有大量的私人著述，大多出自专业医生之手，主要有：约翰·斯诺（John Snow，1813—1858）的《论霍乱的传播方式》[④]，揭秘霍乱传染与水污染密切相关；传染病学家查尔斯·克莱顿（Charles Creighton）的 2 卷本《大不列颠传染病史》[⑤]，逐一叙述 664 年至 1894 年英国的 11 种主要传染病，其中第九章记录了 19 世纪英国四次霍乱的基本情况；诺曼·莫尔（Norman Moore）的《不列颠列岛的医学研究史》[⑥]，以 19 世纪若干医生的研究报告为主体，汇总当时医学研究疾病的第一手材料，对于探寻当时疾病的流行情况和病理具有重要参考价值；E. 汤普森（E. Symes Thompson）的《1510—1890 年大不列颠疾病调查》[⑦]，后半部分以不同时期医生的病情记录和手稿为主，保留了各个时期的病情记述。丰富、多样、翔实的资料为本著作提供了可靠的资料支撑。

　　19 世纪的英国人对霍乱防治的认知既是宝贵的原始资料，又是相关

　　① James Phillips Kay-Shuttleworth, *The Moral and Physical Condition of the Working Classes Employed in the Cotton Manufacture in Manchester*, 2th edition, London: Frank Cass & Co. Ltd., 1979.

　　② Edwin Chadwick, *Report on The Sanitary Condition of the Labouring Population of Great Britain*, ed. M. W. Flinn. Edinburgh: Edinburgh University Press, 1965.

　　③ 恩格斯：《英国工人阶级状况》，北京，人民出版社，1957。

　　④ John Snow, *On the Mode of Communication of Cholera*, London: John Churchill, 1855.

　　⑤ Charles Creighton, *A History of Epidemics in Britian*, Vol. I: *From AD 664 to the Extinction of Plague*, Cambridge: Cambridge University Press, 1891; Charles Creighton, *A History of Epidemics in Britain*, Vol. II: *From the Extinction of Plague to the Present Time*（1891 - 1894），Cambridge: Cambridge University Press, 1894.

　　⑥ Norman Moore, *The History of the Study of Medicine in the British Isles*, Oxford: Clarendon Press, 1908.

　　⑦ E. Symes Thompson, *An Historical Survey of Past Epidemics in Great Britain from 1510 to 1890*, London: Percival and Co., 1890.

学术史梳理的入口。最初，英国人把霍乱看作一种神秘莫测的疾病，在沿用传统的"隔离病人"做法无效之后，又提出五花八门的治疗方法，还为霍乱是否传染、如何传染而争吵不休。1848 年英国第二次暴发霍乱后，英国人对霍乱的认识由普通疾病上升到"社会病"。爱丁堡医生威廉·艾里逊（William Alison）在《苏格兰穷人管理及其对大城市卫生之影响的调查》（*Observations on the Management of the Poor in Scotland and Its Effects on the Health of Great Towns*，1840）一书中，明确表达了"霍乱是一种社会病"的看法；1849 年的《经济学家》（*Economists*）直言不讳地把霍乱视为"一种社会病"[①]，主张从医治"社会病"入手来消除霍乱。无独有偶，济贫法委员会的官员查德威克通过调查大不列颠的卫生状况也发现，英国糟糕的城市卫生状况和住房状况成为藏污纳垢、疾病横生之因，这成为他的《大不列颠劳动人口卫生状况的调查报告》的主题。霍乱从可怕的疾病变为推动城市卫生改革的"卫生改革家"[②]，甚至是"最好的卫生改革家"[③]。为此，英国大力进行社会改革，开展公共卫生运动和住房改革，但依然没有遏制霍乱的发生。约翰·斯诺经过实地考察发现霍乱通过饮用水传播，在 1853 年出版的《论霍乱的传播方式》一书中进一步阐述了这一观点，使有效防止霍乱传染成为可能。霍乱也由"社会病"向"环境病"转变。1866 年霍乱第四次出现在英国，英国人才接受了斯诺的霍乱传播理论，大力治理河流污染，改善饮用水的水源和水质，为根治霍乱提供了必要的环境支撑。

　　二战后，随着医学史（及其后的医疗社会史）、社会史、环境史等史学分支的兴起，霍乱研究也经历了从医学史、社会史向环境史的演变。根据研究的视角和侧重点的不同，涉及 19 世纪英国霍乱的研究大致可分为三类。

　　1. 医学史及医疗社会史视角下的霍乱研究

　　学者们关注的焦点经历了从疾病范畴内的霍乱到霍乱本身乃至英国霍乱的转变，研究视角也从医学史转变为医疗社会史。威廉·麦克尼尔在《瘟疫与人》中把疾病纳入史学研究领域，并以天花、霍乱等几种典型疾病作为重点研究对象，既强调 19 世纪霍乱的全球性影响，也注意到它对现代医学和卫生制

[①] Asa Briggs, "Cholera and Society in the 19th Century," *Past and Present*，No. 19，1961，p. 76.

[②] *The Times*，September 5，1848.

[③] Anthony S. Wohl, *Endangered Lives: Public Health in Victorian Britain*，New York：Harvard University Press，1983，p. 117.

度的推动作用。① 此后许多史学家也继承了麦克尼尔的这一研究视角，把疾病与社会变迁联系起来。哈代的《疫情街》② 一书探究卫生医官和其他卫生官员在抑制主要传染病方面的积极作用。拜纳姆的《19 世纪医学科学史》通过梳理 19 世纪医学的发展演变，阐述科学、医学、社会之间的相互关系和影响，其中涉及对 19 世纪英国霍乱与公共卫生、约翰·斯诺医生发现霍乱传播方式的论述③。《疾病改变历史》④ 则"以历史上的疾病医疗为切入点，通过探讨疾病医疗与历史的互动关系来考察社会文化的变迁"⑤，其中第六章阐述霍乱的流行及其危害、19 世纪英国人在霍乱预防认知上的突破以及公共卫生改革的成效。瓦特的著作⑥则分析了传染病（包括霍乱）在帝国主义扩张中的作用。鲍德温的《传染病与欧洲国家（1830—1930）》⑦ 用两章内容（第二、三章）分析了欧洲各国为应对霍乱所采取的不同措施及其效果，尤其赞赏英国的霍乱防治对策。基普尔教授主编的《剑桥世界人类疾病史》是"迄今为止医学史领域最为权威、内容最丰富的一部疾病史著作"⑧，其中对霍乱的病因学、病理学、历史流变进行了简明条理的介绍，体现出医学史与疾病史研究的多学科和跨学科的趋势。作为通过霍乱弧菌传播的传染病，霍乱也被纳入细菌理论的研究范畴，沃博伊斯在其专著《传播病菌：1865—1900 年间不列颠的疾病、理论与医学实践》⑨ 中论述了英国对细菌理论的看法和应对措施。

　　霍乱自身的故事也引起学者们的关注。罗迈特半通俗性的《霍乱国王：一种疾病的传记》⑩ 讲述了霍乱从发源于印度到走向世界的历程。巴

① ［美］威廉·H. 麦克尼尔：《瘟疫与人》，余新忠、毕会成译，156～167 页。

② Anne Hardy, *The Epidemic Streets: Infectious Disease and the Rise of Preventive Medicine, 1856-1900*, Oxford: Clarendon Press, 1993.

③ ［英］威廉·F. 拜纳姆：《19 世纪医学科学史》，曹珍芬译，89～106 页，上海，复旦大学出版社，2000。

④ ［美］弗雷德里克·F. 卡特莱特 、迈克尔·比迪斯：《疾病改变历史》，周晓政、陈仲丹译，济南，山东画报出版社，2004。

⑤ 马金生：《一部疾病医疗社会史的力作——评〈疾病改变历史〉》，载《史学理论研究》，2005（4），147 页。

⑥ Sheldon Watts, *Epidemics and History: Disease, Power and Imperialism*, New Haven: Yale University Press, 1997.

⑦ Peter Baldwin, *Contagion and the State in Europe, 1830-1930*, New York: Cambridge University Press, 1999.

⑧ ［美］肯尼思·F. 基普尔主编：《剑桥世界人类疾病史》，"译者序"，10 页。

⑨ Michael Worboys, *Spreading Germs: Diseases, Theories, and Medical Practice in Britain, 1865-1900*, Cambridge & New York: Cambridge University Press, 2000.

⑩ Norman Longmate, *King Cholera: The Biography of a Disease*, London: Hamish Hamilton, 1966.

如和格里诺编辑的《霍乱》① 在研究内容上有所拓展，但依然不够深入。哈姆林在《霍乱传》② 中讲述了"霍乱"身份变迁的故事：霍乱起初是一种与印度有关的观念；第二和第三次大流行（1829—1860）使它"发现自我"，引起文化反应；1880 年代的第五次大流行确立了"公民霍乱（Citizen Cholera）"的政治地位及其影响，并成为科学研究的对象。佩林的专著③探究了以霍乱为代表的发烧病症对英国医学发展的影响。相关医学史论文从传染病学、生态学、微生物学、细菌学等角度探究霍乱。④

　　因 19 世纪的欧洲是霍乱的中心之一，史学界较早的几篇论文⑤大多

---

① Dhiman Barua and William B. Greenough Ⅲ, *Cholera*, New York: Plenum Medical Book Co., 1992.

② Christopher Hamlin, *Cholera: The Biography*, pp. 17–18.

③ Margaret Pelling, *Cholera, Fever, and English Medicine, 1825–1865*, Oxford: Oxford University Press, 1978.

④ Norman Howard-Jones, "Choleranomalies: The Unhistory of Medicine as Exemplified by Cholera," *Perspectives in Biology and Medicine*, Vol. 15, 1972, pp. 422–433; Norman Howard-Jones, "Cholera Therapy in the Nineteenth Century," *Journal of the History of Medicine*, Vol. 27, 1972, pp. 372–395; David Lilienfeld, "The Greening of Epidemiology: Sanitary Physicians and the London Epidemiological Society (1830–1870)," *Bulletin of the History of Medicine*, Vol. 52, 1978, p. 527; George H. Bornside, "Jaime Ferran and Preventive Inoculation against Cholera," *Bulletin of the History of Medicine*, Vol. 55, 1981, pp. 516–532; "Waldemar Haffkine's Cholera Vaccines and the Ferran-Haffkine Priority Dispute," *Journal of the History of Medicine*, Vol. 37, No. 4, 1982, pp. 399–422; George Rousseau and David Boyd Haycock, "Coleridge's Choleras: Cholera Morbus, Asiatic Cholera, and Dysentery in Early Nineteenth-Century England," *Bulletin of the History of Medicine*, Vol. 77, 2003, pp. 298–331; Andrew Collins, "Vulerability to Coastal Cholera Ecology," *Social Science and Medicine*, Vol. 57, 2003, pp. 1397–1407; Kathryn Cottingham, Deborah Chiavelli, and Ronald K. Taylor, "Environmental Microbe and Human Pathogen: The Ecology and Microbiology of Vibrio Cholerae," *Frontiers in Ecology and Environment*, Vol. 1, 2003, pp. 80–86; B. S. Drasar, "Pathogenesis and Ecology: The Case of Cholera," *Journal of Tropical Medicine and Hygiene*, Vol. 95, 1992, pp. 365–372; Richard Feachum, "Environmental Aspects of Cholera Epidemiology: III Transmission and Control," *Tropical Diseases Bulletin*, Vol. 79, 1982, pp. 1–47; Joachim Reidl and Karl Klose, "Vibrio Cholerae and Cholera: Out of the Water and into the Host," *FEMS Microbiology Reviews*, Vol. 26, 2002, pp. 125–139; Christopher Hamlin, "Politics and Germ Theories in Victorian Britain: The Metropolitan Water Commissions of 1867–1869 and 1891–1893," in R. MacLeod, (ed.), *Expertise and Government: Specialists, Administrators, and Professionals, 1860–1919*, Cambridge: Cambridge University Press, 1988, pp. 111–123; Timothy Alborn, "Insurance against Germ Theory: Commerce and Conservatism in Late-Victorian Medicine," *Bulletin of the History of Medicine*, Vol. 75, 2001, pp. 406–445; Jane Zuckerman, Lars Rombo, and Alain Fisch, "The True Burden and Risk of Cholera: Implications for Prevention and Control," *Lancet Infectious Disease*, Vol. 7, 2007, pp. 521–530.

⑤ Roderick McGrew, "The First Cholera Epidemic and Social History," *Bulletin of the History of Medicine*, Vol. 34, 1960, pp. 61–73; Asa Briggs, "Cholera and Society in the 19th Century," *Past and Present*, No. 19, 1961, pp. 76–96; Charles Rosenberg, "Cholera in Nineteenth Century Europe: A Tool for Social and Economic Analysis," *Comparative Studies in Society and History*, Vol. 8, 1966, pp. 452–463.

从欧洲的视角探究霍乱。英国社会史家勃里格斯[①]不仅强调霍乱研究的国际重要性，还认为可以从霍乱与社会的关系展开深入分析，因为"对 19 世纪霍乱史的研究远不只是流行病学领域的课题，而且是社会史中重要而又被忽略的篇章"[②]。此后，社会史家对霍乱的国别研究逐渐增多，尤以对英国的霍乱研究居多。杜里对约克郡的霍乱进行个案分析[③]后，又对 1832 年英格兰的霍乱[④]进行较为全面的研究；莫里斯[⑤]和卡恩斯的博士论文[⑥]具体地分析了霍乱与社会、空间的关系，是勃里格斯观点的继承和发展；西格沃斯的博士论文[⑦]则对约克郡东区和西区的霍乱进行了个案研究。作为最新研究成果，吉尔伯特的《霍乱与国家》[⑧]在汲取前人研究成果的基础上，分析了霍乱对英国社会的多元影响。可见，在社会史家笔下，霍乱是社会史家"观社会"[⑨]的一个视角和突破点，是"一种自然抽样方法"[⑩]，为"洞悉众多人口范围内的阶级结构、社会态度和生活状况"[⑪]提供了一个机会。

　　社会史家还对英国霍乱防治中的重要人物进行个案研究，尤以对约

　　① Asa Briggs, "Cholera and Society in the 19th Century," *Past and Present*, No. 19, 1961, pp. 76-96.

　　② Ibid., p. 76.

　　③ Michael Durey, *The Firster Spasmodic Cholera Epidemic in York in* 1832, New York: St. Anthony's Press, 1974.

　　④ Michael Durey, *The Return of the Plague: British Society and the Cholera*, 1831-1832, Dublin: Gill and Macmillan Ltd., 1979.

　　⑤ R. J. Morris, *Cholera* 1832: *The Social Response to An Epidemic*, London: Croom Helm Ltd., 1976.

　　⑥ Gerald Kearns, *Aspects of Cholera*, *Society*, *and Space in Nineteenth Century England and Wales*, Ph. D, Cambridge University, 1985.

　　⑦ Michael Sigsworth, *Cholera in the Large Towns of the West and East Ridings*, 1848-1893, Sheffield: Sheffield Polytechnic, 1991.

　　⑧ Pamela Gilbert, *Cholera and Nation: Doctoring the Social Body in Victorian England*, New York: Albany, 2008.

　　⑨ Roderick McGrew, "The First Cholera Epidemic and Social History," *Bulletin of the History of Medicine*, Vol. 34, 1960, p. 64.

　　⑩ Charles Rosenberg, *The Cholera Years: The United States in 1832, 1849, and 1866*, Chicago: The University of Chicago Press, 1962, p. 4.

　　⑪ Roderick McGrew, "The First Cholera Epidemic and Social History," *Bulletin of the History of Medicine*, Vol. 34, 1960, pp. 61-73; Charles Rosenberg, "Cholera in Nineteenth Century Europe: A Tool for Social and Economic Analysis," *Comparative Studies in Society and History*, Vol. 8, 1966, pp. 452-463.

翰·斯诺和威廉·法尔的研究最为典型。云顿-约翰森在斯诺的传记[1]中详细描绘了斯诺发现霍乱传播方式的来龙去脉，充分肯定了斯诺在霍乱防治中的贡献。亨佩尔把斯诺称为"医学侦探"[2]，通过"布罗德街"之水找到蛛丝马迹，揭开霍乱传播的神秘面纱。在医学史家看来，约翰·斯诺通过数据、地理和观察等方法确认霍乱是一种水生疾病的历史叙述话语成为英国传染病学前沿的代表，也基本成为维多利亚时代公共卫生的科学经验主义的象征。[3] 威廉·法尔最初支持霍乱的瘴气理论，后来成为斯诺水传染理论的宣传者和支持者。艾勒在其专著[4]中分析了威廉·法尔在维多利亚时代社会医学发展演变中的作用。相关论文[5]大多探究法尔在确认霍乱传播理论和防治传染病方面的作用。

随着新文化史的兴起，对医学的文化内涵的研究也引起学者们的关注。在《原材料：维多利亚时代文化病理学的产生》一书中，奥康纳认为

---

[1]　Peter Vinten-Johansen, *Cholera, Chloroform and the Science of Medicine: A Life of John Snow*, New York: Oxford University Press, 2003.

[2]　Sandra Hempel, *The Medical Detective: John Snow, Cholera and the Mystery of the Broad Street Pump*, London: Granta, 2006. 美国版本是修订版，参见 Sandra Hempel, *The Strange Case of the Broad Street Pump: John Snow and the Mystery of Cholera*, Berkeley: University of California Press, 2007。

[3]　有关斯诺的论文，主要包括：Sidney Chave, "John Snow, the Broad Street Pump, and After," *The Medical Officer*, Vol. 99, 1958, pp. 347 - 349; Jan Vandenbroucke, H. M. Beukers, and H. Eelkman Rooda, "Who Made John Snow a Hero?" *American Journal of Epidemiology*, Vol. 133, 1991, pp. 967 - 973; David Lilienfeld, "John Snow: The First Hired Gun?" *American Journal of Epidemiology*, Vol. 152, 2000, pp. 4 - 9; Kari S. McLeod, "Our Sense of Snow: The Myth of John Snow in Medical Geography," *Social Science and Medicine*, Vol. 50, 2000, pp. 923 - 935; Jan P. Vandenbroucke, "Changing Images of John Snow in the History of Epidemiology," *Sozial und Praventivmedizin*, Vol. 46, 2001, pp. 288 - 293; George Davey Smith, "Behind the Broad Street Pump: Aetiology, Epidemiology, and Prevention of Cholera in mid-19th Century Britain," *International Journal of Epidemiology*, Vol. 31, 2002, pp. 920 - 932; Thomas Koch and Kenneth Denike, "Rethinking John Snow's South London Study: A Bayesian Evaluation and Recalculation," *Social Science and Medicine*, Vol. 63, 2006, pp. 271 - 283。

[4]　John Eyler, *Victorian Social Medicine: The Ideas and Methods of William Farr*, Baltimore: The Johns Hopkins University Press, 1979.

[5]　有关法尔的论文，主要包括：Victor L. Hilts, "William Farr (1807 - 1883) and the 'Human Unit'," *Victorian Studies*, Vol. 14, 1970, pp. 143 - 150; J. M. Eyler, "William Farr on the Cholera: The Sanitarian's Disease Theory and the Statistician's Method," *Journal of the History of Medicine*, Vol. 28, No. 2, 1973, pp. 79 - 100; P. M. Dunn, "Dr. William Farr of Shropshire (1807 - 1883): Obstetric Mortality and Training," *Archives of Disease in Childhood*, Vol. 87, Iss. 1, 2002, pp. 67 - 70。甚至有学者在对比斯诺和法尔防治的霍乱贡献后，认为法尔的贡献大于斯诺。参见 John M. Eyler, "The Changing Assessments of John Snow's and William Farr's Cholera Studies," *Department of History of Medicine*, Vol. 46, No. 4, 2001, pp. 225 - 232。

"霍乱在维多利亚人的想象中是'来自东方的特别攻击队员'"①，不但揭露了工业革命的阴暗面，还使西方面临文化入侵和种族灭绝的危险，揭示了霍乱在中西文化冲突、心理恐慌方面的形象和影响。

2. 社会史视角下的英国霍乱防治研究

社会史家把 19 世纪的霍乱作为一个透镜或工具，从中考察文化、社会、政治和经济。②"在旨在了解和控制霍乱传播所进行的探索和努力中，公共卫生一直都起着主要作用"③，英国尤为典型。

按照皇家文书局（Her Majesty's Stationery Office）出版的《英国的公共卫生》的定义，"公共卫生"（Public Health）是"通过有组织的社会努力，预防疾病、延长生命以及促进健康的科学和艺术"④。如前所述，1840 年代，霍乱是一种"社会病"的观点引起英国人对城市卫生状况的关注，成为推动英国开展公共卫生运动的催化剂。可以说，公共卫生运动是维多利亚时代为消除或改变对公民产生不良影响的社会状况而采取的有组织的集体活动，以应对 19 世纪特定背景下新出现的社会问题和环境问题。⑤

学术界对公共卫生运动的时段和内容有不同看法，有狭义和广义之分。广义的公共卫生运动囊括 19 世纪涉及卫生的所有改革，包括城市改造、住房改革、供水改善、河流污染治理等，布罗金顿的《19 世纪公共卫生》⑥、史密斯的《1830—1910 年民众的卫生》⑦、S. 沃尔的《危及生命：英国维多利亚时期的公共卫生》⑧、罗森的《公共卫生史》⑨、克罗克

---

① Erin O'Connor, *Raw Material：Producing Pathology in Victorian Culture*, p. 22.

② Jacob Steere-Williams, *The Perfect Food and Filth Disease：Milk，Typhoid Fever，and the Science of State Medicine in Victorian Britain，1850－1900*, Ph. D. University of Minnesota, the faculty of the graduate school, 2011, p. 10.

③ ［美］肯尼思·F. 基普尔主编：《剑桥世界人类疾病史》，572 页。

④ ［美］卡尔·L. 怀特：《弥合裂痕：流行病学、医学和公众的卫生》，8 页，北京，科学出版社，1995。

⑤ Oliver MacDonagh, "The Nineteenth Century Revolution in Government：A Reappraisal," *Historical Journal*, Vol. 1, 1958, pp. 52－67.

⑥ C. Fraser Brockington, *Public Health in the Nineteenth Century*, London：E. & S. Livingtone. Ltd., 1965.

⑦ F. B. Smith, *The People's Health，1830－1910*, London：Croom Helm, 1979.

⑧ Anthony S. Wohl, *Endangered Lives：Public Health in Victorian Britain*, New York：Harvard University Press, 1983.

⑨ George Rosen, *A History of Public Health*, Baltimore and London：The Johns Hopkins University Press, 1993.

的《调节系统：现代性与英格兰公共卫生的形成（1830—1910）》① 等著作皆是如此。狭义的公共卫生运动仅指城市改造运动，其中埃德温·查德威克负责公共卫生改革时期（1848—1854）是其第一阶段，因其对此后的社会改革影响较大，故相关研究较多。琼斯② 开启了查德威克与公共卫生运动的研究，此后，刘易斯的《埃德温·查德威克和 1832—1854 年的公共卫生运动》③、安东尼·布兰达吉的《英格兰的"普鲁士式大臣"：埃德温·查德威克和政府政治的发展》④、芬纳的《埃德温·查德威克爵士的生平及时代》⑤、哈姆林的《英国查德威克时代的公共卫生与社会正义（1800—1854）》⑥ 等著作从不同侧面探究查德威克在公共卫生运动中的作用并对其做出评价。因研究者所处的时代、研究视角有别，研究重点和评价也出现较大差异。布兰德的《医生与国家》⑦ 探究了医生在公共卫生改革、霍乱防治方面的作用。他认为，医学人员和卫生派的努力促使 19 世纪后半叶英国传染病发病率下降。可见，探究公共卫生史的社会史家把霍乱看作"社会病""城市病"的表现和推动公共卫生的催化剂，致力于描绘19 世纪英国的公共卫生官员如何与霍乱这一可怕的威胁做斗争，细致入微地梳理维多利亚时期公共卫生改革参差不齐而又富有争议的影响，对公共卫生运动和查德威克的贡献给予较高评价。实际上，从消除霍乱这个角度看，公共卫生的成就值得商榷。公共卫生运动改善了英国城市卫生，但以污染河流为代价，霍乱防治效果有限，反而在一定程度上孕育了霍乱滋生的温床。本著作将从霍乱防治角度分析评价公共卫生运动的功过。

　　如果说公共卫生运动关注的是居民的室外卫生和生存环境，那么，住房改革则是关注居民的室内卫生。蒂斯纳普的《英国的住房问题：统计、

① Tom Crook, *Governing Systems*：*Modernity and the Making of Public Health in England*，*1830 -1910*，Berkeley：University of California Press，2016.

② D. D. Jones, *Edwin Chadwick and the Early Public Health Movement in England*，Iowa：University of Iowa，1929.

③ R. A. Lewis, *Edwin Chadwick and the Public Health Movement*，*1832 -1854*，London：Longmans，Green and Co.，1952.

④ Anthony Brundage, *England's "Prussian Minister"*：*Edwin Chadwick and the Politics of Government Growth*，*1832 -1854*，Pennsylvania：Pennsylvania State University Press，1988.

⑤ S. E. Finer, *The Life and Times of Sir Edwin Chadwick*，London：Routledge Press，1997.

⑥ Christopher Hamlin, *Public Health and Social Justice in the Age of Chadwick*：*Britain*，*1800 -1854*，Cambridge：Cambridge University Press，1998.

⑦ Jeanne Brand, *Doctors and the State*：*the British Medical Profession and Government Action in Public Health*，*1870 -1912*，Baltimore：Johns Hopkins University Press，1965.

立法和政策》① 介绍了 19 世纪英国穷人的住房状况，分析了英国的住房
政策和立法及其执行情况，也为随后的相关研究提供了众多原始资料。勃
里格斯的《维多利亚时代的城市》② 提示了英国经济发展、城市肮脏、住
房拥挤、疾病横行之间的内在关联。S. 沃尔的专著《永恒的贫民窟：维
多利亚时期伦敦的住房和社会政策》③ 和《危及生命：英国维多利亚时期
的公共卫生》④ 都对这一时期的住房改革、城市卫生有所叙述；霍普金斯
的《英国工人阶级的社会史》⑤ 涉及 19 世纪英国工人阶级的住房、自助、
合作团体以及模范住房等内容。班尼特的《1815—1985 年的住房社会
史》⑥ 对各阶层的住房状况以及政府的住房政策进行了分析。塔恩的《百
分之五的慈善事业：1840—1914 年间城市住房考察》⑦ 从慈善救济的角度
考查英国的住房改革，把住房问题看作关乎国计民生的重要民生课题。罗
杰的《1780—1914 年英国城市住房问题：阶级、资本主义及建设》⑧ 分析
工业革命之后英国的住房改革与建设问题。这些著作不但揭露了英国糟糕
的住房状况，也论述了私人和政府为改善住房所做出的种种努力。霍乱的
出现推动了英国的住房改革，而住房条件的改善并不能根除霍乱，但在一
定程度上减缓了霍乱的传播速度，降低了霍乱的发病概率。

　　3. 针对英国霍乱与水污染的研究

　　霍乱作为一种水生疾病，与居民用水、水源等问题密切相关。居民的
日常用水主要来自私人供水公司提供的付费水和井水、河水等免费水。私
人供水公司通过管道向付费客户输送水，主要为社会中上层和行政机构服
务。自 1831 年霍乱以来，英国人对供水公司抱怨连连，不但推动了供水

　　① Ernest Ritson Dewsnup, *The Housing Problem in England：Statistics，Legislation and Policy*，Manchester：The University Press，1907.

　　② Asa Briggs, *Victorian Cities*，Berkeley：University of California Press，1993.

　　③ Anthony S. Wohl, *The Eternal Slum：Housing and Social Policy in Victorian London*，London：Edward Arnold，1977.

　　④ Anthony S. Wohl, *Endangered Lives：Public Health in Victorian Britain*，New York：Harvard University Press，1983.

　　⑤ Eric Hopkins, *A Social History of the English Working Classes，1815-1945*，London：Edward Arnold，1979.

　　⑥ John Burnett, *A Social History of Housing，1815-1985*，second edition，London and New York：Methuen，1986.

　　⑦ J. N. Tarn, *Five Percent Philanthropy：An Account of Housing in Urban Areas between 1840-1914*，Cambridge：Cambridge University Press，1973.

　　⑧ Richard Rodger, *Housing in Urban Britain，1780-1914：Class，Capitalism and Construction*，London：Macmillan，1989.

改革，也推动了公共卫生运动的兴起。① 许多卫生派认为私人供水公司重视客户数量而非供水质量，要求加强对供水公司的监管，甚至呼吁供水公司公有化。② 这使卫生派和许多学者认为，公共卫生运动在加强供水监管、提升供水质量方面起到主要作用。19 世纪中叶，霍乱的一再出现实际上使这种乐观评价大打折扣。1853 年，斯诺在其《论霍乱的传播方式》③ 中以伦敦的两大供水公司的水质为例分析水质优劣与霍乱的关系，不但证实霍乱与水质有关，还表明供水公司的水质堪忧。斯诺的观点不但被政府所接受，在霍乱防治中起到转折作用，也被史学界所认可。哈姆林的《不纯净的科学：19 世纪英国的水分析》④ 讲述了水源、水质的检测、化验以及与水生疾病的关系等方面的内容。哈桑既分析 19 世纪英国供水改革的社会影响⑤，又在其专著⑥中梳理近代以来英格兰和威尔士的供水演变历程，展现出英国供水的发展脉络。伦尼森在其专著《泰恩河岸之水》⑦ 中对纽卡斯尔和盖茨黑德（Gateshead）从泰恩河（Tyne River）取水及供水的情况进行了较有力度的个案分析。学者们对首都伦敦的状况更为关注，主要源于伦敦的地位举足轻重，相关资料也更为丰富。詹纳在

---

① D. Lipschutz, "The Water Question in London, 1827–1831," *Bulletin of the History of Medicine*, Vol. 42, No. 6, 1968, p. 510.

② 相关研究见：A. Shadwell, *The London Water Supply*, London: Longmans, Green, and Co., 1899; D. Lipschutz, "The Water Question in London, 1827–1831," *Bulletin of the History of Medicine*, Vol. 42, No. 6, 1968, pp. 510 – 565; Christopher Hamlin, "Edward Frankland's Early Career as London's Official Water Analyst, 1865–1876: The Context of 'Previous Sewage Contamination'," *Bulletin of the History of Medicine*, Vol. 56, No. 1, 1982, pp. 56–76; D. Sunderland, "A Monument to Defective Administration? The London Commissions of Sewers in the Early Nineteenth Century," *Urban History*, Vol. 26, No. 3, 1999, pp. 349–372; D. Sunderland, "'Disgusting to the Imagination and Destructive of Health?' The Metropolitan Supply of Water, 1820 – 1852," *Urban History*, Vol. 30, No. 3, 2003, pp. 359 – 380; J. Hillier, "The Rise of Constant Water in Nineteenth-Century London," *London Journal*, Vol. 36, No. 1, 2011, pp. 37–53。

③ John Snow, *On the Mode of Communication of Cholera*, pp. 12–45. See Peter Vinten-Johansen, *Cholera, Chloroform and the Science of Medicine: A Life of John Snow*, pp. 230–279.

④ Christopher Hamlin, *A Science of Impurity: Water Analysis in Nineteenth – Century Britain*, Berkeley: University of California Press, 1990.

⑤ John A. Hassan, "The Growth and Impact of the British Water Industry in the Nineteenth Century," *Economic History Review*, Vol. 38, No. 4, 1985, pp. 531–547.

⑥ John A. Hassan, *A History of Water in Modern England and Wales*, Manchester: Manchester University Press, 1998.

⑦ R. W. Rennison, *Water to Tyneside: A History of the Newcastle and Gateshead Water Company*, Newcastle: Newcastle & Gateshead Water Co., 1979.

《垄断、市场与公共卫生：1780—1830 年间伦敦供水史中的污染与商业》①
一书中认为，伦敦供水公司以追求利润为目标，造成社会大众的供水需求
和供水公司的价格垄断之间矛盾重重。穆霍帕蒂亚在《供水政治：以维多
利亚时期的伦敦为例》② 一书中认为供水成为一个引起伦敦各方争论不休
的政治问题，一度发展为社会问题和阶级问题。格雷厄姆-李在《伦敦水
之战：19 世纪伦敦的供水竞争》③ 中形象地把伦敦的供水争端比作一场战
争，以此探究各方的权力博弈和利益较量。

　　无论是对英国供水的整体考察，还是对伦敦供水的个案分析，学者们主
要聚焦于英国供水存在的问题、引起的负面后果和引发的各方博弈，大多对
供水公司持批评态度。然而，学者泰南向这一传统观点发起挑战，他认为伦
敦私人供水公司在提升供水服务、改善供水质量方面不断革新和努力，在一
定程度上改善了供水质量，阻碍了霍乱的传播，反而是公共卫生运动期间的
一些错误做法加剧了供水源的污染，进而导致供水质量堪忧。④

　　供水公司的水质差，与城市排水和水源被污染有关。下水道作为城市
排污的主要方式，污水大多流入附近的河流，无形中也成为加剧霍乱传播
的重要媒介。⑤ 此外，河岸工厂的工业废水也流入河流。而被污染的河水
既是临河而居的穷人的日常用水，也是供水公司的主要水源。这样一来，

---

　　①　Mark S. R. Jenner, *Monopoly, Markets and Public Health: Pollution and Commerce in the History of London Water, 1780-1830*, London: Palgrave Macmillan, 2007.

　　②　A. K. Mukhopadhyay, *Politics of Water Supply: The Case of Victorian London*, Calcutta: The World Private Press, 1981.

　　③　J. Graham-Leigh, *London's Water Wars: The Competition for London's Water Supply in the Nineteenth Century*, London: Francis Boutle, 2000.

　　④　N. Tynan, "London's Private Water Supply, 1582-1902," in D. Haarmeyer eds., *Seidenstat Reinventing Water and Wastewater Systems*, London: John Wiley & Sons, 2002, pp. 355-356; Nicola Tynan, "Nineteenth Century London Water Supply: Processes of Innovation and Improvement," *The Review of Austrian Economics*, Vol. 26, No. 1, 2013, pp. 73-91.

　　⑤　相关论著包括: Gloria C. Clifton, *Professionalism, Patronage and Public Service in Victorian London: The Staff of the Metropolitan Broad of Works, 1858 - 1889*, London: Athlone Press, 1992; Christopher Hamlin, "Politics and Germ Theories in Victorian Britain: The Metropolitan Water Commissions of 1867-1869 and 1891-1893," in R. MacLeod, ed., *Expertise and Government: Specialists, Administrators, and Professionals, 1860 - 1919*, Cambridge: Cambridge University Press, 1988, pp. 111-123; J. W. Eaton, "Ecological Aspect of Water Management in Britain," *Journal of Applied Ecology*, Vol. 26, 1989, pp. 835-849; Anne Hardy, "Water and the Search for Public Health in London in the Eighteenth and Nineteenth Centuries," *Medical History*, Vol. 28, No. 3, 1984, pp. 250-282; Anne Hardy, "Parish Pump to Private Pipes: London's Water Supply in the Nineteenth Century," in W. F. Bynum, ed., *Living and Dying in London 1700-1900*, London: Routledge, 1989; G. C. Cook, "Construction of London's Victorian Sewers: the Vital Role of Joseph Bazalgette," *Postgraduate Medical Journal*, Vol. 77, No. 914, 2001, pp. 802-804.

污水与饮用水无形中混合，不但使河流污染、水质变糟，还成为霍乱传播的主要原因。故而，在探究 19 世纪英国水污染及治理的论著中，大多会论及水污染及治理对霍乱传播及防治的影响。布瑞兹在其专著《1865—1876 年英国河流污染的经历》①中较为详细地描述了采矿业、冶铁业、制碱业等英国工业革命后新兴经济产业既是经济快速发展的表现，也是河流污染、霍乱和伤寒等疾病肆虐的重要原因。S. 沃尔在《危及生命：维多利亚时代英国的公共卫生》中把污染的河流称为"毒药库"②，因为它已经成为各类水生传染病滋生的温床。

泰晤士河作为英国最重要的河流，其污染的后果及治理历程具有典型性。斯蒂芬·哈利迪重新审视了 1858 年发生的所谓"大恶臭"（the Great Stink）这一泰晤士河污染危机的来龙去脉③；托马斯以 1848 年伦敦兰巴斯（Lambeth）地区的霍乱为例，探究霍乱与泰晤士河污染之间的相互关系④；戴尔·波特的《泰晤士河河堤：维多利亚时代伦敦的环境、技术和社会》⑤探讨了泰晤士河污染治理与下水道建设之间的关系，并对其影响进行了较为客观的分析。尤其需要指出的是，史学家们在探究泰晤士河污染与霍乱传染相互关系的过程中，无意或有意超脱原有的社会史研究范畴，在借鉴生态学、传染病学等学科研究成果的基础上，更为强调河流污染与疾病防治之间的互动，表现出一定的跨学科研究方法和环境史研究视角。比尔斯基主编的《历史生态学：环境和社会变化论集》第八章⑥从生态学视角分析 1858 年泰晤士河"大恶臭"的表现、成因及治理，初具环境史研究范式。这一研究视角在比尔·拉金的《污染与控制：19 世纪泰晤士河社会史》⑦一书中更为典型。该书以"社会史"为视角，但突破了社会史的研究范式，借鉴城市史、人口史和社会医学史等领域的内容和

① Lawrence Breeze, *The British Experience with River Pollution*, 1865–1876, New York: P. Lang, 1993.

② Anthony S. Wohl, *Endangered Life: Public Health in Victorian Britain*, p. 233.

③ Stephen Halliday, *The Great Stink of London*, *Sir Joseph Bazalgette and Cleansing of the Victorian Metropolis*, London: History Press, 1999.

④ Amanda J. Thomas, *The Lambeth Cholera Outbreak of 1848–1849: The Setting, Causes, Course and Aftermath of an Epidemic in London*, Jefferson: McFarland & Company, 2010.

⑤ Dale H. Porter, *The Thames Embankment: Environment, Technology, and Society in Victorian London*, Akron: The University of Akron Press, 1998.

⑥ Lester J. Bilsky, ed., *Historical Ecology: Essays on Environment and Social Change*, New York: National University Publications Kennikat Press, 1980, pp. 122–139.

⑦ Bill Luckin, *Pollution and Control: A Social History of the Thames in the 19th Century*, Boston: A. Hilger, 1986.

方法，着重考察社会政治进程和阶级意识形态与环境变迁之间的互动关系，不仅是一部有关泰晤士河污染与治理这一主题的开拓性的专著，而且确立了关于环境问题的社会政治分析框架①，成为"一部开拓性的著作，开拓一种新的历史也即关于环境的社会史的一次勇敢的尝试"②。此后，水污染及治理、水生疾病防治等逐渐被纳入环境史研究范畴，克拉普的《工业革命以来英国的环境史》③ 一书是环境史研究佳作，系统展现了工业革命以来英国的诸多环境问题及环境保护的重要性。该书在第二章专门探讨以河流污染为代表的水源污染及治理，污染的水源引起英国人对公共卫生、霍乱防治、水污染立法的关注。

　　综上观之，国外学者的英国霍乱防治研究经历了从医学史（及医疗社会史）、社会史到环境史的发展演变。医学史（及医疗社会史）视角下的霍乱研究，重在强调对霍乱这一水生"传染病"本身的研究；社会史视角下的霍乱研究大多把霍乱视为"社会病"的一种表现和背景，进而成为推动社会改革（如公共卫生运动、住房改革运动）的催化剂和加速器。公共卫生运动等社会改革固然改善了城市卫生状况，医治"社会病"效果显著，但在有效防治霍乱方面并不理想，这也为从霍乱与水污染角度进行研究提供了机会。在从霍乱与水污染角度进行研究的过程中，史学家们的研究视角逐渐从社会史转向了环境史，把霍乱看作"环境病"的表现，注重探究霍乱与水污染的因果关系，水污染的有效治理不但改善了供水状况和河流污染，也有效防治了霍乱。从中也可以看出环境史在霍乱防治研究方面的特色，侧面展现出史学理论更新和研究视角转变的必要性和合理性。然而，环境史学家虽然将霍乱研究纳入其研究范畴，但相关研究并不充分，还存在许多值得深入探究的空间，这也为本专著的相关研究提供了契机。

（二）国内研究现状述评

　　我国的霍乱记载历史虽较为悠久，《伤寒论》中就曾提到霍乱的症状，但直到清朝后期霍乱从印度传入中国后，专门论述霍乱的预防与治疗的医

---

　　① 梅雪芹：《英国环境史上沉重的一页——泰晤士河三文鱼的消失及其教训》，载《南京大学学报》（哲社版），2013（6），15 页。

　　② Anne Hardy, "Book Review on Bill Luckin, *Pollution and Control: A Social History of the Thames in the Nineteenth Century*," *Medical History*, Vol. 31, No. 2, 1987, p. 233.

　　③ ［英］布雷恩·威廉·克拉普：《工业革命以来的英国环境史》，王黎译，北京，中国环境科学出版社，2011。

学著作才问世。① 民国时期霍乱的研究相对沉寂，1949 年后也是如此。近
30 年以来，随着医学社会史、环境史对疾病问题的关注，我国史学界也
开始把霍乱纳入研究视野，取得了一定的研究成果。环境史学者也把霍乱
看作研究中国环境问题的一个切入点，其中刘翠溶、伊懋可主编的《积渐
所至——中国环境史论文集》② 收录了一篇题为《霍乱在中国（1820—
1930）：传染病国际化的一面》的文章，专门探讨了霍乱对中国社会的影
响及其作用，有助于我们从世界霍乱大流行的背景下把握霍乱在中国的传
播与预防情况，也可以与霍乱在欧洲尤其是英国的传播相互参照，也为我
国随后的霍乱研究提供了参考。

　　国内史学界除积极把国外的医疗社会史研究成果译介到国内外，还积
极探究英国为整治"城市病"而进行的城市公共卫生改革③、住房改革④

---

① 详情参见王士雄的《霍乱论》和《随息居重订霍乱论》、江曲春的《霍乱新书》、朱湛溪
的《霍乱论摘要》等医学专著。

② 刘翠溶、伊懋可主编：《积渐所至——中国环境史论文集》（下），台北，"中央研究院"
经济研究所，1995。

③ 对英国公共卫生改革的相关研究（以发表时间排序）见：国胜连、宋华：《维多利亚时
代英国城市化及其社会影响》，载《辽宁师范大学学报》，1994（5）；廖跃文：《英国维多利亚时
期城市化的发展特点》，载《世界历史》，1997（5）；刘金源：《财富与贫困的悖论——论英国工
业化的失误及其原因》，载《史学月刊》，1999（1）；陆伟芳、余大庆：《19 世纪英国工业城市环
境改造》，载《扬州大学学报》（哲社版），2001（4）；陈小霞：《查德威克与公共卫生运动探讨》，
北京师范大学 2003 届历史学硕士学位论文；李冈原：《英国城市病及其整治探析——兼谈英国城
市化模式》，载《杭州师范学院学报》（哲社版），2003（6）；纪晓岚：《英国城市化历史过程分析
与启示》，载《华东理工大学学报》（社会科学版），2004（2）；林秀玉：《试析英国都市化进程中
解决社会问题的尝试》，载《福建农林大学学报》（哲社版），2004（4）；蒋浙安：《查德威克与近
代英国公共卫生立法及改革》，载《安徽大学学报》（哲社版），2005（5）；杨婧：《19 世纪英国公
共卫生政策领域的中央与地方关系》，载《衡阳师范学院学报》（哲社版），2008（1）；许志强：
《应对"城市病"：英国工业化时期的经历与启示》，载《兰州学刊》，2011（9）；冯娅：《论查德
威克的公共卫生改革思想》，南京大学 2013 届历史学硕士学位论文；梁远、刘金源：《近代英国
工业城市的空间结构与城市规划（1848—1939）》，载《安徽史学》，2015（4）。

④ 对英国住房改革的相关研究（以发表时间排序）见：梅雪芹、郭俊：《论"奥克塔维
亚·希尔制度"——19 世纪后期英国改善贫民住房的一种努力》，载《北京师范大学学报》（社会
科学版），2004（4）；任其怿、吕佳：《从住房和卫生条件的改善看近代英国的城市治理》，载
《内蒙古大学学报》（人文社科版），2004（4）；李园园：《试析维多利亚时期伦敦工人阶级住房问
题及政府对策》，华东师范大学 2006 届历史学硕士学位论文；吴铁稳、张亚东：《19 世纪中叶至
一战前夕伦敦工人的住房状况》，载《湖南科技大学学报》（社科版），2007（3）；陆伟芳：《19 世
纪晚期英国城市住房问题——一个市场失灵的案例分析》，载《世界近现代史研究》（第七辑），
北京，社会科学文献出版社，2010；胡常萍：《工业革命后英国社会空间的转型——以十九世纪
后期英国伦敦贫民窟的空间改造为中心》，复旦大学 2011 届历史学硕士学位论文；汪蒙：《19 世
纪英国城市工人阶级住房问题及对策分析》，安徽师范大学 2011 届历史学硕士学位论文；许志
强：《1840—1914 年伦敦贫民窟问题与工人住房建设分析》，载《史学集刊》，2012（1）；路畅：
《关于伦敦贫民住房问题的主张与实践（1850—1914）》，浙江师范大学 2012 届历史学硕士学位论
文；贺鹭：《维多利亚时期伦敦贫民窟问题研究》，载《历史教学》（高校版），2014（6）。

等课题，不但丰富了公共卫生史、社会史的研究，还为我国的工业化改革、"城市病"治理提供借鉴。总体而言，这些论著虽有涉及霍乱的内容，但大多是将其作为公共卫生改革、住房改革的背景或推动因素，并没有围绕霍乱展开论述。

霍乱从史学研究的配角变为主角与环境史的出现和发展密不可分。1970年代以来，环境史作为一门新的史学分支出现在欧美国家的史学研究中。环境史注重探究人与自然的互动，从研究视角、研究对象、研究方法等方面大大拓展了传统史学的研究范式，使史学在新时期表现出较强的现实关注和反思，被视为21世纪的新史学。1990年代，环境史学传入我国后，吸引了一大批中青年学者的研究兴趣。例如，北京大学包茂红教授致力于亚非拉地区环境史的介绍和研究，中国社科院世界史所徐再荣研究员和高国荣研究员、南开大学付成双教授等学者致力于美国环境史研究，等等，并纷纷取得丰硕的研究成果。就英国环境史研究而言，清华大学梅雪芹教授做出了重要贡献，主要体现在三个方面：

其一，较早致力于英国环境污染及治理的个案研究。自2000年以来，梅雪芹教授从英国环境问题的个案研究入手，不断扩大研究的对象和研究范围，从泰晤士河污染到英国空气污染，进而扩展到比利时、美国环境史的课题，在研究对象、研究方法等方面展现出鲜明的环境史研究特色。①

其二，重视环境史研究理论建构，丰富史学理论和研究方法。梅雪芹教授从马克思主义环境史学出发，在区分环境史与历史地理学、年鉴学派

---

① 参见梅雪芹教授如下论著：《环境史学与环境问题》，北京，人民出版社，2004；《19世纪英国城市的环境问题初探》，载《辽宁师范大学学报》（社会科学版），2000（3）；《工业革命以来西方主要国家环境污染与治理的历史考察》，载《世界历史》，2000（6）；《工业革命以来英国城市大气污染及防治措施研究》，载《北京师范大学学报》（人文社会科学版），2001（2）；《20世纪80年代以来世界环境问题与环境保护浪潮分析》，载《世界历史》，2002（1）；《从历史的视角看现代高科技战争的生态环境灾难》，载《北京师范大学学报》（人文社会科学版），2002（1）；《罗伯特·A. 史密斯——科学家与英国工业污染治理的历史个案》，载《辽宁师范大学学报》，2002（6）、2005（1）；《"老父亲泰晤士"——一条河流的污染与治理》，载《经济社会史评论》，2005（1）；《泰晤士老爹"的落魄与新生》，载《环境保护》，2007（14）；《环境灾难史研究的方法和意义——基于"新奥尔良的发展：一部环境灾难史"的思考》（第二作者），载《学术研究》，2012（6）；《美国畜牧养殖业滥用抗生素相关研究的历史考察》，载《辽宁大学学报》（哲学社会科学版），2013（3）；《英国环境史上沉重的一页——泰晤士河三文鱼的消失及其教训》，载《南京大学学报》（哲社版），2013（6）；《"雾气何能致人于死"——1930年比利时马斯河谷烟雾成灾问题探究》（第二作者），载《社会科学战线》，2014（12）；《19世纪英国城市的新鲜空气诉求》（第二作者），载《世界历史》，2016（1）；《词汇中的自然与文化——16—19世纪英语中的美洲外来词及其作用新探》（第二作者），载《学术研究》，2016（8）。

史学的异同之后，从历史哲学等方面论述"从环境的历史到环境史"的转
变，进而提出"上下左右"的环境史观，从史学理论的高度探究环境史作
为"新史学""新史学叙述""跨学科研究"的特色及其合理性，意在树立
中国环境史研究的理论框架。①

其三，重视国内外环境史的交流、译介和宣传，强调环境史研究的批
评意识和现实关怀。为此，她既注重与欧美诸国的环境史家交流，及时把
交流心得与国内史学界分享②；又翻译欧美杰出环境史学者如沃斯特
（Donald Worster）、休斯（（J. Donald Hughes）等人的代表性论著，甘做
国内外环境史学界沟通的桥梁③。她还重视环境史的宣传工作，积极在报
刊撰文介绍环境史的研究现状、意义，展现环境史学"以史为鉴"的研究
价值取向和现实关怀。④

---

① 参见梅雪芹教授如下论著：《环境史研究绪论》，北京，中国环境科学出版社，2011；
《从环境史角度重读〈英国工人阶级的状况〉》，载《史学理论研究》，2003（1）；《环境史学的历
史批判思想》，载《郑州大学学报》，2005（1）；《马克思主义环境史学论纲》，载《史学月刊》，
2004（3）；《阿·德芒戎的人文地理学思想与环境史学的关联》，载《世界历史》，2004（3）；《从
"人"的角度看环境史家与年鉴学派的异同》，载《安徽师范大学学报》（人文社会科学版），2006
（1）；《从环境的历史到环境史——关于环境史研究的一种认识》，载《学术研究》，2006（9）；
《论环境史对人的存在的认识及其意义》，载《世界历史》，2006（6）；《关于环境史研究意义的思
考》，载《学术研究》，2007（8）；《环境史——一种新的历史叙述》，载《历史教学问题》，2007
（3）；《水利、霍乱及其他：关于环境史之主题的若干思考》，载《学习与探索》，2007（6）；《历
史学与环境问题研究》，载《北京师范大学学报》（人文社会科学版），2008（3）；《世界史视野下
环境史研究的重要意义》，载《社会科学战线》，2008（6）；《什么是环境史？——对唐纳德·休
斯的环境史理论的探讨》，载《史学史研究》，2008（4）；《中国环境史的兴起和学术渊源问题》，
载《南开学报》《哲学社会科学版》，2009（2）；《中国环境史研究的过去、现在和未来》，载《史
学月刊》，2009（6）；《环境史与当前中国世界史学科的发展》，载《河北学刊》，2011（1）。

② 参见梅雪芹、刘向阳、毛达：《关于苏格兰环境史家斯马特教授讲学的认识和体会》，载
《世界历史》，2007（3）；梅雪芹、毛达：《应对"地方生计和全球挑战"的学术盛会第一届世界
环境史大会记述与展望》，载《南开学报》（哲学社会科学版），2010（1）；梅雪芹：《国外环境史
学论要》，载《辽宁大学学报》（哲学社会科学版），2014（4）。

③ 参见［美］唐纳德·沃斯特：《尘暴：1930年代美国南部大平原》，侯文蕙译，梅雪芹校，北
京，三联书店，2003；［美］斯蒂芬·J. 派因：《火之简史》，梅雪芹译，北京，三联书店，2006；［美］
J. 唐纳德·休斯：《什么是环境史》，梅雪芹译，北京，北京大学出版社，2008；［英］伊懋可：《大象
的退却——一部中国环境史》，梅雪芹等译，南京，江苏人民出版社，2014；［美］J. 唐纳德·休斯：
《环境史的三个维度》，梅雪芹译，载《学术研究》，2009（6）；［美］J. 唐纳德·休斯：《新奥尔良的
发展：一部环境灾难史》，梅雪芹、王玉山译，载《学术研究》，2012（6）。

④ 参见梅雪芹教授如下论著：《环境史思维习惯：中国近代环境史跨学科研究的起点》，载
《中国社会科学报》，2010-09-09；《改革开放以来中国环境史研究寻踪》，载《中国社会科学
报》，2011-04-14；《上下左右的历史》，载《光明日报》（理论版），2011-12-01；《环境史研究
的意蕴和宗旨——从〈大象的退却：一部中国环境史〉说起》，载《人民日报》（理论版），2016-
04-11；《环境史：看待历史的全新视角》，载《光明日报》（理论版），2016-08-27。

　　就英国霍乱研究而言，梅雪芹也是国内最早从环境史视角论及霍乱与斯诺的发现、河流污染之间关系的学者①，遗憾的是她并没有就此课题进行专门论述，霍乱依然是环境污染治理中的一个背景和配角，这为此后从环境角度继续进行相关研究提供了基础。国内学者对全球霍乱概况②、印度霍乱③进行了初步研究，对英国霍乱④的研究大多集中在 1831—1849 年霍乱与中央、公共卫生的关系方面，属于社会史、医疗社会史的研究范畴，并没有完整而系统地梳理英国霍乱的发展演变、应对成效等内容，没有展现霍乱与水污染之间的内在关联。我国一度严重的河流污染问题也促使不少青年学者把英国的河流污染及治理作为研究课题，如郭俊对英国《河流防污法》的研究⑤、郑成美对泰晤士河"大恶臭"的分析⑥、陈瑞杰对河流污染治理的研究⑦等。作为环境史视角下对英国河流污染的个案研究，这些研究成果也提及霍乱频发在推动英国河流污染治理方面的作用，并把河流污染治理看作应对霍乱的一种有效举措，但对霍乱在其中的具体作用缺乏深入分析。

　　从国内的相关研究可以看出，与国外的相关研究类似，国内史学界涉及英国霍乱防治的相关研究也正经历从医学史、社会史到环境史的发展演变。国内学者主要从医学史、社会史角度入手研究霍乱，把霍乱视为相应社会改革的一个背景和原因，但对霍乱与人关系的前因后果论述不够。近十几年来，国内学者从环境史视角探究环境问题已经从崭露头角到展现锋芒，环境史理论也在逐渐成熟完善中，并出现不少成功的个案研究，这就使本著作的环境史个案研究建立在较为稳固的史学理论基础之上。

---

①　梅雪芹：《19 世纪英国城市的环境问题初探》，105～106 页。

②　刘文明：《十九世纪上半叶霍乱流行的全球史审视》，载《光明日报》（理论版），2015-03-28。

③　杜宪兵：《因信成疫：19 世纪的印度朝圣与霍乱流行》，载《齐鲁学刊》，2013（1）；《霍乱时期英属印度的医学对话》，载《齐鲁学刊》，2015（1）。

④　费明燕：《1848—1849 年英国霍乱及其治理》，南京大学 2008 届历史学硕士学位论文；骆庆、刘金源：《1832 年霍乱与英国政府的应对》，载《南京工程学院学报》（社科版），2013（3）；李化成：《19 世纪英国霍乱防治的经验与启示》，载《光明日报》（理论版），2015-03-28。

⑤　郭俊：《1876 年英国〈河流防污法〉的特征及成因研究》，北京师范大学 2004 届历史学硕士学位论文。

⑥　郑成美：《从报刊报道看 1858 年泰晤士河"恶臭"引发的社会反响及其意义》，北京师范大学 2007 届历史学硕士学位论文。

⑦　陈瑞杰：《试论 19 世纪中后期英国河流的污染和治理问题》，华东师范大学 2008 届历史学硕士学位论文。

　　故而，本著作在国内外史学界研究的基础上，以 19 世纪英国霍乱防治的发展演变为研究对象，力图立体展现霍乱从"传染病"到"社会病""环境病"的变化脉络，重在梳理霍乱与人的互动，即在充分展现霍乱危害人这一现实之后，挖掘出霍乱为何危害人、人如何防治霍乱这一课题，凸显人污染水—水滋生霍乱—霍乱危害人的因果关系，进而探究工业革命以来英国经济发展、社会变革、环境恶化与霍乱频发之间的内在关联，为人与自然的和谐相处提供历史借鉴。

三、研究思路与内容

（一）研究思路

　　作为一种恶性水传播传染病，霍乱在 19 世纪英国的历程，不仅仅是时间和空间上的疾病传播史，更是一部浓缩的疾病与人、环境的相互作用史。本著作以 19 世纪英国霍乱防治为研究对象，运用跨学科的研究方法，结合社会史、环境史的相关理论和研究成果，对英国霍乱防治的发展历程进行较为系统而详尽的梳理和分析，在梳理英国人对霍乱的认识经历了从单纯疾病到"社会病"的体现、"环境病"的后果的转变的同时，探究霍乱防治随之经历的从沿袭传统的隔离措施到治理"社会病"，进而重视环境污染治理的发展演变，并分析这种观念转变和政策演变之间的内在张力及其得失，从而总结环境史视角下传染病防治与环境治理之间的相互影响和制约关系。在具体论述中，本著作注重理论分析与个案探讨相结合、宏观概括与微观分析相对照，既照顾到英国的总体状况，又突出伦敦和泰晤士河的代表性；对于前人未能注意到或分析不够的问题，尝试从环境史的视角进行透视，借助霍乱这一历史显微镜去探析其发展演变及得失，以得出有理有据又有所创新的见解。

（二）研究内容及主要观点

　　本著作除绪论外，还包括四章正文和结语。

　　第一章主要叙述霍乱出现在英国的情况及产生的初步影响。简述1831—1866 年间英国四次霍乱状况之后，霍乱在英国造成严重的心理恐慌和社会不安，传统的隔离病人措施无法阻止霍乱蔓延，英国出现形形色色的霍乱治疗方案，但效果甚微；英国人围绕霍乱是否传染、如何传染等问题争论不休，没有定论。在与霍乱不断斗争的过程中，许多英国人发现霍乱不仅是一种神秘可怕的疾病，更是"社会病"的表现和后果，是由糟糕的卫生状况引起和加剧的，主张通过改善卫生状况来应对霍乱。

第二章探究英国人对霍乱的认识从"传染病"上升到"社会病"的体现之后，霍乱防治也从单纯的医学课题上升到社会改造，并结合霍乱防治效果分析其影响和评价。19世纪中叶，英国工业化基本完成，工业革命的巨大成果和负面影响都凸现出来，"城市病"严重，要求改善城市状况的呼声高涨；在埃德温·查德威克以不容置疑的事实揭露城市卫生状况后，英国人普遍把肮脏的城市状况与霍乱肆虐联系起来。作为医治"社会病"的药方，公共卫生运动、住房改革在改善城市卫生状况、改善住房条件等方面作用显著，但并没有阻止1853—1854年、1866年霍乱的再次降临，甚至因把下水道的污水肆意排入河流（也是主要的水源）而加剧了霍乱传播，从而说明二者并不是医治"社会病"的正确药方。

第三章主要从环境史视角梳理霍乱从"社会病"转变为"环境病"的发展脉络。药剂师约翰·斯诺于1849年发现霍乱通过饮用水传播，并用充分的调查证据予以证实，但并未被社会接受。在此期间，不管是富人使用的供水公司的管道水，还是穷人使用的河水和井水，都存在水质糟糕的状况，而其水源都来自河流。泰晤士河、里河等河流已经被严重污染，但没有得到重视，人们反而认为河流能够自我净化，这为水生疾病如霍乱、伤寒等的一再出现提供了条件。1850年代的下水道改造和河流污染治理也没有使河水的水质得到明显改善。

第四章论述英国接受斯诺的霍乱传播理论以及治理"环境病"的历程。1866年霍乱用无可辩驳的事实证明了霍乱与水污染的关联，英国政府的相关调查表明，下水道的污水和工业废水未经处理流入河流，导致河水被严重污染，成为霍乱滋生的温床。污染的河水根本不适合饮用，事实上却是供水公司和穷人的水源。人一旦饮用了这样的水，很容易感染霍乱。围绕着污染的河流是否致病、如何治理河流污染等问题，既得利益集团和改革派展开激烈的辩论。最终，英国议会出台相关法律，就下水道排放、河流污染治理、供水的水质和管理等方面制定明确标准和要求，不但遏制了河流污染的日渐恶化，改革了供水的水质和管理，确保了居民的用水安全和质量，还切断了霍乱传播的途径。此后，英国再也没有出现大规模的霍乱疫情，霍乱防治成效显著。

结语部分是对本著作的概括和升华。在归纳、总结霍乱对英国的立法、国家干预、国家医学、国际医疗合作、环保观念等方面的影响之后，反思工业革命与环境污染、传染病频发之间的关系，进而上升到经济发展与环境保护之间的相互制约与相互影响关系，为构建和谐的人与自然关系提供借鉴。

本著作的核心是英国人如何随着对霍乱认识的深化而不断调整其对策，最终找到根除霍乱的有效方法，在具体研究中采用环境史研究视角和跨学科研究方法，重新审视疾病与环境的互动关系，主要观点如下：

其一，点面结合，多角度多层次展现 19 世纪英国霍乱防治历程，并力争有所创新。19 世纪霍乱防治经历了从延续传统的隔离措施到治理"社会病"再到治理"环境病"的发展演变，涉及医学发展、社会改革、环境治理等内容，拓展了英国史研究的广度；在具体论述中，对于前人研究较少或关注不够的课题，从霍乱防治的角度进行论述与评析；辩证看待霍乱防治中"防"与"治"、"得"与"失"、医学与社会、经济发展与环境恶化之间的矛盾与统一，立体展现霍乱防治的多维面向。

其二，从环境史视角展现霍乱防治的曲折性与复杂性。工业革命是英国经济发展、社会面貌改观的推动力，在一定程度上也成为霍乱频发的助力器和环境污染的加速器，这就需要清醒认识经济发展的积极作用与负面效果，辩证评价重大历史事件本身的复杂性和多面性。为防治霍乱所进行的每一次社会改革，如公共卫生运动、住房改革、供水改革、河流污染治理等，无不引起各方的利益博弈，掀起是否需要改革、如何改革之争。改革的初衷与效果需要从短期效果和长远考量进行衡量，需要根据特定历史背景进行历史的、辩证的评价。改革往往是政府重视、地方合作、社会支持、观念更新、技术进步等多方努力的结果，需要各方面的重视与配合，这也为解决当前环境问题提供了有益参考。

其三，通过对霍乱防治的个案研究，探索环境史视角下疾病研究的范式，推动环境史基本理论的更新和研究内容的拓展。霍乱防治是人与自然关系的一个缩影，通过梳理霍乱传播途径可以发现，人污染水—污水传播霍乱—霍乱危害人的因果关系造成了霍乱的肆虐，而人治理水污染—水不滋生霍乱—霍乱消失的结果则解决了这一问题，从而揭示出人—疾病—环境三者相互影响的关系，彰显环境史研究特色；从霍乱这个"小切口"探究霍乱研究从医疗史、社会史转向环境史的必要性和合理性，挖掘出环境史视角下疾病研究的范式，把传统史学的"人—人"研究拓展为"人—疾病—人"研究，并追溯至人与自然的双向互动这个环境史研究的出发点，进而尝试构建环境史领域疾病研究框架，推动环境史基本理论的更新和研究内容的拓展。

（三）创新点

其一，环境史研究视角。从霍乱防治入手探究疾病—社会—环境三者之间的内在关联，阐释社会中的人如何污染环境、污染的环境又如何通过疾病这个载体反作用于人这两大因果关系，并在工业革命这个时代背景下分析经济发展、疾病频发、环境恶化之间的内在关联，将霍乱研究纳入环境史研究范畴，推动环境史相关研究的理论范式更新。

其二，跨学科研究方法。在把握基本史学理论和方法的基础上，博采医学、生态学、社会学、政治学、传播学等学科之长，采用跨学科研究方法，既梳理英国霍乱防治史的脉络，又突出相应社会改革和环境治理的横向对比和内在张力，多角度探究霍乱防治与社会改革、环境改造之间的关联，立体展现 19 世纪英国霍乱防治的轨迹。

其三，丰富多样的新史料。除政府调查报告、史学论著等传统史料外，本著作还充分挖掘新材料，资料来源广泛，将小说、诗歌、漫画等以往被忽视的资料置于环境史视角下解读分析，拓展史料范围，增强文本的生动性。可靠又多样的史料增强了相关论述和主要观点的说服力。

第一章　霍乱：迷雾重重

　　19 世纪的英国虽然疾病众多，然而没有一种疾病像霍乱那样对其社会产生如此剧烈而又深远的影响。1831—1866 年间，霍乱先后四次袭扰英国，"它每到一个地方，都考验了地方的行政组织的效率和弹性。它毫不留情地暴露了政治、社会和道德的缺陷。它引发了谣言、猜疑，以及多次的社会骚乱和冲突，还唤起道德上的反省"①。围绕如何应对霍乱、霍乱如何传播等问题，英国人开启了争论不断又探索不止的历程。到 1840 年代，这些问题依然是困扰英国的未解之谜。

第一节　英国四次霍乱概况

一、四次霍乱概况

　　霍乱本是印度恒河三角洲地区的地方病，往往随雨季而周期性流行发作。随着英国殖民侵略的加深，印度门户洞开，打破了固有的半封闭状态。被称为"骑着骆驼旅行"的霍乱病菌也紧跟时代步伐，加入世界市场的洪流中，四处传播。

（一）1831—1832 年霍乱的突袭

　　1817 年英军从下孟加拉来到孟买，成为霍乱走出国门的起点。② 由于英国政府对印度霍乱的估计不足，而对驻印军队的实力过度自信，并没有采取预防措施，加之军队的卫生条件差、拥挤、疲劳、供水不足、食物缺

---

　　① Asa Briggs, "Cholera and Society in the 19th Century," *Past and Present*, No. 19, 1961, p. 76.

　　② Charles Creighton, *A History of Epidemics in Britain: From the Extinction of Plague to the Present Time* (1891−1894), p. 797.

乏等原因，英军先后感染霍乱。"交通运输基础设施的变化是动态的西方工业经济扩展到世界的一部分，也引人注目地改变世界疾病环境"[1]。随着东西方商业往来的加强，远洋航行汽船的出现，印度和欧洲之间商业和交流的增多，霍乱拉开了它首次世界之旅的序幕：向东，翻山越岭来到中国（时值嘉庆和道光在位时期）和日本；向西，在阿拉伯地区、地中海沿岸留下足迹。不久，霍乱结束旅程，突然消失。1826 年印度再次出现霍乱，经由商船传播到北部，并沿欧亚大陆一路西行，经波斯和阿富汗进入俄国境内。1831 年，随着俄国军队在波兰的推进，霍乱进入欧洲北部，随后在奥地利、德国、法国、英国和西班牙等世界强国露面，甚至漂洋过海抵达美国和加拿大，在拉丁美洲和非洲也留下足迹。[2] 从此"霍乱不再仅仅是东印度行政当局的问题"[3]，而是全球性问题。

　　听闻 1831 年 10 月霍乱到达汉堡，英国政府为防止霍乱渡海而来，在英吉利海峡部署重兵把守。从汉堡乘船到英国的桑德兰（Sunderland）只需要几个小时，1831 年 10 月，一艘刚刚从普鲁士的汉堡港返回的英国船只在桑德兰港口靠岸。船上的几个船员下船后腹泻不止，医生束手无策。当地医疗协会的医生会诊后也不能确定这是英国的地方病，还是据说恐怖异常的霍乱，因为那时还没有人目睹过霍乱的症状。因此病造成指甲、嘴唇、整个身体都逐渐变成蓝灰色，也许故意为了把此病与过去的黑死病联系起来，桑德兰人把这种新疾病称为"蓝色恐惧（the blue terror）"[4]。1831 年 12 月 8 日一天有 19 人感染，成为感染人数最多的一天。1831—1832 年整个霍乱期间桑德兰的死亡人数是 215 人。[5]

　　接下来，霍乱兵分两路，一路沿着泰恩河北上，经诺森伯兰郡（Northumberland）进入苏格兰。1831 年 10 月底哈丁顿郡（Haddington）、东洛锡安郡（East Lothian）也出现因腹泻不止而死亡的病例。11 月初，纽卡斯尔的一名男子死于严重腹泻，三位外科医生信誓旦旦地向市长保证，无须大惊小怪，因为腹泻并不传染。第二天纽卡斯尔又有一名患者因腹泻不止而亡，症状

　　① J. N. Hays, *Epidemics and Pandemics：Their Impacts on Human History*, p. 267.

　　② J. N. Hays, *The Burdens of Epidemics：Epidemics and Human Response in Western History*, 2th edition. London：Rutgers University Press，2009，p. 136.

　　③ R. J. Morris, *Cholera 1832：The Social Response to an Epidemic*, p. 23.

　　④ Patrice Bourdelais, *Epidemics Laid Low：A History of What Happened in Rich Countries*, Trans. Bart K. Holland, Baltimore：Johns Hopkins University Press，2006，p. 58.

　　⑤ Charles Creighton, *A History of Epidemics in Britain：From the Extinction of Plague to the Present Time（1891-1894）*, p. 799.

与盛传的霍乱症状毫无二致。11月7日，纽卡斯尔的其他地方又出现几起严重腹泻的病例，官方医务人员会诊后，不得不公开宣布霍乱在英国出现。[①]

1832年霍乱开始以英格兰其他地方的同样规模在苏格兰展现实力。[②]纽卡斯尔的霍乱主要出现在泰恩河沿岸肮脏狭窄的村庄、穷人低矮的房屋中。纽卡斯尔附近的莫珀斯（Morpeth）出现两起严重霍乱病例，第二名患者是一名流浪汉，刚在纽卡斯尔附近的村庄游荡三天，很有可能是被感染的。纽卡斯尔上游、泰恩河北岸贝尔的克洛斯（Bell's Close）、莱明顿（Leamington）、纽伯恩（Newburn）等村庄霍乱空前严重。纽伯恩位于纽卡斯尔上游5英里，小溪流经村庄，流入泰恩河。此地约131所房子，人口550人。居民大部分是摆渡人、煤矿工或制玻璃工，经济状况稍好，房屋整洁干净、舒适。1832年1月10日开始每天都有严重死亡病例，截止到1月25日，卫生委员会的周报列出274起病例，65人死亡。7天后，霍乱消失。斯沃尔威尔（Swalwel）位于泰恩河与德温特河（Derwent River）的汇合处，是一个制铁工人聚居的肮脏小村庄，出现多起霍乱病例。邓斯顿（Dunston）是泰恩河南岸另一个低矮的村庄，在盖茨黑德上游2英里，被流经此处的小支流所淹没，两周之内400名居民中有23人死亡，大部分是老人和残疾人。邓斯顿和斯沃尔威尔之间地势较高的村庄威卡姆菲儿（Whickam Fell）只出现1起霍乱病例，盖茨黑德和邓斯顿之间的村庄则完全幸免于难。[③]

与纽卡斯尔的霍乱分散、持续时间长、影响沿河肮脏贫穷地区的人口不同，盖茨黑德的霍乱短暂而严重，此地位于泰恩河南岸，在圣诞节前一两天只有2起病例，结果圣诞节当天，许多地方同时出现霍乱，运煤村也受到严重影响。[④]

1832年1月，霍乱到达霍伊克（Hawick）、罗克斯堡郡（Roxburghshire）和爱丁堡。其中哈丁顿、特拉嫩特（Tranent）、马瑟尔堡（Musselburgh）等处都是通往爱丁堡的必经之地。哈丁顿及其附近地区的矿工和其他工人阶层中大约有47起病例，18人死亡。特拉嫩特位于爱丁堡煤矿

① Joan Lane, *A Social History of Medicine: Health, Healing and Disease in England, 1750-1950*, London: Routledge, 2001, p. 148.

② Charles Creighton, *A History of Epidemics in Britain: From the Extinction of Plague to the Present Time*（1891-1894）, p. 806.

③ Ibid., p. 804.

④ Ibid., p. 803.

7英里处，共有1 700个矿工和劳工，205人感染霍乱，其中60人死亡。马瑟尔堡的工人阶级主要分布在煤矿业、纺织业、捕鱼业三大行业中，平时不卫生的状况使此地霍乱尤为严重。①

1月下旬，霍乱出现在柯金蒂洛赫（Kirkintilloch，格拉斯哥东北部约7英里），2月初，传播到格拉斯哥。格拉斯哥早在1831年夏初就成立卫生委员会，此时已经收到8 000英镑的自愿捐赠，并且为5所医院提供了236张霍乱病床。霍乱来临后，剧院关门，"晚布道"让人沮丧，运河上的所有客船（有时候也做货船）停运。格拉斯哥贫民习艺所建在克莱德河北岸的两条街上，能容纳395人入住，共有296张床位。2月下旬，一所救济院64人感染霍乱。到7月，霍乱仍仅限于格拉斯哥的最贫穷地区，然而8月初，它不再局限于贫穷地区，而是分散在格拉斯哥各地，以至于"几乎每条街道都出现一两起霍乱病例"。1832年格拉斯哥总死亡人数为10 278人，其中死于霍乱者3 166人，略少于当年的婴儿出生数。格拉斯哥附近的佩斯利（Paisle）、格里诺克（Greenock）、邓巴顿（Dumbarton）等地也在2月中旬出现严重霍乱。格拉斯哥及其附近地区约占苏格兰霍乱死亡人数的1/3，主要集中在煤矿区和渔业区。②

另一路霍乱从纽卡斯尔出发，向南传播，到处吞噬英格兰东部的新兴工业城镇，英格兰东北角的诺里奇市（Norwich）1832年共死亡232人，其中129人死于霍乱。③ 随后，霍乱向西扩展。霍乱在4月底到达利物浦，袭击了4 912人，造成1 523人死亡。④ 曼彻斯特、沃灵顿（Warrington）、利兹、设菲尔德、诺丁汉、布里斯托尔、普利茅斯、德文港（Devonport）、石屋（Stonehouse）、南汉普顿、朴次茅斯、埃克塞特（Exeter）、苏斯伯里（Susbury），以及斯塔福德郡南部（South Staffordshire）的黑乡（Black County）各镇，无一幸免。其中，曼彻斯特706人、利兹702人、设菲尔德400人死于霍乱。达德利（Dudley）、梅瑟蒂德菲尔（Merthyr Tydfil）、卡莱尔（Carlisle）等地以及坎伯兰郡（Cumberland）的煤矿区的港口也出现霍乱。英格兰西北部的新兴工业城镇普雷斯顿（Pres-

① Charles Creighton, *A History of Epidemics in Britain*: *From the Extinction of Plague to the Present Time* (*1891-1894*), pp. 805-806.

② Ibid., pp. 803, 810-812.

③ Joan Lane, *A Social History of Medicine*: *Health*, *Healing and Disease in England*, *1750-1950*, London: Routledge, 2001, p. 148.

④ Charles Creighton, *A History of Epidemics in Britain*: *From the Extinction of Plague to the Present Time* (*1891-1894*), p. 826.

ton)、博尔顿（Bolton）、莱斯特（Leicester）、考文垂（Coventry）等地的霍乱也较多。康沃尔郡（Cornwall）死亡 300 多人，斯塔福德郡 1 870人、德文郡（Devonshire）约 2 000 人丧命。伍斯特郡（Worcestershire）、沃里克郡（Warwickshire）都有为数众多的霍乱小中心。[①]

1832 年 2 月，霍乱从罗瑟希德（Rotherhithe）传入伦敦，从威尔河（Wear River）和泰恩河到达泰晤士河的船只都被隔离，但因天气寒冷而传播缓慢。6 月中旬起，霍乱变得越来越严重，泰晤士河两岸的教区成为其主要活动区域，南岸扩展到苏斯沃克地区，北岸扩展到费达巷（Fetter Lane）、菲尔德巷（Field Lane）和城市的其他地区。人口稠密的教区如圣吉尔斯（St. Giles）也出现霍乱病例。1832 年伦敦共有 150 万人口，出现 11 020 起霍乱病例，5 275 人死亡，而巴黎 4 月 8—14 日一周之内就有 5 523 人死于霍乱。可见，伦敦并不是欧洲霍乱最严重的城市。[②]

布里斯托尔霍乱最严重的地方是济贫所，从 7 月 24 日到 8 月 20 日出现 268 起病例，94 人死亡。布里斯托尔总共 1 612 人被感染，死亡 626人，大大低于实际数字，因为许多霍乱病例并没有上报。[③] 伍尔弗汉普顿（Wolverhampton）在 1832 年受害较轻，576 人被感染，193 人死亡。伍尔弗汉普顿附近的煤矿区饱受霍乱肆虐之苦。比尔斯顿（Bilston）是黑乡的中心，也是霍乱最严重的地区之一。比尔斯顿土壤干燥，道路宽敞，水运方便，房屋不规则，人口不拥挤，人民收入不错，公共卫生总体良好，先后有 3 568 人感染霍乱，死亡 742 人（594 人是 10 岁以上），450 个儿童沦为孤儿。[④] 哈特尔普尔（Hartlepool）靠近桑德兰，却成为最后受影响的地区之一，直到 1832 年秋才出现霍乱。[⑤]

1832 年霍乱袭击了英格兰绝大部分地区。从每一个地方暴发的日期来看，各地暴发的主要季节是夏秋，当然桑德兰、纽卡斯尔除外。西部有些郡受影响较小，只有一两个村庄或城镇受影响，仅有几人死于霍乱。如德比郡（Derbyshire）16 人，威尔特郡（Wiltshire）14 人，萨福克郡（Suffolk）1 人；赫里福郡（Herefordshire）、苏塞克斯郡（Sussex）、南

---

① Charles Creighton, *A History of Epidemics in Britain*: *From the Extinction of Plague to the Present Time* (*1891-1894*), p. 818.

② Ibid., p. 821.

③ Ibid., p. 829.

④ R. A. Lewis, *Edwin Chadwick and the Public Health Movement*, *1832-1854*, p. 237.

⑤ Charles Creighton, *A History of Epidemics in Britain*: *From the Extinction of Plague to the Present Time* (*1891-1894*), p. 829.

汉普顿郡（Southampton）、北汉普顿郡（Northamptonshire）和拉特兰郡（Rutland）则仅出现几起霍乱病例，没有患者死亡。[①] 一些城镇，如伯明翰、切尔滕纳姆（Cheltenham）、剑桥等在 1832 年只有数起（或没有）霍乱病例。而布拉福德（Bradford）、斯托克港（Stockport）等地基本上没有霍乱病例。

霍乱在英格兰兴风作浪的同时也把触角伸到威尔士。1832 年 5 月霍乱到达北威尔士的弗林特（Flint），又传至霍里威尔（Holywell），8 月底9 月初到达卡那封（Caernarvon），造成 30 人死亡。[②] 1832 年 6—7 月间，霍乱出现在南威尔士的新港（Newport）、斯旺西（Swansea）等地区，秋末出现在南威尔士的煤矿区。[③]

当时，英格兰和威尔士人口共计约 1 400 万人，学者们根据不同的材料得出不同的霍乱死亡数字，21 882 人[④]、16 437 人[⑤]、32 000 人[⑥]。第一组数字是从各个郡上报的数字中统计出来的，更具可信度。考虑到漏报和其他因素，英格兰和威尔士至少 2 万人丧生，加上苏格兰霍乱死亡 9 592人[⑦]，英国本土因霍乱死亡 30 000 人左右，约占全国总人口的 1.6‰。其中，英格兰死亡 20 997 人，具体死亡人数见表 1-1。[⑧]

表 1-1　　　　　1831—1866 年英格兰的霍乱死亡人数　　　　单位：人

	1831—1832	1848—1849	1854	1866
贝德福德郡	40	72	61	22
贝克郡	52	148	49	3
白金汉郡	105	175	68	10
剑桥郡	208	269	271	7

---

① Joan Lane, *A Social History of Medicine*：*Health*，*Healing and Disease in England*，*1750—1950*，p. 145.

② Ibid.，p. 149.

③ G. Melvyn Howe, *People*，*Environment*，*Disease and Death*：*A Medical Geography of Britain throughout the Ages*，Cardiff：University of Wales Press, 1997, p. 158.

④ Ibid.，pp. 155，156，158.

⑤ R. A. Lewis, *Edwin Chadwick and the Public Health Movement*，*1832—1854*，p. 213.

⑥ Anthony S. Wohl, *Endangered Lives*：*Public Health in Victorian Britain*，pp. 118—119.

⑦ Joan Lane，*A Social History of Medicine*：*Health*，*Healing and Disease in England*，*1750—1950*，p. 160.

⑧ Ibid.，pp. 159—160.

续前表

	1831—1832	1848—1849	1854	1866
柴郡	111	653	141	391
康沃尔郡	308	835	24	21
坎伯兰郡	702	419	35	32
德比郡	16	50	17	20
德文郡	1 901	2 366	188	525
多塞特	19	122	45	6
达汉姆郡	850	1 642	无记录	352
埃塞克斯郡	38	580	513	471
格洛斯特郡	932	1 465	260	39
汉普郡	91	1 245	130	417
赫里福郡	0	1	1	2
赫特福德郡	无记录	323	97	9
亨廷顿郡	45	14	18	1
肯特郡	135	1 208	1 056	284
兰开郡	2 835	8 184	1 775	2 600
林肯郡	80	372	134	48
米德尔塞克斯郡	62	406	380	51
诺福克郡	232	223	381	15
北汉普顿郡	0	141	152	7
诺森伯兰郡	1 394	1 417	无记录	224
诺丁汉郡	352	137	80	12
牛津郡	219	117	183	4
拉特兰郡	0	7	9	0
什罗普郡	158	316	13	17
萨默塞特郡	142	923	21	68
斯塔福德郡	1 870	2 672	426	30
萨福克郡	1	79	67	15
萨里郡	0	255	252	82
沃里克郡	188	293	89	15
威斯特摩兰郡	68	1	1	1

续前表

	1831—1832	1848—1849	1854	1866
威尔特郡	14	320	60	11
伍斯特郡	579	432	103	36
约克郡，东区	507	2 140	70	54
约克郡，北区	47	47	84	21
约克郡，西区	1 416	4 151	470	283
伦敦	5 275	14 137	10 738	5 596

资料来源：Joan Lane, *A Social History of Medicine：Health，Healing and Disease in England，1750-1950*，pp. 159-160.

（二）其他三次霍乱

1832 年 9 月后，霍乱奇迹般地在英国消失，英国人庆幸不已，"无论是政府还是老百姓似乎都想尽快地把那场霍乱给忘掉"[1]。然而，1847 年霍乱再次从印度进入俄国，1848 年进入德国和北海，10 月初出现在英国的爱丁堡和利斯（Leith）。爱丁堡的霍乱患者共有 801 人，448 人死亡；利斯的霍乱死亡人数是 185 人，其中男性 75 人，女性 110 人。随后霍乱出现在苏格兰南部，在纽黑文（Newhaven）造成 20 人死亡。苏格兰中部的一些煤矿村大约出现 400 起病例。[2]

1849 年霍乱期间，纽卡斯尔霍乱较少，而泰恩茅斯（Tynemouth）的死亡人数是纽卡斯尔和盖茨黑德之和（死亡率为 12.9‰）的两倍。[3] 格拉斯哥附近的斯普林本（Springburn）距离克莱德运河（Clyde Canal）不远，以贫穷织工村而知名，人口 600 人，虽然躲过了 1832 年霍乱，却在 1848 年饱受霍乱肆虐，全村受到攻击，成为格拉斯哥霍乱传播的中心。格拉斯哥约 3 800 人死于霍乱，约占人口（355 800）的 1.06%。[4] 苏格兰北部的邓迪（Dundee）的菲什街（Fish Street）在 1849 年 5 月出现霍乱。此地肮脏不堪，地势高洼不平。据说，一排房子有人口 100 人，40 人死亡。还有个街区的楼房住户都是体面之人，结果 57 人死亡。[5] 1849 年冬，霍乱在苏格兰消失。

---

① R. J. Morris, *Cholera 1832：The Social Response to An Epidemic*，p. 197.

② Charles Creighton, *A History of Epidemics in Britain：From the Extinction of Plague to the Present Time（1891-1894）*, p. 836.

③ Ibid., p. 850.

④ Ibid., p. 837.

⑤ Ibid., p. 838.

　　1848 年夏末秋初，霍乱在伦敦的演进与在苏格兰的截然不同。10 月，伦敦东区的贝斯纳尔·格林（Bethnal Green）出现霍乱病例，患者居住在泰晤士河岸的德文郡街（Devonshire Street）。[①] 12 月初，霍乱在图丁（Tooting）的穷人学校急剧暴发，1 000 个孩子中约 300 个感染霍乱，180 人死亡，此时伦敦人才意识到霍乱的存在。1849 年春，霍乱在伦敦各地明显衰落，夏季再次高涨，14 137 人死亡。在感恩节纪念霍乱死者时，伦敦各行各业歇业，包括圣保罗和威斯敏斯特大教堂的所有教堂人山人海，虔诚感恩上帝使最糟糕的时期即将结束。教堂的钟响了一整天。[②]

　　此次霍乱的中心或类型与上次有诸多共同之处。除伦敦外，英国出现了许多受害严重的地区。约克郡东区的赫尔（Hull）死亡 2 140 人（占该地人口的 8.7‰）。约克郡的羊毛城镇也受害匪浅；南威尔士新兴的矿业和冶铁业地区的死亡率高达 6.1‰[③]；斯塔福德郡南部的黑乡、伍尔弗汉普顿、普利茅斯的死亡人数都超过 1 000 人。此外，德文郡、兰开郡、约克郡西区和东区等郡也有上千人死亡。[④]

　　同上次一样，这次也有几个城镇仅有少数霍乱病例。设菲尔德死亡人数是上次霍乱的 1/4，埃克塞特虽然上一次被严重感染，这次基本上逃脱，诺维奇和诺丁汉这次几乎少之又少，伯明翰、莱斯特、剑桥等城市再一次几乎免于霍乱。兰开郡的棉业区和英格兰西部人口较为稀少的农村地区仍然受害人数较少，威斯特摩兰郡（Westmorland）、拉特兰郡和赫里福郡的死亡数字依旧是个位数，几乎没有传染病中心。据统计，英格兰和威尔士共有约 72 180 人死亡[⑤]，另一说为 53 000 人[⑥]，还有的学者认为是 62 000 人[⑦]，无论是哪一组统计数字，都远远超过第一次霍乱。苏格兰死

　　① Amanda J. Thomas, *The Lambeth Cholera Outbreak of 1848-1849: The Setting, Causes, Course and Aftermath of an Epidemic in London*, p. 175.

　　② Ibid., p. 177.

　　③ Joan Lane, *A Social History of Medicine: Health, Healing and Disease in England, 1750-1950*, pp. 147-148.

　　④ Charles Creighton, *A History of Epidemics in Britain: From the Extinction of Plague to the Present Time (1891-1894)*, p. 838.

　　⑤ R. A. Lewis, *Edwin Chadwick and the Public Health Movement, 1832-1854*, London: Longmans, Green and Co., 1952, p. 213.

　　⑥ Herman J. Loether, *The Social Impacts of Infections Disease in England, 1600 to 1900*, New York: the Edwin Mellen Press, 2000, p. 118. also see Amanda J. Thomas, *The Lambeth Cholera Outbreak of 1848-1849: The Setting, Causes, Course and Aftermath of an Epidemic in London*, p. 175.

　　⑦ Anthony S. Wohl, *Endangered Lives: Public Health in Victorian Britain*, pp. 118-119.

亡 7 000—8 000 人，整个英国至少有 60 000 人因霍乱丧生。这一次的死亡人数几乎是上一次的 2 倍。[①]

1853 年霍乱第三次袭击英国，与前两次不同的是，这一次苏格兰受害特别严重，霍乱在浓重而污浊的空气中突然暴发。没有人知道霍乱来自哪里，虽然有来自波罗的海的船只，但是并没有特殊的接触途径，纽卡斯尔和盖茨黑德依然是霍乱的重灾区。从 8 月 31 日出现第一起霍乱病例开始，纽卡斯尔每天几乎都有 100 人被感染。霍乱医院在纽卡斯尔的瑟金广场（Surgeon's Square）开业，专门收治霍乱病人。盖茨黑德的霍乱死亡人数是 433 人，死亡率与纽卡斯尔不相上下。[②]

1853 年底，格拉斯哥的霍乱起初主要出现在城市的北部和东部，与 1848—1849 年的冬季大暴发不同，霍乱死亡人数达到 3 892 人，死亡率为 0.98%，接近于 1848—1849 年的死亡率（1.06%），但低于 1832 年的死亡率（1.4%）。爱丁堡和邓迪的霍乱可能是从纽卡斯尔传染的。邓迪的霍乱造成超过 500 人死亡。除了格拉斯哥、爱丁堡和邓迪外，苏格兰其他地方的霍乱都没有像 1832 年那样普遍和严重，死亡约 6 000 人。[③]

1854 年霍乱又传染到英格兰，分布不均。普利茅斯、赫尔、布里斯托尔、曼彻斯特、利兹、黑乡和人口稠密的城镇很少或几乎没有霍乱。利物浦的霍乱也相对温和，梅瑟蒂德菲尔的霍乱死亡率只相当于 1849 年的 1/4。达德利、诺维奇、威斯贝奇（Wisbech）和设菲尔德的霍乱虽然分布广，但死亡率不高。[④] 唯一例外的是伦敦。1854 年伦敦的泰晤士河南岸和东区霍乱情况严重，仅 10 月 14 日一天，兰巴斯就有 904 人死于霍乱。[⑤] 伦敦共有 10 738 人死于霍乱。[⑥] 这一次，霍乱从英国带走 62 000 人的生命。[⑦]

1865 年霍乱跟随从麦加朝圣的香客经埃及传入欧洲，秋天到达南汉

① Anthony S. Wohl, *Endangered Lives：Public Health in Victorian Britain*, p. 118.

② Charles Creighton, *A History of Epidemics in Britain：From the Extinction of Plague to the Present Time（1891−1894）*, p. 850.

③ Ibid., pp. 855−856.

④ Ibid., p. 851.

⑤ Amanda J. Thomas, *The Lambeth Cholera Outbreak of 1848−1849：The Setting, Causes, Course and Aftermath of an Epidemic in London*, p. 203.

⑥ Charles Creighton, *A History of Epidemics in Britain：From the Extinction of Plague to the Present Time（1891−1894）*, p. 852.

⑦ R. A. Lewis, *Edwin Chadwick and the Public Health Movement（1832−1854）*, p. 213.

普顿，造成 35 人死亡。① 这一次霍乱传播广泛，除拉特兰郡外，英格兰无一郡幸免。与前三次霍乱的不同之处在于，此次霍乱在英格兰停留时间短，只有几个月；霍乱造成 14 378 人死亡，比前三次少；死亡率相当高，尤其是伦敦东区的霍乱死亡率达到 69.6‰②（1832、1849 和 1854 年的死亡率分别为 11.19‰、20.56‰ 和 14.57‰③）；死亡的女性略多于男性，婴儿死亡率上升了 10‰④。利物浦死亡 2 122 人，斯旺西、尼思（Neath）、梅瑟蒂德菲尔、切斯特（Chester）、诺维奇、普利茅斯、德文郡和汉普郡的一些城镇也受害深重。伦敦再次成为霍乱的中心。（伦敦本次霍乱详情参见第四章第一节。）

　　1866 年霍乱才传入苏格兰，主要集中在 8 个城镇。格拉斯哥的死亡人数是 53 人，爱丁堡 154 人，邓迪 105 人，阿伯丁 62 人，佩斯利 2 人，格里诺克 14 人，利斯 95 人，珀斯 15 人。其他小城镇和村庄的死亡人数约 435人。⑤ 可见，不管是持续时间还是死亡人数，此次苏格兰的霍乱危害最小。

（三）四次霍乱特点

　　总体来看，19 世纪英国四次霍乱有以下特点：（1）由港口传向内地。（2）发病快，死亡率高，传播迅速。第四次霍乱时最高死亡率接近70‰。（3）波及全国，各地受影响程度不一。人口最稠密、卫生状况差的穷人聚居区受害深重，死亡人数惊人；而人口较为稀少的西部地区（如拉特兰郡、威尔特郡等地区）受影响较小。⑥（4）每个地方每次的受害程度不一。比如，伦敦在第一次霍乱暴发时受害较小，而在后三次时受害较重，第四次时伦敦东区尤为严重。（5）穷人受害最早最深，中上层阶级相对较轻，第一次霍乱时富人基本上免遭霍乱，霍乱死者中也以穷人居多。（6）受季节（主要是气温）影响较大。夏末秋初无疑是霍乱

---

　　①　Charles Creighton, *A History of Epidemics in Britain: From the Extinction of Plague to the Present Time*（1891-1894），p. 857.

　　②　1866 年霍乱期间，在欧洲国家中，英国的霍乱死亡率并非最高，海牙和布鲁塞尔的死亡率分别达到了惊人的 107‰、163‰。参见 F. B. Smith , *The People's Health, 1830-1910*, London: Croom Helm, 1979, pp. 237-238.

　　③　Herman J. Loether, *The Social Impacts of Infections Disease in England, 1600 to 1900*, p. 118.

　　④　F. B. Smith , *The People's Health, 1830-1910*, pp. 230-231.

　　⑤　Charles Creighton, *A History of Epidemics in Britain: From the Extinction of Plague to the Present Time*（1891-1894），p. 859.

　　⑥　Bill Luckin, *Pollution and Control: A Social History of the Thames in the 19ᵗʰ Century*, p. 74.

肆虐的主要季节——除了在一些地方冬季和初春出现霍乱外，基本上在春天和夏初减弱和消失。感染一般是在晚上，尤其是那些尽情享用晚餐的美味肉类的人易感染。① （7）第一次和第四次霍乱的时间恰好与经济衰退和政治混乱的时间吻合②，产生了意想不到的社会反应和后果。

二、霍乱症状

霍乱不但造成惊人的死亡率，还表现出神秘莫测的临床症状。1831年10月11日清晨，当12岁的伊莎贝拉·哈泽德（Isabella Hazard）得了腹泻，肌肉缩成一团时，她的妈妈密切注意到女儿的肌肉症状。看到女儿颤抖、萎缩、变黑，奄奄一息时，她忍不住问医生："孩子怎么变黑了？"医生回答不上来。两天后，60多岁的船员威廉·斯普罗特（William Sprot）也死于相似的症状，桑德兰的医疗机构从种族的角度回答肉体变黑的原因：霍乱来自东方，变黑是霍乱的典型副作用。③实际上，霍乱患者肤色变黑不是因为种族，而是霍乱弧菌起作用的结果。

来自威斯敏斯特医学会（Westminster Medical Society）及伦敦医学和外科杂志（London Medical and Surgical Journal）的一些医学人员为霍乱的症状激烈争论了几个星期。通过观察霍乱患者的临床表现，医生们总结出霍乱的典型症状：刚发病时病人体温上升、全身虚弱、盗汗，随后是腹泻，比普通腹泻更严重。腹泻持续几小时后，大便就变成了一种无味的白色液体，很像稀释的米汤，出现这种"米汤便"就可以确认是霍乱了。痛苦不堪的病人这时渴得要命，恶心与呕吐接踵而至，喝水都异常困难，出现脱水症状。脱水造成全身痉挛和四肢疼痛。当身体排干了体液时，患者的声音也变得沙哑，体重迅速下降，皮肤开始松弛、堆叠、起皱，肤色开始变蓝（见图1-1），最后几乎变成了黑色。④ 这些症状通常发生在感染后5—12小时之内，随后出现昏迷和死亡。有时候，患者在注射了静脉液之后，生命会维持几天。在这几天之内，病人会出现剧烈的胃部疼痛、呕吐、腹泻和全

---

① Charles Creighton, *A History of Epidemics in Britain: From the Extinction of Plague to the Present Time*（1891-1894），p. 847.

② F. B. Smith, *The People's Health*, 1830-1910, p. 230.

③ Erin O'Connor, *Raw Material: Producing Pathology in Victorian Culture*, London: Duke University Press, 2000, p. 43.

④ ［美］霍华德·马凯尔：《瘟疫的故事——瘟疫改变人类命运和历史进程的悲惨史话》，罗尘译，96页，上海，上海社会科学院出版社，2003。

身虚脱，最后还是不可避免地死亡。① 在此期间，患者的身体也渐渐发生变化：脸庞消瘦如枯槁，舌头长苔，指甲变成青色，脉搏细若游丝，皮肤皱缩，身体慢慢变冷。② 更可悲的是，许多患者在不知情的情况下感染霍乱，还没来得及就医就突然死去。史密斯太太（Mrs. Smith）是位貌美的少妇，星期日当她身着盛装准备去教堂时，腹泻不止，感染霍乱，当天夜里 11 点钟死去。克拉伦登伯爵（Earl of Clarendon）的一位女仆在头天晚上还吃了醋栗，谁知夜里霍乱发作，次日早上就躺在棺材里了。③ 霍乱神秘莫测的杀伤力使整个社会笼罩在恐惧中。

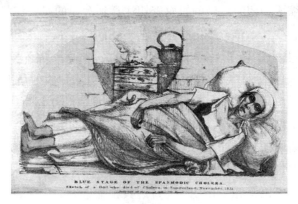

图 1-1　霍乱痉挛的蓝色阶段

说明：1831 年 10 月桑德兰一位死于霍乱的女孩的素描。

资料来源：*The Lancet*，1832 年 2 月 4 日，转引自 Christopher Hamlin, *Cholera：A Biography*, p. 40.

第二节　霍乱的社会反应与初步应对

作为出现在英国的一种"新疾病"④，霍乱的突如其来和神秘莫测的症状给英国带来了意想不到的影响，使英国上下都笼罩在霍乱阴影之下。从大众的人心惶惶到孤注一掷的骚乱，从传统的隔离到五花八门的药方，都没有阻挡霍乱肆虐的步伐。

---

① 刘翠溶、伊懋可主编：《积渐所至——中国环境史论文集》（下），751～752 页。

② Anthony S. Wohl, *Endangered Lives：Public Health in Victorian Britain*, pp. 118-119.

③ S. E. Finer, *The Life and Times of Sir Edwin Chadwick*, p. 333.

④ Charles Creighton, *A History of Epidemics in Britain：From the Extinction of Plague to the Present Time*（1891-1894），p. 797.

一、最直接的反应——霍乱恐慌症（Choleraphobia）①

（一）恐慌的表现

早在霍乱在中欧盛行、还未在英国出现之前，英国政府就未雨绸缪，准备对付霍乱的政策。1831 年 6 月 21 日议会开幕时，威廉四世在致辞中还不忘"向各位（指上下院议员——笔者注）宣布一下众所周知的可怕传染病在东欧不断发展的情况"②。1831 年 6 月 21 日到 11 月 11 日，枢密院下属的相关委员会几乎天天开会，准备那些"他们认为可能是对付霍乱的方式中最有效的方法"③。结果霍乱到来后，英国政府的这些事先准备毫无成效，英国人普遍患上了"霍乱恐慌症"。

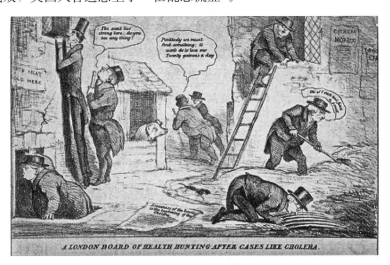

图 1 - 2　1832 年伦敦的一个卫生委员会在疑似霍乱病例后寻找霍乱

资料来源：Amanda J. Thomas，*The Lambeth Cholera Outbreak of 1848–1849：The Setting*，*Causes*，*Course and Aftermath of an Epidemic in London*，p. 37.

报刊连篇累牍地使用恐怖的语言和夸大其词的数据来描绘霍乱。1831 年霍乱还未到达英国时，《泰晤士报》称霍乱是"巨大的恐慌"和"十足的惊恐"；专业的医学杂志《柳叶刀》的报道也弥漫着一股颓废之声，认为"没有任何阶层能逃脱它的攻击……全家灭绝，文明开化的民族沦为野蛮

---

① 这个词是英国人新造的，用于表达霍乱对英国社会造成的巨大恐慌。参见 Anthony S. Wohl，*Endangered Lives：Public Health in Victorian Britain*，p. 119。
② G. Melvyn Howe，*People*，*Environment*，*Disease and Death：A Medical Geography of Britain throughout the Ages*，p. 154。
③ ［英］弗雷德里克·F. 卡特莱特、迈克尔·比迪斯：《疾病改变历史》，129 页。

的游牧民族"①。《卫理公会教徒杂志》（*Methodist Magazine*）在 1832 年的巨大惊恐中写道："眼见我们原本身体健康、奋发有为的同胞，突然被剧烈的病毒抓住，在几小时内进了坟墓，触动了最坚定的神经，在最勇敢的心中也引起了恐惧"，霍乱是一种"让人震惊的疾病"②。《季刊评论》（*Quarterly Review*）认为它"是降临地球的最可怕的瘟疫之一"，14 年内已经杀死 5 000 万人。"如果这个疾病在英伦诸岛上扎根、传播，那么，单单计算引起的可怕的经济后果，也是不可能的。"③ 报刊甚至还用丰富的想象来描绘霍乱，肉眼看不见的霍乱弧菌被放大 125 000 倍，像一个幽灵飘荡在空中，四处袭击，像一个巨人报复残破不堪的欧洲，像一个走在革命的巴黎街道上的流氓，像一个英勇的斗牛士在西班牙横冲直撞。④ 丰富的想象加深了现实的恐惧。

医学界对霍乱的治疗和预防缺乏信心，一家医学杂志在 1832 年这样悲叹："非常奇怪的是，我们的《药典》总是落后于科学的进程。"⑤ 托马斯·斯玛特（Thomas Smart）是贝克郡（Berkshire）的一名外科医生兼药剂师，在目睹了霍乱的巨大杀伤力后，他绝望地认为霍乱"有毁灭我们国家的危险"⑥。一个医生写道："霍乱是一种奇异的、不为人知的、丑陋的东西，破坏性惊人。它阴险地向整个大陆进军，公然蔑视所有已知的和常见的传染病预防措施，成为完全抓住公众注意力的一个谜团，一种恐惧，似乎唤起对中世纪大瘟疫的回忆。"⑦ 医生的束手无策增添了民众的担忧，拿医生开涮成了新闻界的一个消遣，衍生出无奇不有的笑料。例如，格拉斯哥的一个内科医生确诊一个少妇感染了霍乱，实际上，该少妇刚刚怀孕。⑧ 类似的笑话非但没有缓解社会的恐慌情绪，反而证明了医生的无能，加剧了恐慌。

报刊的夸大其词和医生的束手无策既是恐慌的体现，又加剧了社会的

①② Anthony S. Wohl, *Endangered Lives: Public Health in Victorian Britain*, p. 119.

③ R. J. Morris, *Cholera 1832: The Social Response to an Epidemic*, p. 14.

④ Erin O'Connor, *Raw Material: Producing Pathology in Victorian Culture*, p. 29.

⑤ ［美］威廉·F. 拜纳姆：《19 世纪医学科学史》，94 页。

⑥ Joan Lane, *A Social History of Medicine: Health, Healing and Disease in England, 1750-1950*, p. 148.

⑦ Bruce Haley Gairdner, *The Healthy Body and Victorian Culture*, Cambridge, MA: Harvard University Press, 1978, p. 6.

⑧ Geoffrey Gill, Sean Burrell, Jody Brown, "Fear and Frustration: the Liverpool Cholera Riots of 1832," *The Lancet*, Vol. 358, Iss. 9277, 2001, p. 238.

"霍乱恐慌症"。当霍乱首次出现在桑德兰时，桑德兰周边的卡那封郡、格洛斯特郡、诺威奇和普利茅斯如惊弓之鸟，立刻陷入惊慌失措之中。[①] 议员、史学家托马斯·巴宾顿·麦考莱（Thomas Babington Macaulay）给他的姐妹写信说："当前的主要议题……不是你所设想的改革，而是霍乱。它是一个巨大的恐慌，和我记忆中的恐慌一样巨大，在伦敦尤其如此。"[②] 兰巴斯地区的佛洛斯特街（Forest Street）"悲惨的居民看起来更像鬼魂和疯子而不是人"[③]。霍乱在卡那封造成的恐惧和不安永远不会被此地的居民们淡忘。[④]邓弗里斯（Dumfries）刚一出现霍乱的征兆，数千名居民立刻逃离，整个城市呈现出一种魔鬼城镇的特征。"街上几乎遇不到人，"医生威廉·艾里逊说，"只听到医护人员的轻便马车和灵车……"，霍乱不可避免的后果是死亡，因而，霍乱恐惧症所到之处都是死亡的气息。工厂烟囱继续喷出烟雾和恶臭的气味，霍乱葬礼接二连三地出现，参加葬礼的人生出"命运无常"的感慨。[⑤]（见图1-3）伍尔弗汉普顿的一位医生描写了霍乱之后整个城市的

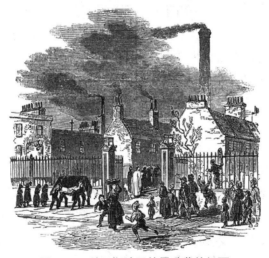

图1-3　兰巴斯地区的霍乱葬礼场面

资料来源：Amanda J. Thomas, *The Lambeth Cholera Outbreak of 1848-1849：The Setting, Causes, Course and Aftermath of an Epidemic in London*, p. 116.

① Anthony S. Wohl, *Endangered Lives：Public Health in Victorian Britain*, p. 120.

② Mary Wilson Carpenter, *Health, Medicine and Society in Victorian England*, p. 34.

③ R. A. Lewis, *Edwin Chadwick and the Public Health Movement, 1832-1854*, p. 189.

④ Joan Lane, *A Social History of Medicine：Health, Healing and Disease in England, 1750-1950*, p. 149.

⑤ Amanda J. Thomas, *The Lambeth Cholera Outbreak of 1848-1849：The Setting, Causes, Course and Aftermath of an Epidemic in London*, p. 195.

面貌："所有的街区到处是病人、将死之人和已死之人……整个城市寂静无声，只有葬礼的钟声飘荡在空中——相当刺耳。"医护人员和他们的助手匆匆忙忙的脚步声、寻医问药的哀求声，间或马拉灵车——这是昔日熙熙攘攘的街道上能够看到的唯一的一驾马车——的吱吱声，构成整个城市的声音。距伍尔弗汉普顿不远的比尔斯顿也是如此，有时候霍乱突然袭击某个村庄、某条街道，或某些房屋，几乎没有一间房子没有病人，每个居民都奄奄一息。① 教区牧师绝望地说："各行各业关门闭户；只有短缺、疾病、死亡和荒凉大行其道。"② 有的街区的人还出于愤恨，到处放火，用来发泄对死亡的恐惧。街道上弥漫着树脂燃烧的刺鼻气味，耳畔不时传来灵车隆隆而过的声音，到处弥漫着恐惧和死亡的气息。

在英国，1831 年对医生的恐惧源于一个特殊事件——刚揭露的耸人听闻的威廉·伯克（William Burke）和威廉·黑尔（William Hare）案件。爱丁堡医学系的每个学生在长达 16 个月的解剖和外科手术课程中都需要三具尸体进行实践，但由于只有罪犯的尸体能够合法用于解剖，盗墓便成了一项有利可图的商业。1827 年和 1828 年，二人通过窒息或其他没有明显暴力痕迹的方法至少杀死 16 人，把尸体卖给爱丁堡医学系。这种做法成为众所周知的伯克屠杀。1831 年，当霍乱流行正开始时，伦敦抓获至少三个伯克帮，1832 年通过的《解剖法》（The Anatomy Act）规定，穷人的尸体可以供医科学生进行解剖，这更引起霍乱患者的恐慌——实际上帮助他们的医生正从事杀死他们的勾当，目的是解剖他们的尸体。故而穷人的恐惧——他们有时被强迫运到发烧医院——并不完全是毫无理由的。③

医生的一筹莫展使公众对医疗界怀有极大的敌意，对医院的批评更是恶毒。直到 1840 年还有人"相信医生向他们的水井投毒，减少人口，而受害者别无选择"④ 许多医院都不愿收治霍乱患者，到处流传着这样的故事：患者被马车拉着从一家医院赶到另一家医院，最后死在大街上。索尔福德（Salford）所有的霍乱患者都在家治疗，644 名患者中 197 人死亡。⑤ 英国许

① Charles Creighton, A History of Epidemics in Britain: From the Extinction of Plague to the Present Time (1891-1894), p. 825.

② Anthony S. Wohl, Endangered Lives: Public Health in Victorian Britain, p. 120.

③ Michael Durey, The Return of the Plague: British Society and the Cholera, 1831-1832, pp. 171, 176-178.

④ S. E. Finer, The Life and Times of Sir Edwin Chadwick, p. 349.

⑤ Charles Creighton, A History of Epidemics in Britain: From the Extinction of Plague to the Present Time (1891-1894), p. 828.

多地方都建立了临时性的霍乱医院，但整个格拉斯哥的霍乱医院收治的霍乱病人只占一小部分——600个霍乱病人，253个腹泻病人，死亡人数是306人，不到总死亡人数的10%。[1] 来自7个城镇的统计资料表明，在医院的死亡率与在家里接受治疗的霍乱患者的死亡率相比，前者几乎是后者的两倍[2]，整个英国的医疗服务机构对治疗这种新出现的疾病毫无头绪[3]，有谣言说霍乱是"统治阶级发明的秘密的马尔萨斯式武器，以此来消除过多的贫困人口"[4]。1848年冬季，科特布里奇（Coatbridge）附近的煤矿村霍乱盛行，一个男人在极端恐惧之下割断了自己的喉咙。[5]

对霍乱的恐惧、对医生的不信任、对生命的珍爱促使民众掀起了一场场反对死亡、反对霍乱的集会。1832年春，赫尔、瑟尔比（Selby）和利兹的霍乱促使约克郡附近的居民积极参加规模浩大的1832年改革法案的集会。[6] 原因在于，参加集会的群众大部分受到了谣传的蛊惑，认为医学学生和医生正屠杀霍乱患者，因而把参加集会作为反抗政府的一种表现。受霍乱侵扰的大城市都出现了不同程度的骚乱。伦敦、利物浦、曼彻斯特、埃克塞特（见图1-4）、伯明翰、布里斯托尔、利兹、设菲尔德、格

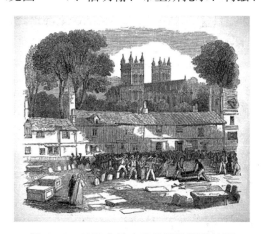

图1-4 1832年埃克塞特霍乱骚乱绘画

资料来源：Christopher Hamlin, *Cholera: The Biography*, p. 116.

---

[1] Charles Creighton, *A History of Epidemics in Britain: From the Extinction of Plague to the Present Time*（1891-1894）, p. 856.

[2][3] ［美］威廉·F.拜纳姆：《19世纪医学科学史》，95页。

[4] Bill Luckin, *Pollution and Control: A Social History of the Thames in the 19th Century*, p. 69.

[5] Charles Creighton, *A History of Epidemics in Britain: From the Extinction of Plague to the Present Time*（1891-1894）, p. 838.

[6] Anthony S. Wohl, *Endangered Lives: Public Health in Victorian Britain*, pp. 119-120.

拉斯哥、爱丁堡、格林尼治（Greenwich）、凯斯卡特（Cathcart）、佩斯利和邓弗里斯等城市出现了与霍乱有关的 30 起骚乱。爱丁堡群众向医学人士扔石头。曼彻斯特人高喊："去医院，把它夷为平地。"① 其中，利物浦的霍乱骚乱尤为典型。

9 月 2 日霍乱骚乱发展到顶峰。几千人涌向天鹅街医院（Swan Street Hospital）附近的街道，他们还带着一口棺材，将一个无头孩子的躯体不时展示给人群。孩子在医院死于霍乱，尸体已经被解剖。关于此事的谣言四起，尸体被挖出，并被损坏。全国都被获取解剖尸体的强烈情感所笼罩，这种偏见也蔓延到正常的病理学检查。桑德兰的两三次验尸也成为民众攻击霍乱医院的借口。曼彻斯特展示的被解剖的死婴头部严重毁坏，参加骚乱者声称是被谋杀。他们冲进医院，把病人拉回家，毁坏病房内的设备和装置。最终靠军事力量才肃清街道。②

1832 年 5 月 17 日，利物浦出现首起霍乱病例，至 1832 年 9 月 13 日最后一起病例消失时，利物浦共有 4 799 起霍乱病例，占总人口（165 775 人）的大约 3%，1 523 人死亡，死亡率约为 32%。除伦敦外，利物浦的霍乱死亡率是英格兰最高的。利物浦共发生 8 起骚乱，全都出现在 1832 年 5 月的两周之内。是年 6 月的《利物浦纪事》报道了"霍乱骚乱"，把它描述为一出不幸的令人尴尬的小插曲。第一起骚乱发生在 1832 年 5 月 29 日下午 6 点，一些民众在通往陶克泰斯公园（Toxteth Park）霍乱医院的路上集结，无情地嘲笑医生和他们的助手。大约 7 点半，民众人数大增——据《利物浦纪事》估计，"人数超过 1 000"，主要由"下层的妇女和儿童组成"。他们向医院扔石头，反对把病人送往医院。接下来的三天晚上，他们仍然阻止把病人移往医院，直到警察控制住局势。被抓的四人中两男两女，其中两个是爱尔兰人。第二起骚乱出现于维克斯豪路（Vauxhall Road）地区，同样是阻止医生把病人送往医院。随后在 6 月 6 日、8 日和 9 日都出现了类似的骚乱。据统计，骚乱的参与者主要是社会的下层居民，爱尔兰人居多，其目的是阻止把霍乱病人送往医院。因为在骚乱的参与者看来，医生无力挽救病人的生命，甚至病人在医院死得更快，死亡率更高。③

---

① Roderick E. McGrew, *Russia and the Cholera*, *1823—1832*, Madison: University of Wisconsin Press, 1965, pp. 100—102.

② *The Times*, September 5, 1832.

③ Geoffrey Gill, Sean Burrell, Jody Brown, "Fear and Frustration: the Liverpool Cholera Riots of 1832," *The Lancet*, Vol. 358, 2001, pp. 233—238.

（二）恐慌的原因

从死亡人数的角度看，1832 年霍乱在英国人口主要死亡原因中只列第三位，位于"痨病"（肺痨）和"惊厥"之后，与斑疹伤寒、肺炎、天花、水肿和"虚弱"相去不远。[1] 即使在霍乱最严重的年份（1848—1849），霍乱死亡人数略高于死于斑疹伤寒的人数[2]，对人口影响并不大。为什么当时的英国人和史学家仍认为 1830 年代中期是"霍乱的年代"呢?[3]

主要原因在于：其一，霍乱对社会产生重要影响。1830 年代，霍乱是一种新的疾病，以前在欧洲没出现过，这使它的情况类似于军团病（Legionnair's disease）[4] 或现今的艾滋病（AIDS）。[5] 作为一种突然降临和快速死亡的新疾病，霍乱最可怕的方面可能存在于它的"外国的、东方的起源——它已经越过被认为保护英格兰不受入侵的上帝的壕沟"[6]，快速袭击英国，在英国造成一种难以遏制的心理恐慌。上至英国政府，下至平民百姓，普遍患上了"霍乱恐慌症"，以至于"当疾病逐渐消失时……几乎人人都吃惊竟然出现如此多的忧惧"[7]。1848 年 10 月伦敦第二次出现霍乱病例时，医生没有详细描述霍乱的状况，目的依然是避免引起大众恐慌。直到 1853 年霍乱出现在波罗的海时，公共卫生观察家在追踪了该病在欧洲大陆的活动后，能够冷静地估计它的到来。1854 年霍乱第三次出现在英国，英国没有任何恐惧。[8]

其二，医学界和政府没有找到防治霍乱的妙方，无法解释霍乱，无法驱除人们的恐惧和疑惑。霍乱的到来引起恐慌，不仅因为此病的传播速度快，而且因为当时不知道此病是如何传播的。正如金斯利所说，人们死了，"伴随着可怕痛苦的疯狂"，有些人本来早上还好端端的，却有可能在傍晚死掉。[9] 为了根治霍乱，消除国民的恐慌，不管是英国政府、医疗机

① J. N. Hays, *The Burdens of Epidemics：Epidemics and Human Response in Western History*, p. 135.

② Asa Briggs, *The Collected Essays of Asa Briggs*, Vol. 2: *Images, Problems, Standpoints, Forecasts*, Brighton, England: Harvester Press, 1985, p. 154.

③ ［美］威廉· F. 拜纳姆：《19 世纪医学科学史》，93 页。

④ 一种大叶性肺炎，因于 1976 年美国退伍军人大会期间首次得到确诊，故名。

⑤ ［美］威廉· F. 拜纳姆：《19 世纪医学科学史》，93 页。

⑥ Anthony S. Wohl, *Endangered Lives：Public Health in Victorian Britain*, p. 372 n5.

⑦ Ibid., p. 124.

⑧ Anne Hardy, "Cholera, Quarantine and the English Preventive System, 1850-1895," *Medical History*, Vol. 37, 1993, p. 252.

⑨ Mary Wilson Carpenter, *Health, Medicine and Society in Victorian England*, p. 42.

构，还是普通医生、江湖术士，或提出看似合理的预防措施，或开出形形色色的药方。然而1848年霍乱再次光顾无情地证明绝大部分的努力是无效的。霍乱危机撕裂了意识形态，揭露了社会现实的无奈和残酷。

"霍乱恐慌症"是霍乱出现后英国人做出的最直接、最本能的反应，是一种感情宣泄，却于霍乱的预防和治疗帮助不大；摆在英国政府面前的最急迫的任务是治疗霍乱患者，阻止霍乱蔓延。为此，英国政府沿用了对付传染病的传统做法——隔离。

二、初步举措——隔离及其他

与大陆国家突然遭受霍乱袭击、措手不及相比，英国政府可谓未雨绸缪。得知霍乱出现在俄国后，英国政府派遣威廉·拉塞尔（William Russell）医生和大卫·巴里（David Barry）医生前往圣彼得堡研究霍乱疫情，随后提交检疫建议报告，成立专门的机构应对霍乱。1831年6月21日，英国政府成立中央卫生委员会（Central Board of Health）负责处理有可能到来的霍乱事务，爱德华·R. 斯图亚特（Edward R. Stewart）出任主席。该机构主要由医学顾问和高级军事人员组成。委员会拟定控制霍乱的规章，在每一个城镇和农村建立卫生局，由当地的头面人物和医护人员共同组成，还任命20多名医疗监督官员作为中央和地方之间的联系人。[1] 1831—1832年霍乱期间，英国共建立了1 200多个地方卫生委员会，其中英格兰和威尔士地区822个，苏格兰地区400个。[2] 由于中央不干预地方事务，各地自行其是，无法及时有效地应对霍乱，并没有起到遏制霍乱的作用。

6月29日，中央卫生委员会在自认掌握霍乱的处置权后，大胆地越出了自己的职责范围，发号施令。在没有一位委员会成员见过霍乱病例的情况下[3]，他们根据道听途说来的霍乱病症草率地把隔离作为对付霍乱的万能药，并向枢密院提供建议，主张一旦发现霍乱患者就立即隔离。隔离是英国过去对付传染病最常用的办法，也是欧洲大陆应对霍乱的普遍做法。然而，到1832年，中央卫生委员会没有公布霍乱报告，只是向国王威廉四世提交

---

[1]　Joan Lane, *A Social History of Medicine: Health, Healing and Disease in England, 1750-1950*, p. 146.

[2]　骆庆、刘金源：《1832年霍乱与英国政府的应对》，载《南京工程学院学报》（社科版），2013（3），9页。

[3]　［英］弗雷德里克·F. 卡特莱特、迈克尔·比迪斯：《疾病改变历史》，129页。

了一份文件，按字母顺序罗列了受感染地区的名单、日期和数字。①

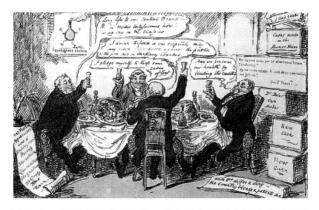

图 1 - 5　1832 年 2 月 27 日，中央卫生委员会开会讨论霍乱

资料来源：Norman Longmate，*King Cholera：The Biography of a Disease*，p. 90.

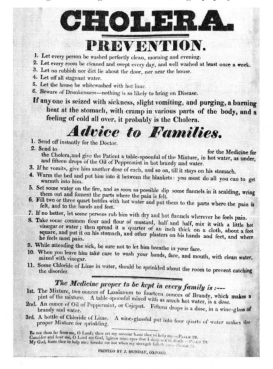

图 1 - 6　霍乱预防通知

资料来源：Amanda J. Thomas，*The Lambeth Cholera Outbreak of 1848 - 1849：The Setting，Causes，Course and Aftermath of an Epidemic in London*，p. 95.

---

① Charles Creighton，*A History of Epidemics in Britain：From the Extinction of Plague to the Present Time*（1891—1894），p. 835.

　　霍乱从海上深入到英国内陆后，枢密院和中央卫生委员会一致赞同隔离。隔离是对付霍乱的首选方法，各地开始推广隔离措施。他们强制要求地方卫生委员会确立一种前所未有的隔离体系（从中央卫生委员会成立的权责来看，它无权直接命令地方卫生委员会，只有建议监督权，这种做法是越权之举）。该体系的主要内容包括：成立军事化管理的防疫站，收容霍乱患者，医生认为的疑似病人也将送至防疫站。医生按时检查每间隔离房，便于及时治疗。防疫站门前有明显的隔离标志，士兵日夜站岗放哨，闲杂人等禁止靠近。在各地设立专门的卫生观察员，定期走访周围民众，及时上报新发现的霍乱患者，至少每隔一天汇报一次。发现新的霍乱患者后，防疫站的医护人员立即把患者带走，与正常人隔离。如果有人隐瞒不报，会被处以严厉的罚款或者拘留。对于那些不愿把患者送入防疫站的居民，他们的住所前也会放上隔离标志，房屋内的居民不能与其他人员自由来往。只有当病人被移出之后，隔离标志才被拿走，房屋内的居民才可以自由走动。① 隔离的最终目的是防止霍乱患者感染到正常人。

　　除了隔离病中的霍乱患者，中央卫生委员会还要求隔离霍乱患者的尸体。守灵人认为在死亡和埋葬之间应当有适当的停放时间，而当局坚持迅速埋葬霍乱死者，阻止亲人"送行"。尸体通常被埋葬在防疫站附近，不举行任何的告别仪式，葬礼没有几个人参加。牧师在安全距离外草率地祈祷了事，因为正如夏洛特·杨格（Charlotte Younger）所悲叹的："活着的人比死人更受尊重。"约克郡卫生委员会的做法更为极端，在霍乱患者死亡后的 12 小时之内就把尸体埋葬在荒无人烟处，棺木内放上生石灰，企图用它来杀死尸体中残留的霍乱病菌。死者被安葬后才告知其家属。这种藐视人伦的做法遭到激烈的批评，中央卫生委员会为之辩解说："从绝对必要的大政方针来看，私人感情必须让位于公共安全，国家期望得到臣民的默许。"② 1832 年 2 月，为了把隔离措施做到位，即霍乱到达伦敦的当月，"为了在英格兰尽可能预防被称作霍乱的疾病"，议会批准了《霍乱预防法案》（Cholera Prevention Bill），法案授权"枢密院的任何三个成员——其中一人必须是高级成员——为预防传染、救济患者、埋葬死者而制定规章，任何人违反这些规章将被罚款 1—5 英镑不等"③。此外还包括

---

　　① Herman J. Loether, *The Social Impacts of Infections Disease in England*, *1600 to 1900*, p. 208.

　　② Peter Baldwin, *Contagion and the State in Europe*, *1830-1930*, pp. 101-102.

　　③ Norman Longmate, *King Cholera. The Biography of a Disease*, p. 89.

清扫病人住房，销毁病人的床上用品、衣物，填埋阴沟和粪池，减少各种垃圾。这些规章下达给地方卫生委员会，并且从教区贫民救济税筹集资金，随后由郡财政税务官偿还。[①] 伦敦卫生委员会除了设立专门的医院隔离病人外，还把流浪汉驱除出城镇或监禁起来，积极地打扫街道，刷白房屋，清理垃圾。霍乱高峰期，除了贸易市场、市内交通等正常运转外，剧院和公共娱乐场所关门闭户。[②] 对外，英国限制甚至封锁海上贸易，对商品的种类和数量进行严格规定，对进口商船的卫生和安全进行严格检查，许多小港口和商船不得不暂时歇业。霍乱结束后，一切才恢复正常。

　　隔离措施一出现就遭到了严厉的批评。[③] 批评既来自自由主义治国原则的信奉者，如议员波利特·汤普森（Poulet Thompson）在下院辩论时认为："如果将强制性预防建议给任何一个英国绅士看，考虑到英国人的传统习惯，英国人最多服从这些规则一个礼拜。"[④] 批评更来自其他阶层。伦敦的自由主义者从政治的角度把隔离视为"统治阶级学说"[⑤]；是进步时代的一大倒退，一种适于较不文明、未开化、更为独裁社会采取的政策，是野蛮而又过时的行径；更是对个人自由和财产的毫无根据的侵犯，会带来社会的动荡不安。[⑥] 比如，草草安葬霍乱死者扭曲了人与人的情感，有导致家庭伦理丧失和社会道德沦落的风险。一名苏格兰人目睹一个防疫站人员把邮件拆开检查，担心这样的隔离会成为"特洛伊木马"，成为政府干涉个人自由的借口，最终导致专制。他警告说，"这样的防疫站完全是超出公共舆论控制的一个站点"。另一位观察者明确地把隔离与"狂热的教皇派和专制政府"采取的措施联系起来，会"瓦解难以驾驭的议会或者压制日渐上升的民族精神"，成为在英国乃至全欧洲推行专制的预兆。[⑦] 另外，英国是一个海上贸易发达的岛国，许多人靠海上贸易为

①　Norman Longmate, *King Cholera. The Biography of a Disease*, p. 89.

②　Peter Baldwin, *Contagion and the State in Europe*, 1830-1930, pp. 116-117.

③　关于英国的隔离措施，参见：Charles F. Mullett, "A Century of English Quarantine, 1709-1825," *Bulletin of the History of Medicine*, Vol. 23, 1949, pp. 527-545; J. C. McDonald, "The History of Quarantine in Britain during the 19th Century," *Bulletin of the History of Medicine*, Vol. 25, 1951, pp. 22-44。

④　骆庆、刘金源：《1832 年霍乱与英国政府的应对》，载《南京工程学院学报》（社科版），2013（3），8 页。

⑤　Peter Baldwin, *Contagion and the State in Europe*, 1830-1930, p. 30.

⑥　Ibid., p. 116.

⑦　Ibid., p. 26.

生，隔离和封锁阻碍了商船和商品的流动①，给以此为生的人带来重大的经济损失。医生、商人、船主、工人都反对隔离②。医生担心隔离有可能引起反抗，甚至骚乱，而商业和制造业阶层构成了反对隔离和封锁的主力军。

有人认为隔离是应用于农民和小乡镇状况的最佳方案，而城市不适合隔离。农村人口密度较低，邻里间来往密切，霍乱很容易从一个家庭传染到另一个家庭。而且，乡村与外界的联系较少，受商业、交通等的影响较少，能更好地经受封锁和隔离的困难。再者，独门独户的农村房舍也容易隔离，是隔离的理想地。城市的富人与穷人因经济地位悬殊，在霍乱问题上观点迥异：富人支持隔离，穷人反对。虽然隔离会造成城市的商业萧条，交通不畅，可是富人能够容忍暂时的经济灾难，在家不愁吃喝地自我"隔离"。虽然面临被感染霍乱的危险，迫于生计的穷人仍然渴望有活干，有饭吃。对穷人来说，如果一定要在霍乱和经济灾难中做选择，人们可以打赌，他们将选择霍乱而不是经济灾难。因为生存的压力比霍乱的威胁更让穷人揪心。③

政府一开始大张旗鼓地实行隔离，不久将之弃置一旁，主要原因不是由于公众的指责和反对，而是源于隔离本身。就隔离的后果和实质来看，霍乱继续肆虐的事实证明中央卫生委员会积极倡导和执行的隔离是"纸上谈兵"，用它阻止霍乱前进的脚步是一厢情愿，起不到应有的作用；再者，隔离只是一个预防之策和过渡手段，即使奏效也只是"治标"之策，单单治标绝非杜绝霍乱的长远之计，只有"治本"才是关键所在。何谓"治本"？就霍乱而言，那就是找出霍乱的病根，开出有效的药方，对症下药，杜绝霍乱的再次发生。因而，在积极推行隔离措施之时，英国人也积极探究"治本"之策，提出了五花八门的霍乱治疗方案。

三、五花八门的治疗方案

加拿大医生诺曼·霍华德-琼斯（Noman Howard-Jones）曾说："20世纪之前的治疗史中，没有比霍乱的治疗更五花八门的了，它的治疗在很大程度上是一种仁慈的杀人方式。"④ 此言非虚。霍乱在英国出现后，从

---

① Peter Vinten-Johansen, *Cholera*, *Chloroform and the Science of Medicine*：*A Life of John Snow*, pp. 174－175.

② R. J. Morris, *Cholera 1832*：*The Social Response to an Epidemic*, p. 45.

③ Peter Baldwin, *Contagion and the State in Europe*, *1830－1930*, pp. 61－62.

④ Norman Howard-Jones, "Cholera Therapy in the Nineteenth Century," *Journal of the History of Medicine*, Vol. 27, No. 4, 1972, p. 373.

学有所长的医生到一窍不通的门外汉，纷纷对霍乱的治疗发表看法。随着霍乱的一次次入侵和英国人对霍乱之认识的不断更改，霍乱的治疗方案也不断花样翻新。

霍乱在英国出现后，《柳叶刀》根据以往的经验提出了许多稀奇古怪的治疗方案，侥幸希望这些方案能够力挽狂澜，呈现出一种盲目乐观的态度。例如，1831 年初，它报道了欧洲东部犹太人聚居区的霍乱治疗法：在身上涂抹一种药剂就能够免遭霍乱肆虐之苦。这种药剂由酒、酒醋、樟脑粉、芥菜、地生胡椒、大蒜和坎特拉兹（Cantarides，压碎的干燥的甲壳虫的尸体和众所周知的壮阳药"芜菁"的混合物）组成。正如一般人预料到的，此药方没有奏效。① 英国人还向下水道和排水道中投放石灰，在街道上焚烧沥青或硫黄。非但没有达到效果，还造成其他意外。牛津卫生委员会在听闻布里斯托尔街道燃烧柏油桶后，也下令在布尔大街（Bull Street）以同样方式进行燃烧烟熏，结果不幸酿成爆炸事故。②

1848 年第二次霍乱的到来迫使报纸、杂志、议会、教会、专家和其他社会慈善机构、地方政府要么采取措施，要么提出看法。③ 1848 年 10月，有些医学杂志提倡用氯仿治疗霍乱。格拉斯哥皇家医院是颇有声望的医院，曾经试验用"氯化亚汞、酒精、鸦片、海狸香油、盐"来治疗霍乱，结果 2/3 的霍乱患者死去。④ 广为发行的药品指南也把某些药材作为根除霍乱的特效药，鸦片、大黄与水混合的药剂，多刺的蜡树的果实，芬芳的灌木制成的酊剂都成为药方。他们还不忘劝告患者要"摄取普通剂量，直至希望的结果产生"⑤。成立于 1848 年的卫生总会（General Board of Health）的药方并不比充斥于报刊的建议更合理，比如提出用橄榄油塞满病人的胃，用枝条抽打患者，站在患者的胃上跳跃从而把病菌排出体外等建议⑥，但毫无效果。1853—1854 年霍乱暴发时，有些出版物提出的药方含有冰、海狸香油、笑气、碳、芥末膏和热薄荷茶等材料。⑦

---

① Anthony S. Wohl, *Endangered Lives：Public Health in Victorian Britain*，p. 121.

② R. J. Morris, *Cholera 1832：The Social Response to an Epidemic*，p. 172.

③ Margaret Pelling, *Cholera，Fever and English Medicine，1825−1865*，p. 5.

④ Joan Lane, *A Social History of Medicine，1750−1950*，p. 147.

⑤ F. B. Smith, *The People's Health，1830−1910*，pp. 236−237.

⑥ S. E. Finer, *The Life and Times of Sir Edwin Chadwick*，pp. 341−342.

⑦ R. A. Lewis, *Edwin Chadwick and the Public Health Movement，1832−1854*，pp. 356−357.

　　医疗机构的无能使有些医生认为自己可以大展身手，甚至最不合格的行医者也认为自己的霍乱药方是最有效的。① 他们根据自己的医学知识提出治疗方案，所开的药方中大多包括泻药、芦荟油、海狸香油，并伴有氯化亚汞、鸦片等。② 特许药品的经销商公开销售的药品包括：达菲医生（Doctor Daffey）提供的"万能药"，莫克森医生（Dr. Moxon）提供的含有兴奋镁的轻泻药（Effervescent Magnesium Aperient），卫生学家莫里森（Morrison）提供的"纯蔬菜通用混合剂"（Genuine Vegetable Universal Mixture）。③ 贝克郡的医生托马斯·斯玛特在 1832 年提出的药方就是"用白兰地和鸦片刺激身体的反应，刺激注射，洗热腾腾的海滩澡"，他也推荐注射碳酸或盐水，以及输入健康的血液。④ 1848 年霍乱时，医生塞缪尔·帕尔默（Samuel Palmer）就自发研制了药方：2 粒鸦片，2 粒黑胡椒粉，用 1 勺白兰地和水吞服。⑤ 亨利·科拉特布克（Henry Clutterbuck）⑥曾任威斯敏斯特医学协会（Westminster Medical Society）主席，在医学界享有崇高威望。他在伦敦医学会的会议上提出用氯仿治疗霍乱的主张，得到了某些医生的响应。其方法包括把病人裹着暖和的毯子放在床上，用"1 瓶白兰地兑热水，再加上糖和香料"轻轻擦拭身体，敷药剂，并且"通过麻醉使病人处于氯仿的影响下"，防止"糟糕的症状复发"⑦。W. 普里斯·伊文思（W. Price Evans）是斯旺西的一位普通内科医生，1849 年他认为，对修复患者体内失去的液体和盐分来说，吸入盐水最为重要。⑧ 还有的医生警告说，特定的食物特别易于通过疾病入侵人体，例如"烂水果"就是一个病毒性的传染源。结果 1849 年霍乱期间，西红柿、绿色蔬菜、水果和鱼的销量锐减。还有人从故纸堆中寻找药方。如一位内科医生从一位古代阿拉伯人的手稿中获得了一副秘方，另一位医生勾勒出怎样根据代数法则治疗霍乱……种种说法，不一而足。伦敦著名的医生约翰·桑德兰（John Sutherland）干巴巴地评论道："在我们的职业中，每一个新

① Margaret Pelling, *Cholera*, *Fever and English Medicine*, *1825-1865*, p. 5.
② F. B. Smith, *The People's Health*, *1830-1910*, p. 236.
③ Anthony S. Wohl, *Endangered Lives: Public Health in Victorian Britain*, p. 121.
④ Joan Lane, *A Social History of Medicine*, *1750-1950*, p. 147.
⑤ F. B. Smith, *The People's Health*, *1830-1910*, pp. 236-237.
⑥ 他曾是霍乱传播方式的发现者约翰·斯诺的上级，极受斯诺尊敬，在斯诺发现霍乱传播方式的过程中起过启发作用。
⑦ Peter Vinten-Johansen, *Cholera*, *Chloroform and the Science of Medicine: A Life of John Snow*, pp. 165-166.
⑧ F. B. Smith, *The People's Health*, *1830-1910*, p. 236.

出现的事物、一种传染病或一种新疗法，或一种疾病的特别病例，都伴随着歪曲的文字上的征兆。"[1] 1853 年的《医学名录》（The Medical Directory）记录了伦敦和其他地区 11 808 个行医者的名字（所有这些行医者都是合格的医生，其中仅有一部分是内科医生）。[2] 据统计，1845—1856 年间，仅《医生名录》（Surgeon-General's Catalogue）就记载了在伦敦出版或发表的关于霍乱的 777 种论著。[3]

医生的药方并没有降低霍乱的杀伤力，有时候因用药不当还会加快病人的死亡，致使民众对他们丧失信任与耐心。民众开始自己动手研发霍乱药方，几乎人人都能滔滔不绝地讲出自己的霍乱根治之法。比尔斯顿的矿工和制铁工人向来沉迷粗鲁运动和酗酒，把白兰地视为一种特效药[4]，在一杯白兰地中放入 20 片鸦片酊是最受欢迎的做法，简单易学，他们在葬礼上宣传以对抗霍乱。[5] 有人认为日常生活中的物品是霍乱病菌的滋生地，因而对衣物、床铺和食物非常关注[6]：房屋必须"清洁、明亮、干爽和通风良好"；居民必须饮食合理，每天吃三四种"有营养的和充足的肉"，不能吃奶酪；可以喝汤，可以适量饮用含酒精的饮料，但是"应避免发酵的酒，不能过于疲劳、感情激动，也不能有过度的精神压力"[7]。有人认为法兰绒能够防止霍乱病毒，提倡穿法兰绒的衣服。1832 年霍乱期间，仅埃克塞特一地就消耗掉 7 000 匹法兰绒。[8] 还有的人甚至想出了其他怪招：用蓖麻油冲洗肠胃，有的甚至用电击或者用炙热的铁片去烫身体的各个部位。[9] 直到 1866 年最后一次霍乱时，某些方法仍在被使用。

英国形形色色的霍乱治疗之法都没有发挥功效，实际上欧洲大陆国家也没有提出多少有见地的方案，还曾强行收押霍乱病人，也曾造成社会骚乱。1831 年 11 月，俄国坦波夫（Tambov）的警察把霍乱病人集中送往专门的医院，并且抓捕所有看似可疑的病人，脱掉他们的衣服，给他们服用氯化亚汞和鸦片，把他们浸入热水中洗澡，鞭打反抗者直到他们顺从为

---

[1]　R. A. Lewis, *Edwin Chadwick and the Public Health Movement*, 1832-1854, p. 193.

[2]　Margaret Pelling, *Cholera, Fever and English Medicine*, 1825-1865, p. 4.

[3]　Ibid., pp. 4-5.

[4]　F. B. Smith, *The People's Health*, 1830-1910, pp. 236-237.

[5]　Charles Creighton, *A History of Epidemics in Britain: From the Extinction of Plague to the Present Time*（1891-1894）, p. 825.

[6]　Erin O'Connor, *Raw Material: Producing Pathology in Victorian Culture*, p. 33.

[7]　F. B. Smith, *The People's Health*, 1830-1910, p. 233.

[8]　Peter Baldwin, *Contagion and the State in Europe*, 1830-1930, p. 106.

[9]　[美] 霍华德·马凯尔：《瘟疫的故事——瘟疫改变人类命运和历史进程的悲惨史话》，94 页。

止。强行干预两天之后，不但没有减弱霍乱的传播速度，还引起了普通人的反抗。叛乱和骚乱在圣彼得堡也此起彼伏。此起彼伏的抗议和骚乱使一向以强硬著称的俄国当局也不得不调整策略，允许病人待在家里，尽量平息民愤。①

英国社会各界费尽心思提出的各种治疗方案在霍乱肆虐面前证明了它们的无效。原因很简单：不知道霍乱的"症结"而凭空设想出的治疗方案算不上"对症下药"，找到霍乱的病因才是根治霍乱的关键。因而，在尝试五花八门的治疗方案的同时，英国人也积极探究霍乱的病因，并形成了针锋相对的两种见解。

第三节　霍乱病因之争

第一次霍乱暴发时，英国人一筹莫展，穷于应付；第二次霍乱期间，虽然英国人凭借上次的经验和自以为正确的设想提出种种治疗方案，但是在霍乱病因这个问题上仍然一头雾水。《医学时代》（The Medical Times）在 1847 年末的一篇评论中毫不客气地指出："必须承认，在关于霍乱的几个最重要的点上，科学调查毫无作为。" 6 年以后，第三次霍乱伊始，权威的医学专业刊物《柳叶刀》无可奈何地承认："霍乱是什么这个问题仍悬而未决，所有一切均处于黑暗和迷惑之中。它是一种菌类，一种昆虫，一种瘴气，一种带电的干扰，臭氧缺乏，来自肠壁的一种病态的废物？我们一无所知。我们处于推测旋涡的迷茫状态。"② 霍乱是因英国人的"不道德"而惹祸上身，还是源于穷人的恶习——酗酒、卖淫、缺少宗教信仰，还是源于他们的肮脏？③ 他们隐约感到，霍乱与伤寒、斑疹伤寒一样，是"肮脏病"，似乎与物质条件如下水道、供水和垃圾处理的不足有关，也与社会状况如贫穷、行为和阶层有关。④ 其背后所隐含的依然是在霍乱是否传染这一霍乱防治的关键环节上模糊不清。围绕着霍乱是否传

---

① Peter Baldwin, *Contagion and the State in Europe, 1830-1930*, pp. 46-47.

② Peter Vinten-Johansen, *Cholera, Chloroform and the Science of Medicine: A Life of John Snow*, p. 166.

③ Frank Mort, *Dangerous Sexualities: Medico-Moral Politics in England since 1830*, London: Routledge & Kegan Paul, 1987, pp. 13-61.

④ William Cohen, and Ryan Johnson, *Filth: Dirt, Disgust, and Modern Life*, Minneapolis: University of Minnesota Press, 2005.

染，英国人分为观点迥异的两大阵营，在每个阵营内部又分为着重点不同
的几个小分支。各派各执一词，掀起了一轮又一轮的霍乱病因之争。

一、非传染派的观点

非传染派认为霍乱是不传染的，这一派基本上不从医学方面寻找霍乱
的病因，而是从道德、阶级、种族等方面寻找答案。持这一论调的人大多
是非医务人员。非传染派的观点在第一次霍乱之后盛行一时。具体有下列
几种。

（一）道德论

19 世纪初，工业革命对英国原有的生活方式和宗教伦理产生重大的
冲击，不顾道德、不择手段地追求财富成为英国上下的一致行动。许多无
名小卒不断向上攀登试图打入贵族的荣耀圈，而贵族、王室丑闻迭出，丧
失了社会的尊敬与爱戴，上帝、权威和传统受到了严重挑战，有些人甚至
把宗教信仰看作一种流于形式的空谈和装饰门面的点缀。第一次霍乱暴发
之时也正是英国出现宗教危机、宗教人士大力反天主教的时期。对 19 世
纪的很多人来说，与 1348 年的大瘟疫对欧洲人的影响类似，霍乱似乎是
复仇的上帝的一次拜访。[①] 霍乱的离奇古怪使许多人认为流行病是神的惩
罚。为了重塑教会的尊严，教会人士不失时机地把霍乱与道德联系起来，
提出了霍乱病因中的"道德论"。

1831 年霍乱刚出现在英国时，福音主义者列出了全国禁食日，并得
到了威廉四世的支持。[②] 1832 年伦敦主教布罗姆菲尔德（Bishop Blom-
field）在全国祷告日上告诫他的忠实信徒，霍乱对公众而言是一个暗号，
目的是 "要提高舒适和提高全民的道德素质"。牛津的托马斯牧师
（Rev. Vaughan Thomas）在 1835 年出版的小册子中用道德来解释霍乱的
实质和偶然性。他认为霍乱 "展示了上帝普世法则的真实性。上帝根据他
们各自的情况惩罚病人，肆无忌惮的放纵造成身体染病"[③]，政府所要做
的，是 "为那些肆无忌惮的放纵、粗鲁的忽视或者有害健康之事寻求道德
和宗教引导"。盖茨黑德的牧师西奥菲勒斯·托伊（Theophilus Toye）向

---

① J. N. Hays, *The Burdens of Epidemics: Epidemics and Human Response in Western History*, p. 135.

② Kenneth F. Kiple, *The Cambridge World History of Human Disease*, p. 168.

③ Rev. Vaughan Thomas, *Memorials of the Malignant Cholera in Oxford, 1832*, Oxford, 1835, p. 22.

他的听众确认，霍乱已经被派来"阻止人们娶他们辞世的妻子的姐妹"①。
比尔斯顿的霍乱患者认为随着霍乱的到来，会重塑道德规范和宗教复
兴。② 牧师麦克尼勒（Rev. McNeale）博士于 1849 年在格拉斯哥告诉他的
听众，霍乱是对"支持教皇制"的国家的审判。③ 1849 年 9 月的接连三
周，牧师查尔斯·金斯利在汉普郡的埃弗斯利（Eversley）村向他的教区
同胞布道。他抨击公共祈祷和忏悔，攻击斋戒期，攻击善行，这些已经成
为对霍乱的典型宗教反应："上帝不是通过他的反复无常，而是通过他的
法则，进行惩罚。他并没有违反法则来伤害我们，而是当我们违反法则
时，法则本身伤害我们。"④

　　通过一系列的说教和布道，英国教会把宗教信仰、道德准则与霍乱有
机地联系起来。更常见的观点是把霍乱与个人的道德败坏或无信仰联系起
来。道德败坏问题打开了可能的潘多拉盒子，因为道德败坏在旁观者眼中太
常见了。⑤ 教会人士四处宣扬霍乱与英国道德的沦落成正比，道德越堕落的
地区，霍乱就越严重。因为霍乱是对工业发展阴暗面的无情揭露，是上帝对
道德堕落、精神松弛、酗酒、不遵守安息日和其他清规戒律的惩罚，是对英
国现存精神面貌的一种批评，归根结底，是人类的"原罪"在作怪。⑥ 人类
如果想摆脱霍乱困扰，就必须洗刷自己的"原罪"，回归到宗教的怀抱中
来，祈求上帝的原谅。⑦

　　要求尊重道德和回归宗教是信仰虔诚者把霍乱与道德联系起来的根本
原因，他们也从道德因素上寻找医治霍乱的药方。比如，公理会提出了
"对付霍乱的道德防腐剂"，即节欲、清洁、勤奋、坚韧和阅读福音，这在
务实主义者看来，只不过是"隔靴搔痒"。对于"成群的男女、小孩不分
性别或年龄局促在一个狭窄有限的公寓里谈论道德"这种做法，有人表现

---

　　① 　Joan Lane, *A Social History of Medicine: Health, Healing and Disease in England, 1750-1950*, p. 147.

　　② 　Charles Creighton, *A History of Epidemics in Britain: From the Extinction of Plague to the Present Time*（1891-1894）, p. 825.

　　③ 　F. B. Smith, *The People's Health, 1830-1910*, p. 230.

　　④ 　Charles Kingsley, "First Sermon on the Cholera," *Sermons on National Subjects*, London, 1890, pp. 137, 139, 142; Pamela Gilbert, *Cholera and Nation: Doctoring the Social Body in Victorian England*, p. 40.

　　⑤ 　J. N. Hays, *The Burdens of Epidemics: Epidemics and Human Response in Western History*, p. 139.

　　⑥ 　Erin O'Connor, *Raw Material: Producing Pathology in Victorian Culture*, pp. 23-25.

　　⑦ 　[美] 威廉·F. 拜纳姆：《19 世纪医学科学史》，94 页。

出强烈的厌恶之情，认为有"纸上谈兵"之嫌，相当于"在猪圈中谈论清洁，或者在下水道的沉积物中讨论清澈纯净"①，根本无助于霍乱问题的解决。《雷诺的政治观察家》（*Reynold's Political Instructor*）认为是现实的原因导致了霍乱，"我们猜测，人们因忽视霍乱而加剧了霍乱的残酷性……这是一种自然灾难"②，反对从宗教的角度解释霍乱。牛津大学的阿克兰（Henry Wentworth Acland）博士把霍乱看作一种神圣的惩罚，"团体与个人一样，都违背了造物主要求我们的卫生法则，违背这些法则的后果是因共同犯罪而惩罚团体"③，希望通过卫生改革来提升道德。德高望重的沙夫茨伯里勋爵（Lord Shaftesbury，1801—1885）④ 一针见血地指出，城市的社会状况固然依靠城市的道德状况，但是"一个城市的道德状况……取决于城市的物质状况，取决于食物、水、空气和居民的住所"⑤，主张从解决现实问题入手去解决霍乱问题，进而通过物质的改善达到道德的提升。这种观点是一种世俗的、切合实际的观点，得到了教会中具有现实主义眼光的牧师的支持。金斯利的朋友牧师奥斯本勋爵（Lord Sidney Godolphin Osborne，1809—1889）出身于贵族，本来想做一名医生，因家庭的压力而进入教会。他以 SGO（Sidney Godolphin Osborne）之名在《泰晤士报》上刊登关于社会状况的一系列信件。⑥ 1853 年 9 月，随着霍乱的再次暴发，他写道："肉体孕育于污秽，精神存在于渎神之中"，受到道德感传染的男人、女人和小孩需要挽救，为他们而奋斗就是与霍乱抗争，"霍乱正统治他们，为了他们的所有物与我们一道斗争，使他们摆脱霍乱施加给他们的肉体污秽和精神生活肮脏"⑦。

　　虽然道德论有助于英国民众在追求经济利益的同时关注自身的道德素

---

① Anthony S. Wohl, *Endangered Lives*: *Public Health in Victorian Britain*, p. 7.

② F. B. Smith, *The People's Health*, *1830—1910*, p. 230.

③ R. J. Morris, "Religion and Medicine: the Cholera Pamphlets of Oxford, 1832, 1849 and 1854," *Medical History*, Vol. 19, No. 3, p. 265.

④ 沙夫茨伯里勋爵，本名安东尼·阿希礼·库珀（Anthony Ashley Cooper），1811—1851 年间被称为阿希礼勋爵，1851 年开始成为第七代沙夫茨伯里伯爵（7th Earl of Shaftesbury），故而此处称他为阿希礼勋爵最为恰当。然而许多英文著作为了名称统一，大多直接称他为沙夫茨伯里勋爵。本著作也沿用此称谓，将他统称为沙夫茨伯里勋爵。

⑤ Anthony S. Wohl, *Endangered Lives*: *Public Health in Victorian Britain*, p. 7.

⑥ Christopher Hamlin, *Cholera*: *The Biography*, p. 91.

⑦ Arnold White, eds, *The Letters of SGO*: *A Series of Letters on Public Affairs Written by the Rev. Lord Sidney Dodolphin Osborne and Published in "The Times"*, *1844—1848*, Vol. 1, London, pp. 189—190, 转引自 Christopher Hamlin, *Cholera*: *The Biography*, p. 92.

质和宗教信仰，在一定程度上扭转了道德沦落的状况，但是依靠道德来根治实实在在的霍乱无异于痴人说梦，霍乱也杀死宗教虔诚教徒、洁净之人和儿童。道德论绝不是根除霍乱的一剂良方，只是缓解精神阵痛的一副安慰剂。到第三次霍乱暴发时，这种观点基本上消失不见。

（二）阶层论

阶层论在霍乱首次暴发后曾经喧嚣一时。这种观点认为霍乱在亚洲比在欧洲更致命，在东欧比在西欧更致命，穷人比富人更容易被感染，穷人的霍乱死亡率高于富人。故而有人提出霍乱具有鲜明的阶层好恶，通常选择最贫穷的地区、街道和房屋①，是穷人的疾病，贫民窟是霍乱滋生的温床。当霍乱地图和图表表明患者的数量和地点时，英国穷富之间边界的流动变得更一目了然。②

第一次霍乱时，霍乱横扫贫民窟的儿童，就像野火燃烧干燥的草原。在伦敦的一个儿童救济院，孩子们 3 人或 4 人睡在一张床上，结果 300 个儿童受到袭击，180 人死亡。③ 萨尔福德的霍乱"肆虐三四周，主要攻击街上和偏远地区、往来较少的独居人士或单个家庭，有时突然在城镇的贫穷和拥挤地区肆虐"④。1832 年霍乱在习惯或偏好上最明显的是选择精神病院，贫民习艺所，犯人或其他住所糟糕、床铺糟糕的人。约克郡东区的赫尔、南威尔士、诺森伯兰、达汉姆郡（Durham）、斯塔福德郡、伍尔弗汉普顿、德文郡、兰开郡的铁矿区是贫穷矿工聚居区，也是霍乱严重的地区。⑤其中利物浦、布里斯托尔和普利茅斯最贫穷最肮脏的地方都出现霍乱。⑥ 1832 年 5 月 18 日，利物浦的"布鲁图号（Brutus）"驶往魁北克，路途中出现霍乱病例，船上来自贫穷家庭的 330 个移民中，83 人死于霍乱。⑦ 1849 年第一季度利物浦出现 28 个霍乱死亡病例，其中 8 个出现在贫民习艺所。格拉斯哥的穷人救济院、其他地方的精神病院也是霍乱的多发区。⑧ 1848 年赫尔深受霍乱之苦，80 000 人口中 2 000 人死亡，其中穷

---

① Charles Creighton, *A History of Epidemics in Britain: From the Extinction of Plague to the Present Time* (1891–1894), p. 847.

② Mary Wilson Carpenter, *Health, Medicine and Society in Victorian England*, p. 36.

③ R. A. Lewis, *Edwin Chadwick and the Public Health Movement, 1832–1854*, pp. 205–206.

④ Charles Creighton, *A History of Epidemics in Britain: From the Extinction of Plague to the Present Time* (1891–1894), p. 827.

⑤ Ibid., p. 844.

⑥ Ibid., p. 843.

⑦ Ibid., p. 826.

⑧ Ibid., p. 831.

人聚居的老城和米顿（Myton）的霍乱死亡率是 24.1‰，而较富裕的郊区斯古勾茨（Sculcoates）的死亡率仅为 15.2‰。[①] 第二次霍乱期间，艾尔郡（Ayrshire）的粗俗酗酒阶层中出现霍乱。邓弗里斯的一个医生在 1848年 12 月 10 日死于霍乱后，穷人聚居区在圣诞节前就有约 250 人死亡。[②]埃克塞特的霍乱主要位于城西南郊区的穷人阶层中，两个穷人教区霍乱死亡率最高，分别有约 3.65% 和 3.26% 的人口被感染。[③] 罗瑟希德的霍乱死亡几乎遍及街道的一侧，体面人家位于街道的另一侧，只有一间房屋被感染。贝德福德也有两条街道出现同样的情况。[④] 1832 年霍乱时，牛津有68 人死亡，1849 年有 44 人死亡，主要是贫穷地区的人口，144 起霍乱病例中 122 起是"济贫对象"。故而，牛津在调查 1849 年霍乱后认为，穷人聚居的地区也是霍乱最严重的地方。[⑤]

富人把霍乱看作穷人的副产品，而社会批评家则把霍乱视为展示社会问题的一个显微镜，这样双方出于不同的目的都把霍乱与贫穷联系起来。极端的马尔萨斯论者把穷人看作"侏儒的物种""社会渣滓"[⑥]，把霍乱看作解决人口增长过快的一个有效方式。霍乱的剧烈症状给人民的想法带来"毒素"：统治阶级正进行一桩可怕的阴谋来减少穷人数量吗？这个主题在各地都有出现，如莫斯科、曼彻斯特、格拉斯哥等。医生、医院、政治机构、警察发现自己被攻击。并且，对统治阶级来说，这样的无序证明社会下层的无知和迷信，但是也加剧了社会的分裂。[⑦]

面临霍乱的死亡威胁，穷人们要么默默承受，比如霍乱高峰期，由于霍乱死者较多，医护人员忙不过来，以每具尸体 5 便士（相当于一般工人2—3 天的工资）的价格雇人专门运送尸体，贫民窟的幸存者都渴望得到这"恐惧的工资"[⑧]；要么积极反抗，前文讲述的穷人掀起的一场场骚乱就是明证，他们不顾危险，涌上街道，声称"面包是治愈霍乱的良药"，

---

① F. B. Smith, *The People's Health*, *1830–1910*, pp. 231–232.

② Charles Creighton, *A History of Epidemics in Britain*：*From the Extinction of Plague to the Present Time*（*1891–1894*），p. 838.

③ Ibid., p. 829.

④ Ibid., p. 847.

⑤ R. J. Morris, "Religion and Medicine：the Cholera Pamphlets of Oxford, 1832, 1849 and 1854," *Medical History*, Vol. 19, No. 3, p. 261.

⑥ Erin O'Connor, *Raw Material*：*Producing Pathology in Victorian Culture*, p. 31.

⑦ J. N. Hays, *The Burdens of Epidemics*：*Epidemics and Human Response in Western History*, p. 141.

⑧ Anthony S. Wohl, *Endangered Lives*：*Public Health in Victorian Britain*, p. 119.

袭击医生，并从医院的救护车上抓住他们患病的同伴①。然而，并非所有的穷人都受到霍乱影响。布里斯托尔和其他地方一样，霍乱主要出现在贫穷街区和被遗弃或赤贫阶层，但马什街（Marsh Street）是穷人的聚居地，也是布里斯托尔人口最密集的地区，却是霍乱最后光顾之地，另一条街也是穷人稠密的地区，只出现几起霍乱病例。②

富人的幸灾乐祸并没有持续太久，正如马克思所言："资本家政权对工人阶级中间发生流行病幸灾乐祸，为此却不能不受到惩罚；后果总会落到资本家自己头上来，而死神在他们中间也像在工人中间一样逞凶肆虐。"③ 其实，早在1832年，一位英国评论家在论述欧洲大陆的霍乱时曾提及："它（指霍乱——笔者注）攻击国王们的宫殿，将之看作鞑靼人或波兰人最肮脏的住所。"④ 英国的后三次霍乱并没有放过富人，这毫无疑问地证明霍乱没有阶层差别。1848—1849年，格拉斯哥的许多富裕人士也死于霍乱。⑤ "霍乱是穷人的疾病"的阶层论不攻自破。至于为什么霍乱主要袭击穷人，贫民窟受害尤甚，这与穷人的某些生活条件有关，霍乱从来没有像斑疹伤寒那样具有鲜明的阶级特征。⑥

（三）种族论

在富人把霍乱与穷人联系在一起的同时，一些种族论者把霍乱与种族挂钩。并且当道德论者和阶层论者把关注的焦点置于国内的普通民众时，种族论者则把视线放在外来移民身上。在他们看来，犹太人、爱尔兰移民和非洲黑人是霍乱传播的帮凶。

犹太人在历次重大灾难中都被欧洲国家视为灾难之源，这一次也不例外。1831年霍乱刚在兰开斯特出现，英国国教牧师古奇（Rev. Gutch）就把霍乱"归因于支持非国教者和犹太人，而不是英国教会的议会选民"⑦。爱尔兰人因信奉天主教一直不受英国人欢迎，大批爱尔兰人涌入英国后更

---

① S. E. Finer, *The Life and Times of Sir Edwin Chadwick*, p. 333.

② Charles Creighton, *A History of Epidemics in Britain：From the Extinction of Plague to the Present Time*（1891-1894）, p. 829.

③ 《马克思恩格斯选集》，3版，第3卷，213页，北京，人民出版社，2012。

④ Asa Briggs, "Cholera and Society in the 19th Century," *Past and Present*, No. 19, 1961, p. 78.

⑤ Charles Creighton, *A History of Epidemics in Britain：From the Extinction of Plague to the Present Time*（1891-1894）, p. 837.

⑥ ［美］威廉·F. 拜纳姆：《19世纪医学科学史》，91页。

⑦ Joan Lane, *A Social History of Medicine：Health, Healing and Disease in England, 1750-1950*, p. 147.

成为某些英国人解释霍乱灾难的替罪羊。1832 年霍乱时，在伦敦臭名昭著的贫民窟七日规（Seven Dials），警察不允许爱尔兰人靠近他们的霍乱亲属，也不允许他们为亲属送行。

詹姆斯·菲利普斯·凯伊-舒特沃斯是兰开郡人，1827 年获得医学博士学位后在曼彻斯特定居。霍乱第一次暴发时，他是曼彻斯特某个防疫站的一名内科医生，辛勤照顾患病者，病人大多住在该城拥挤不堪、极不卫生的地区。① 在随后的《曼彻斯特棉纺厂工人阶级的道德和身体状况》（1832）一书中，他毫不掩饰地认为爱尔兰工人是传播猖獗的天主教信仰的源泉，是英国工人中不道德的传播者，是传染病的根源。1836 年几个证人在伯明翰的爱尔兰穷人调查委员会（Irish Poor Inquiry）做证，强调爱尔兰人在传播疾病过程中的作用，最后委员们得出结论："伯明翰的爱尔兰人是社会的蛀虫，他们产生传染。他们床铺肮脏，有不清洗自身的习惯，不分性别、年龄紧紧蜷缩在一起，他们（指爱尔兰人——笔者注）是不断地产生、传播传染性疾病的工具。"② 1847 年伦敦的一个官方委员会调查伦敦的卫生情况时，一位证人被问道："爱尔兰人涌入这些地方，他们的肮脏习惯使他们沾染疾病吗？"结果他们得到了肯定的答案。③ 伍尔弗汉普顿是 1849 年霍乱在斯塔福德郡的主要中心之一，一个名叫达灵顿街（Darlington Street）的爱尔兰人聚居区不断出现霍乱病例。④

英国人把霍乱归咎于爱尔兰人的原因除了其一贯地排斥外来人口、反对天主教阴谋外，还与爱尔兰人大量涌入造成某些社会和经济问题有关。在 1841—1851 年的最大移民潮时期，大约 34 000 名爱尔兰人涌入伦敦。1851 年伦敦总人口 200 万，其中爱尔兰人 10 万多。其他城市尤甚，1851 年爱尔兰人占利物浦总人数的 1/5，在曼彻斯特占 1/7⑤，爱尔兰人的移民潮增加了英国人种族灭绝的危机感。此外，爱尔兰人特别喜欢群居，马克

① ［英］E. 罗伊斯顿·派克：《被遗忘的苦难——英国工业革命的人文实录》，蔡师雄、吴宣豪、庄解忧、巫维衔译，24 页，福州，福建人民出版社，1983。

② Edwin Chadwick, *Report on The Sanitary Condition of the Labouring Population of Great Britain*, p. 15.

③ Anthony S. Wohl, *The Eternal Slum: Housing and Social Policy in Victorian London*, p. 9.

④ Charles Creighton, *A History of Epidemics in Britain: From the Extinction of Plague to the Present Time (1891–1894)*, p. 825.

⑤ John Burnett, *A Social History of Housing, 1815–1985*, p. 9.

思认为："在英国和法国的每一个工业城市中都已有一个小爱尔兰。"①从阶级构成来看，流亡英国的爱尔兰人大多是穷人，他们蜷缩在城市的贫民窟中，几乎每个"小爱尔兰"都成为贫民窟的代名词，不但增加了城市的社会问题和宗教冲突，遭到社会中上层的厌恶，还与穷困不堪的英国工人阶级争夺饭碗，引起工人阶级的愤恨。爱尔兰人的酗酒、堕落、脾气暴躁、粗鲁野蛮等恶行劣迹也让英国人毫无好感②，甚至有人把爱尔兰人称为"白人中的黑猩猩"③。爱尔兰人成为英国教会、富人、穷人的众矢之的也就在情理之中了。

更有甚者，某些种族主义者还把霍乱看作一场无声的战争，种族入侵的先兆。在他们的意念里，霍乱病菌犹如野蛮军队的"东方特别攻击队员"，携带"火与箭"等秘密武器④，向不列颠民族发起攻击，目的是改变不列颠民族的血液和肤色，完成种族变异和军事征服⑤。霍乱患者在数小时或者几天内身体变黑，使很多人以为工业的发展要以英国人的"种族"变化为代价，是民族衰落的一个象征，有沦为野蛮、落后状态的危险。1842年《季刊评论》的文章暗示，城市化提供的生活状况低于"在国外发现的原始人"。英格兰，虽然确立了它世界上最强大国家的地位，但是城市风景正变成"人造文明的最奇怪的乱麻和世界上曾经存在的最原始的野蛮主义"⑥。亨利·梅休甚至把英格兰的某些城市比作埃塞俄比亚的沼泽地，因为殖民地的疾病霍乱成功地在英国兴风作浪。⑦

综上所述，种族论认为霍乱与本国的犹太人、爱尔兰人有关，不但表现出对种族异化的恐惧，还表现出对工业革命后果的反思。不过，一个不容忽视的事实是：犹太人和爱尔兰人大多集中在新兴的工业城镇，农村和苏格兰地区较少犹太人和爱尔兰人，为什么这些地区也出现霍乱呢？种族论者对此无法给出圆满的解释，说明这个理论并非霍乱病因的正确答案。并且，非传染派虽然把霍乱的病因归因于不同的因素，但都认为霍乱不具有传染性。第一、二次霍乱期间，这种观点还有一定的市场。

---

① 《马克思恩格斯全集》，中文2版，第3卷，341页，北京，人民出版社，2002。

② Anthony S. Wohl, *The Eternal Slum*：*Housing and Social Policy in Victorian London*，p. 10.

③ Erin O'Connor, *Raw Material*：*Producing Pathology in Victorian Culture*，p. 45.

④ Ibid.，p. 25.

⑤ Ibid.，p. 43.

⑥ Ibid.，p. 30.

⑦ Ibid.，p. 29.

二、传染派的观点

随着英国人对霍乱的认识逐渐深入以及对霍乱的分析更为理性，传染派的观点逐渐占据上风。同时，由于霍乱造成较高的死亡率，霍乱具有传染性的观点拥有更多的追随者。不过，至于什么是霍乱病菌的传染源，传染派内部却存在分歧，影响较大的有瘴气论和卫生论。[①]

（一）瘴气（malaria）论

瘴气论是一种古老的传染病解释理论，"瘴气"具有可感知而不可见的神秘特色，往往被用来解释许多无法解释的传染病如伤寒、腹泻等。[②] 霍乱与早期出现的斑疹伤寒、发烧等疾病相似，都会出现发烧、呕吐、腹泻等症状。发烧、腹泻与当地的空气状况有关，许多瘴气学家把霍乱看作普通发烧的变种，认为霍乱与当地的瘴气（指污浊的或不干净的空气）有关。在他们看来，霍乱出现的最主要原因是腐烂物发生化学反应时混入毒气，分散到空中形成瘴气，逐渐向周围扩散[③]，比如1831—1832 年的霍乱恰好在发烧严重的地区流行。据此有人认为"霍乱在它的前进中注意到普通传染病的法则，被同样的物质条件（指瘴气——笔者注）所影响，并且攻击同样阶层的人"。他们还用斑疹伤寒的发病原理解释霍乱的病因：最容易受霍乱影响的条件不是贫穷或饥饿，而是"平常呼吸的不干净的空气"[④]。在适宜的气候条件下，这些不干净气体被吸入人的血液，在心脏、大脑和神经中运行，或者直接毒害这些器官，引起更严重的腐烂，出现中毒的症状，或者在某种程度上影响神经，最终破坏人体内器官，从而引起呕吐、腹泻和其他症状。埃德温·查德威克曾经认为："所有的气味都是疾病。"[⑤] 这样一来，瘴气轻而易举地把正常的、温和的发热转化成更为严重的传染病杀手——霍乱。

---

① 英国政府最早采取的隔离措施也是从霍乱会传染这个角度出发的，不过隔离是英国对付一般传染病最常采用的手段，此处不把隔离看作一种专门的霍乱病因理论。

② David McLean, *Public Health and Politics in the Age of Reform：Cholera，the State and the Royal Navy in Victorian Britain*，London & New York：Palgrave Macmillan，2006，p. 1.

③ Peter Vinten-Johansen, *Cholera，Chloroform and the Science of Medicine：A Life of John Snow*，p. 167.

④ Margaret Pelling, *Cholera，Fever and English Medicine，1825–1865*，p. 48.

⑤ F. B. Smith, *The People's Health，1830–1910*，p. 232.

　　霍乱如何传播更是引起广泛争论。通过与霍乱患者或霍乱死者接触而感染，这样的例子不难找：比如在曼彻斯特的天鹅街的霍乱医院，8 名护士照顾霍乱患者，其中 4 名死亡。但是总体而言，护士和医务人员的霍乱感染率并不高。尽管霍乱病人不断出现，有时候还停留在他们旁边，如放血时，但几乎很少出现霍乱感染。在曼彻斯特只有 1 名医务人员被感染霍乱，但发病温和。高尔特医生（Dr. Gaulter）说据他所知只有伯明翰的 2 名医生是英格兰死于霍乱的 2 名医务人员，但是比尔斯顿的 2 名医生也在霍乱高峰期死去，马瑟尔堡（Musselburgh）、斯莱戈（Sligo）各有 1 名、7 名医生死亡。霍乱的真实情况可能与瘟疫和黄热病的情况一样，这两大传染病与霍乱类似，都与土壤病毒关系密切，即霍乱病人的传染是偶然的。① 一位伦敦作家在 1832 年坚信这一点："我认为此病，与其他传染病类似，尽管通过空气中的瘴气传播，从突然中生成特殊物质，有时候具有传染性，有时候没有传染性。我认为疾病传染的实质在于，首先，依赖于一个地方的传染数量，此地的不卫生或不通风状况，或者换句话说，依赖于瘴气的稠密程度；其次，依赖于一个人暴露在瘴气下的时间长度；再次，依赖于个人的身体状况尤其是内脏的衰弱或者疾病感染程度。瘴气在达到一定程度后会具有传染性。"②

　　至于为什么霍乱出现在一个地区，而未波及附近地区，瘴气论者强调各地地理、气候和人文历史的差异："一个国家的发烧与另一国的发烧并不一样，在同一个国家，一个季节的发烧与另一个季节的发烧也不一样，即使同一个季节的发烧在任何个人身上也不一样。"③ 地势低洼地区附近，瘴气浓密，霍乱也比别处严重，城市一般地势较低，受到的影响也比地势高的农村严重，所以城市死亡率较高的原因不是"较多的悲惨"，而是"恶臭的瘴气"④。这种观点得到了医学专业杂志《柳叶刀》的支持，许多医学人员也积极论证瘴气论的正确性。威廉·法尔和约翰·韦伯斯特（John Webster）医生在 1849—1855 年间计算出海拔和霍乱之间的微妙关系。1849 年间，海拔 20 英尺的地区的死亡率是 10.2‰，比平均死亡率6.2‰高约 2/3。从 1849 年和 1853—1854 年的平均情况看，伦敦海拔较低

---

　　①② Charles Creighton, *A History of Epidemics in Britain: From the Extinction of Plague to the Present Time*（1891—1894）, p. 832.

　　③ Peter Vinten-Johansen, *Cholera, Chloroform and the Science of Medicine: A Life of John Snow*, p. 173.

　　④ F. B. Smith, *The People's Health*, 1830—1910, p. 232.

地区的死亡率是15‰，而海拔较高地区是1‰。海拔越高，空气越稀薄，瘴气越少，霍乱病例越少；海拔越低，情况正好相反。1849年地势较低的沿海地区的死亡人数占死亡总数的半数，而林肯郡（Lincoln shire）、剑桥郡和北安普敦郡等地势较高的地区死亡率惊人地低。[1] 法尔进一步提出瘴气的"浓度"还与周围空气、水和土地等自然条件相关。为什么同一地区穷人和富人遭受霍乱的比例差别巨大？法尔的理论无法解释。此后他逐渐由瘴气派向卫生派过渡，最终成为斯诺理论的拥护者。瘴气论也在卫生论兴起后逐渐衰落。

（二）卫生论

卫生论把霍乱产生的原因归咎于肮脏的生活环境和室内卫生，认为是肮脏导致了霍乱的肆虐。

卫生派在第一次霍乱时就已经出现，他们反对粗暴的隔离措施，主张当局要特别关注穷人，改善他们的卫生状况。比如，1831年11月7日霍乱首次在纽卡斯尔出现时，煤矿村庄深受打击，这是因为此地"大多数房子与猪、家禽的圈舍相混杂"。纽伯恩是一个拥有房屋13间、居民550人的煤村，出现320起霍乱病例，55人死亡。[2] 牛津的托马斯牧师在调查了本地"土壤情况、水和大气的独特性"的糟糕影响后，把疾病归结为糟糕的排水、拥挤的住房、不畅的通风、肮脏的下水道和"穷人一贫如洗的状况"，建议清理街道，改善下水道、供水，以及"穷人的状况"[3]。然而，牛津市政府什么也没有做。

如果说霍乱首次出现时卫生派的观点无足轻重，那么，到第二次霍乱时，卫生派的观点成为有关霍乱病因的主流观点。这首先得益于埃德温·查德威克1842年出版的《大不列颠劳动人口卫生状况的调查报告》，它"证实了肮脏和过于拥挤的卫生与霍乱之间的联系，并且形成了一个公众舆论来支持证据"[4]。他通过调查认为，"在我国的某些城镇里竟如此缺乏市政管理，以致清洁卫生方面之糟，几乎和一个野营的游牧民群或一支无

---

[1] F. B. Smith, *The People's Health*, *1830-1910*, p. 235.

[2] Peter Vinten-Johansen, *Cholera*, *Chloroform and the Science of Medicine*: *A Life of John Snow*, pp. 41-42.

[3] Rev. Vaughan Thomas, *Memorials of the Malignant Cholera in Oxford*, *1832*, pp. iii-iv, 转引自 R. J. Morris, "Religion and Medicine: the Cholera Pamphlets of Oxford, 1832, 1849 and 1854," *Medical History*, Vol. 19, No. 3, p. 257。

[4] Edwin Chadwick, *Report on The Sanitary Condition of the Labouring Population of Great Britain*, p. vii. 该报告的内容和评价见第二章的具体论述。

纪律的军队不相上下"①。在英格兰和苏格兰，霍乱尤其偏爱那些贫穷和
肮脏的城镇地区。桑德兰的城镇荒野是霍乱在英国发现的最早的栖息地，
似乎是典型的霍乱土壤——黏土层底部潮湿，冬天水几乎无法流过，表层
覆盖着附近稠密街巷堆积的粪便和其他垃圾。② 斯塔福德郡、达汉姆郡、
拉纳克、艾尔郡等那些并不广阔的煤矿区，人口密集，也没有提供安全的
垃圾处理设备，霍乱盛行。③ 比尔斯顿外，其他煤矿城镇也是如此。设菲
尔德没有出现大规模的霍乱，但集中在一个名叫帕克（Park）的煤矿区。
1848 年 11 月，贝德灵顿（Bedlington）煤区的山谷一侧的矿工家中出现
霍乱。④ 比尔斯顿深受其害，阿伯加文尼（Abergavenny）也是一个煤矿
城镇，1849 年秋季 378 人死于霍乱，只有 9 例发生在镇上，其他主要出现
在制铁厂。格拉摩根（Glamorgan）的煤矿区逐渐发展，1849 年该地的霍
乱严重程度超过了 1832 年的黑乡。1849 年赫尔有 2 534 人死于霍乱，它
对垃圾的忽视成为霍乱滋生的典型例子。威特姆（Witham）的一个公共
场所被称为垃圾院（muckgarths），垃圾堆积，成为霍乱的中心。⑤ 伦敦的
克里斯托夫街（Christopher Court）罗斯玛丽巷（Rosemary Lane）的怀
特切佩尔（White chapel）院子地处死胡同，入口狭窄，院子的后面是一
个大垃圾坑，到处是垃圾。一位卫生检查官把此地看作最肮脏的地区，恶
臭令人难以容忍，所有的气味都可恶至极，没有一丝清新空气。楼上的空
气也令人作呕，让人头晕目眩，笼罩着死人的气味。楼下的气味更为可
怕，楼梯口的门关着，一打开，厕所的可怕气味和恶臭扑鼻而来，地下室
里排泄物、尸骸和稻草的气味混合在一起，让人呕吐不止。60 个居民中，
13 人受霍乱困扰⑥，成为伦敦霍乱最严重的地区之一。类似地区差不多也
是如此，最肮脏的地方成为霍乱最严重的地方，肮脏与霍乱成为如影随形
的朋友。

　　卫生派主要由医学界人士和某些社会改革家构成，他们认为，霍乱极
有可能通过分解的垃圾和腐烂的排泄物进行传播⑦，过于拥挤、肮脏、发

---

① Edwin Chadwick, *Report on The Sanitary Condition of the Labouring Population of Great Britain*, p. 43. 该报告的内容和评价见第二章的具体论述。

② Charles Creighton, *A History of Epidemics in Britain: From the Extinction of Plague to the Present Time* (1891-1894), p. 830.

③④ Ibid., p. 848.

⑤ Ibid., p. 845.

⑥ S. E. Finer, *The Life and Times of Sir Edwin Chadwick*, p. 334.

⑦ Peter Baldwin, *Contagion and the State in Europe, 1830-1930*, p. 127.

霉的堆放物，潮湿、污染的排水沟，从肮脏的排水道和公墓中排出的污浊的水等都可能是霍乱传播的途径①。这是人类忽视自然、忽视卫生的负面后果，是自然对忽视它的法则的人的报复。在 1851 年的第一届国际卫生大会上，英国医生约翰·桑德兰以简明易懂的语言论述了卫生与疾病的实质——疾病是自然和谐状态失衡的后果，是垃圾和废物长期存在不可避免的结果。② 他们认为，只要清理这些垃圾，霍乱就有可能得到预防与遏制。

弄脏的亚麻布、床铺和衣物在 1832 年被认为是病毒的携带方式，尤其是当它们被隐藏一段时间或包裹起来时。这是对瘟疫的古老认识。霍乱病毒通过饮用水传播的理论，直到 1849 年和 1854 年才被搜集的例证所证实。③

第二次霍乱暴发时，报刊也纷纷揭露城市的卫生状况，认为霍乱用骇人听闻的方式找到了最肮脏的居住处。这时候霍乱不只是"穷人的疾病"，更被视为一种"社会病"。霍乱犹如一个勇于揭露社会丑闻的正义之士，充当了最公正无私的"卫生改革家"。1844 年城镇卫生委员会（Health of Towns Commission）的报告认为，卫生改革家从知名杂志中获得他们的武器。此言不虚。一向以中立、稳健著称的《泰晤士报》也公开宣称："霍乱是所有卫生改革家中最优秀的，它不遗漏任何错误，不原谅任何过失。"④ 同样在 1848 年，《伦敦时代》（The London Times）称霍乱为"最好的卫生改革家"⑤。1848 年 9 月，亨利·梅休受《晨报纪事》（Morning Chronicle）之托在伦敦霍乱比较严重的伯蒙兹（Bermondsey）地区进行调查，在致《晨报纪事》的信中，梅休描述了他目睹的霍乱情况：霍乱把"伦敦划分为不健康地区和死亡区"，"（伦敦）北部和东部充斥污秽和发热，南部和西部到处是贫穷、肮脏、垃圾和霍乱肆虐"⑥，爱尔兰人聚居的雅各布岛是霍乱的中心，此地茅舍简陋，污秽遍地，霍乱横行⑦。1849年《爱丁堡评论》（Edinburgh Review）也把霍乱称为"卫生监督员，它

---

① 　S. E. Finer, *The Life and Times of Sir Edwin Chadwick*, p. 335.

② 　Peter Baldwin, *Contagion and the State in Europe*, 1830−1930, p. 127.

③ 　Charles Creighton, *A History of Epidemics in Britain: From the Extinction of Plague to the Present Time* (1891−1894), p. 832.

④ 　*The Times*, September 5, 1848.

⑤ 　Anthony S. Wohl, *Endangered Lives: Public Health in Victorian Britain*, p. 117.

⑥ 　Erin O'Connor, *Raw Material: Producing Pathology in Victorian Culture*, p. 47.

⑦ 　Ibid., p. 29.

用可怕的精确和无可驳斥的准确指出那些不仅偶然有死亡，而且随时是疾病孵卵器的地区"①。1831 年以来一直认为霍乱与肮脏有关系的《伦敦医学报》(London Medical Gazette) 更是以他们的先见之明为荣，"我们认为霍乱不是纯粹的传染病，也不是一个广为流传的传染病，而是由人类的接触传播"②。

其实，有些城市在第一次霍乱时就把改善城市卫生作为对付霍乱的一个手段。第一次霍乱暴发期间，爱丁堡成立了地方委员会，花费 19 000 英镑来改善城市面貌。但是地方委员会是临时性的，霍乱消失后，所有的举措也戛然而止。16 年后霍乱再次出现时，爱丁堡的卫生问题又再次被提出来，并且下水道、垃圾等方面情况更为糟糕。③ 牛津医生继续使用地方调查结果作为论据要求改善牛津的排水、清洁、下水道和供水。随后的事实证明卫生派的霍乱病因理论是错误的，然而卫生派的主要观点仍不乏支持者。甚至在 1866 年斯诺的霍乱传播理论已经人尽皆知之时，里河基金会 (River Lea Trust) 的工程师 N. 比尔德莫尔 (N. Beardmore) 仍坚持认为"过于拥挤、下水道、食物低劣比不纯净或不充足的水更可能招致霍乱"④，足见卫生派的影响之大。

(三) 传染论的其他观点

除了瘴气论和卫生论，传染论中还存在其他解释霍乱病因的理论。微生物理论认为，霍乱是由某种微生物造成的疾病；霉菌理论把霍乱归因于食物和水中的细微替代物；陆生理论宣称，霍乱是地球陆地蒸发产生的毒药，它没有在海上同时暴发足以证明这一点；污染理论认为是肮脏的空气和食物感染了霍乱病菌；地质理论认为，霍乱的毒气仅仅在水中含钙和镁的盐挥发时才传染⑤；电力理论认为霍乱是由缺少臭氧引起的⑥……这些霍乱病因理论与霍乱的治疗方案一样五花八门，看似合情合理，实则难以自圆其说，并且仅在某些专业人士中盛行，并没有太大的社会影响。

---

① Erin O'Connor, *Raw Material*: *Producing Pathology in Victorian Culture*, p. 58.

② Margaret Pelling, *Cholera*, *Fever and English Medicine*, *1825–1865*, p. 61.

③ Anthony S. Wohl, *Endangered Lives*: *Public Health in Victorian Britain*, p. 24.

④ Bill Luckin, *Pollution and Control*: *A Social History of the Thames in the 19th Century*, p. 90.

⑤ R. A. Lewis, *Edwin Chadwick and the Public Health Movement*, *1832–1854*, p. 193.

⑥ S. E. Finer, *The Life and Times of Sir Edwin Chadwick*, p. 341.

三、小结

英国霍乱第一次暴发时，非传染论还有不少追随者。霍乱第二次暴发时，由于虔诚的国教徒也受到袭击，富人也成为霍乱的受害者，与爱尔兰人没有任何瓜葛的某些英国人也成为霍乱的"刀下鬼"，非传染论的观点一一被颠覆。许多非传染论者根据事态的发展变化，逐渐改变立场，转变到传染论一方来。

到 1850 年代，欧洲各国从对霍乱的认识和本国的情况出发，采取了不同的措施。隔离是第一次霍乱暴发时各国普遍采取的做法。第二次霍乱暴发时，俄国、奥地利和普鲁士继续采取严格的隔离措施（封锁边界、孤立旅行者、隔离患者，总的来说，试图采用传统上对付瘟疫的方法来切断霍乱的传播链）[1]；而法国和英国则放弃了隔离，采纳了卫生派的观点和建议，进行城市卫生的改造和改革。

就英国来说，瘴气论和卫生论曾经论战不休。瘴气论者无法解释瘴气存在于何处，卫生论赢得了较多的信徒，并在一定时期内成为官方理论和政策的依据。它脱颖而出的原因主要有：首先，卫生派认为霍乱是由肮脏引起的，预防和根治霍乱的关键在于清理垃圾桶和垃圾堆，或其他产生污浊气味的堆积物，把霍乱的矛头指向肮脏、拥挤，这不会导致公众恐慌或遗弃病人，不会造成社会动荡和阶层分化，也不会带来商业贸易的损失；其次，隔离和封锁不得人心。到 1848 年，随着自由主义精神的渗入，许多英国人都认为封锁和隔离是野蛮的和过时的，"墨守成规，草率而又掉以轻心"，是专制国家（如俄国和奥地利）才会采取的措施，与英国这样的自由国家的宗旨不符，卫生派的观点更适合时代的"自由精神"。英国人对中央卫生委员会的态度变化可以清楚地反映出这种转变。1831 年为应付霍乱而成立的中央卫生委员会是隔离措施的倡导者，得到了议会的鼎力支持，在第一次霍乱时期被委以重任，大力推行隔离政策，1848 年当它企图重新采取隔离和封锁时，则被指责为"军阀（juntas）"[2]。

但是卫生论也存在一些谜团，比如为什么在同一个家庭之内，某些成员受霍乱感染，而另一些人安然无恙？有医护人员感染霍乱后死亡，而圣

---

① Peter Baldwin, *Contagion and the State in Europe*, 1830–1930, p. 11.

② Ibid., p. 27.

巴托罗缪医院（St. Bartholomew's Hospital）接收了 478 名霍乱患者，但没有一名护士被感染。① 卫生派隐约感觉到，霍乱不像普通瘟疫那样直接传染，因为最密切接触霍乱患者的医护人员并没有比其他人更易受传染，它的发生似乎随阶层、季节、地区和个人而变化，霍乱似乎通过其他物质在起作用。② 那么，这种物质是什么呢？卫生派无从得知。

　　如果说第一次霍乱暴发时霍乱被看作"穷人的疾病"，那么，到第二次霍乱暴发时把它称为"一种社会病"③ 毫不为过。它加深了社会恐惧，无情地暴露了政治、社会和道德的缺陷，"是社会史中重要而又被忽略的篇章"④。

　　卫生派不遗余力地揭示霍乱与肮脏之间的关系，赢得了广泛的社会关注和政府的高度重视。霍乱所留下的最大的教训是需要进行卫生改革。霍乱在它一连串的造访中，在那些肮脏、垃圾横行的地方盛行，给城镇居民带来危险。1848 年议会批准成立卫生总会，发起公共卫生运动，负责清理城市卫生。支持卫生改革运动从 1849 年霍乱中获得无法抗拒的推动力，而这恰好是 1832 年的教训。⑤ 所以，当欧洲大陆国家固守传统的隔离和封锁措施时，英国人改弦易辙，大胆创新，在议会的大力支持和卫生派的积极努力下，展开了轰轰烈烈的公共卫生运动和住房改革运动，力图通过整饬城市卫生和住房问题来消除霍乱。那么，社会状况的改善是根治霍乱的灵丹妙药吗？

----

　　① Charles Creighton, *A History of Epidemics in Britain*: *From the Extinction of Plague to the Present Time* (1891-1894), p. 842.

　　② Peter Vinten-Johansen, *Cholera*, *Chloroform and the Science of Medicine*: *A Life of John Snow*, p. 178.

　　③ *Economist*, January 20, 1848.

　　④ Asa Briggs, "Cholera and Society in the 19th Century," *Past and Present*, No. 19, 1961, p. 76.

　　⑤ Charles Creighton, *A History of Epidemics in Britain*: *From the Extinction of Plague to the Present Time* (1891-1894), p. 834.

第二章　社会病：霍乱频发之源？

从前面的论述可以看出，在 19 世纪中叶的英国，霍乱不但成为一个医学难题，还是社会问题的一种反映。德国病理学家鲁道夫·菲尔绍（Rudolf Virchow）在论述医学与社会的关系时有名言："医学是一门社会科学，在更广泛的范围内，政治不是别的，而是医学。"[1] 还有学者认为："传染病以及其他主要的灾难……暴露出根深蒂固而又延续下来的社会不平衡。"[2] 从英国霍乱暴发的情况来看，当医生们找不到霍乱的病因时，卫生派和社会改革家把恐怖的霍乱与糟糕的社会状况联系起来，把关注点转向固有的"社会病"。[3] 就当时的"病情"而论，城市肮脏和住房拥挤两大"病症"尤为突出，他们希冀通过改造城市卫生和加快住房改革来消除霍乱暴发的社会条件。两大社会改造在改善英国的城市卫生和住房环境等方面收效显著，而在根治霍乱方面差强人意，甚至造成意想不到的负面后果。

第一节　霍乱频发的社会背景

从 18 世纪末至 19 世纪中叶，英国不仅是世界上最早进行并完成工业化和城市化的国家，还处于转向现代大众社会的"大转型"时期[4]。19 世纪中叶是英国由唯利是图、效率至上的社会向寻求社会和睦、兼顾社会公

---

① Peter Baldwin, *Contagion and the State in Europe*, 1830-1930, p. 13.

② Roderick McGrew, "The First Cholera Epidemic and Social History," *Bulletin of the History of Medicine*, Vol. 34, 1960, p. 71.

③ Margaret Pelling, *Cholera*, *Fever and English Medicine*, 1825-1865, pp. 3-4.

④ 这一说法出自美国历史社会学者卡尔·波兰尼（Karl Polanyi）的专著《大转型》，转引自 ［英］彼得·曼德勒：《1780—1860 年英国大众社会的起源》，载《光明日报》（理论版），2015-09-26。

平的社会阶段转型的过渡时期，也是一个矛盾冲突最激烈、变化发展最迅速的时期。此时的英国在国际上执世界经济之牛耳，成为名副其实的"世界工厂"。经济腾飞的背后也出现一些难以忽视的社会问题，这些社会问题与霍乱肆虐之间有必然的关系吗？

一、工业革命后的英国

（一）社会剧变

1840 年代，英国率先完成工业革命，工矿企业如雨后春笋般发展起来。工厂林立，机器轰鸣，发展势头日新月异，政治、经济、城市、人口、交通等方面都发生了天翻地覆的变化。这一时期的特点是经济发展与社会混乱并存，进步与落后同在。如 1840 年代末英国出现经济萧条和混乱，贸易下跌，失业率上升，马铃薯产量锐减，很多人成为饥民或难民，造成历史上有名的"饥饿的四十年代"。许多爱尔兰人涌入英国，人口激增，加剧了社会混乱和住房短缺。工业革命还使英国出现明显的阶层分化。腰缠万贯的新兴工厂主要求政治变革和社会改革，与传统的土地贵族争夺政治事务和社会责任的话语权，因而极力倡导通过城市卫生改革来根治霍乱。就当时的社会风气而言，自由主义的治国之策使许多人把发财致富视为人生准则，追求财富、谋求最大限度的利润成了一股势不可当的洪流。理查德·科布登（Richard Cobden，1804—1865）[1] 曾说："对人的能力只有一种看法或一个标准——赚钱。"[2] 对金钱的渴望成为许多人不计后果的一个推动力，成为潜在的社会危险因素。相对地，社会问题似乎没有被纳入政府的议事日程，结果固有的和新出现的社会问题越积越多。

霍乱犹如一个突然到访的不速之客，打破了英国人一味追求物质利益的美梦，使他们开始意识到周遭社会环境的变化和恶化。许多有远见的社会改革家大声疾呼社会变革，推动了社会改造运动的到来。新闻业的蓬勃发展为社会改革家的呼吁和呐喊提供了平台，也成为揭露霍乱与社会问题之关系的一个重要窗口。

（二）"第三支力量"——新闻业的勃兴

工业革命在推动生产力发展的同时，也带动了新闻业的发展，使之成

---

① 理查德·科布登，英国政治家，提出科布登主义的经济理论，倡导自由贸易和自由市场。

② 钱乘旦、陈晓律：《在传统与变革之间——英国文化模式溯源》，111 页，杭州，浙江人民出版社，1991。

为英国的"第三支力量"。维多利亚时代的新闻业不但是这一时期城市历史的一个至关重要的部分，还是同时代人关于城市看法的一个重要资料来源。实际上，人们能够毫无困难地从维多利亚的报刊中获得一种全面而详细的样本，因为报刊正被塑造成维多利亚城市自觉的一种入门材料，它们告诉城市居民关于他们自身的状况，告诉历史学家关于过去的情况。很难想到还有其他的证据能够如此使用。新闻界是社会转变的一种看得见的产物，表明逐渐从传统和稳定的社会转变为流动和变化的社会。① 正是乘着新闻业的东风，公共舆论在英国形成规模，涌现了一批敢于批评社会现实、要求改革的社会批评家。二者的协同合作使霍乱揭露出的社会问题赤裸裸地摆在英国人面前，加快了英国的社会改革步伐。

英国的新闻业历史悠久。1695 年英国政府废除《印刷条例》（Printing Act）和对新闻业的其他几项限制，从而使印刷业者能够较为自由地出版报纸和其他形式的印刷物。此后的 100 年中，英格兰的报刊业发展较慢，在 18 世纪的头十年，仅有伦敦、诺里奇、布里斯托尔、埃克塞特出版报刊。其中，1712 年伦敦可能有 12 种报纸出版，1781 年包括周刊和报纸在内仅有 76 种。随着星期天也能出版报刊，大大推动了报刊业的发展。到 1811 年，伦敦的报刊总数达到 171 种，1851 年仅报纸的数量就达到 563 种。② 报刊的发行量因读者群、价格等也略有不同，基本都呈增长状态。比如，以生动诙谐的图画大胆揭露伦敦现实的《庞奇》（副标题是《伦敦大胡闹》——London Charivari）杂志是周刊，每份 3 便士，年发行量达到 4 万份。《泰晤士报》是售价 3 便士的日报，年发行量达到 6.3 万份，虽然它的发行量不是最多的（《劳埃德周刊》[Lloyd's Weekly] 的年发行量达到惊人的 50 万份），价格不是最低的（最低的仅为 1 便士）③，但它以直面现实、持论公允而颇受好评，成为伦敦新闻业界的翘楚，畅销不衰。④ 霍乱暴发期间，它也不遗余力地揭露社会问题，倡导社会改革。

---

① H. J. Dyos, and M. Wolff, *The Victorian City*: *Images and Realities*, London: Routledge, 1973, pp. 559-560.

② Ibid., p. 559.

③ Alvar Ellegard, *The Readership of The Periodical Press in Mid-Victorian Britain*, Goteborgs Universitets, 1957, 转引自 H. J. Dyos, and M. Wolff, *The Victorian City*: *Images and Realities*, pp. 576-577。

④ Hannah Barker, *Newspapers*, *Politics and English Society*, *1695-1855*, Essex: Harlow, 2000, pp. 29-30.

　　报刊主要由文人学者操刀，舆论动向掌握在提供经济支持的贵族、富商手中。有人据此认为报刊不愿意揭露时代的社会陋习，唯恐冒犯它们的庇护者，实际情况并非如此。新闻界在塑造公共舆论、揭露社会现实方面起到重要作用。它们不遗余力地鼓励英国男女相信，作为自由国度的自由公民，当他们不同意政府的行为时，有权投身国家的政治生活，公开进行抗议。① 这样，在新闻业的宣传和引导下，不同于精英政治的公共舆论逐渐形成。此外，政府也借助新闻业的报道，及时掌握社会问题的发展动向，听取民众的声音。新闻业逐渐成为公共舆论的塑造者和引导者，成为政府和公共舆论之间的桥梁和传声筒。因其功能强大，有人认为它构成了法律的"第四等级"。②

　　新闻业的快速发展也使新闻业者之间的竞争加剧，不断寻找话题吸引读者的注意，试图形成自己固定而广泛的读者群。当某个报刊报道了城市的肮脏、恶臭、垃圾和疾病问题，受到读者的广泛关注后，其他报刊也蜂拥而上，连篇累牍地报道类似内容，甚至深入许多闻所未闻的地区进行实地访察。社会批评家亨利·梅休就曾以《晨报纪事》记者的身份到伦敦东区的贫民窟采访，直接获取第一手的资料，并立即在《晨报纪事》上独家刊登。伦敦东区肮脏、拥挤的生活状况和疾病横生的现实超乎读者的想象，在读者中间造成广泛的社会反响，《晨报纪事》的销售量猛增。

　　新闻业的发展推动了公共舆论的形成，也成为宣扬公共舆论最为有力的平台和媒介，二者互相作用，在推动社会改革和立法方面发挥了积极作用。霍乱犹如一名神秘莫测、行踪不定的记者，真实而又残酷地揭露了英国糟糕的城市卫生状况，使城市改造问题刻不容缓地摆在英国人面前。在卫生派看来，霍乱和"城市病"密切相关，正是严重的"城市病"才导致霍乱的肆虐，医治"城市病"成为根治霍乱的有效药方。

二、"城市病"的表现

　　工业革命后，英国出现一批新兴的工业城市和制造业中心，吸引农村人口和外来人口涌入。到 1851 年城镇人口超过了农村人口，英国实现了城市化。与此同时，城市"看起来似乎是疲惫得不堪举步的一个时代的产

---

　　① Hannah Barker, *Newspapers*, *Politics and English Society*, *1695－1855*, Essex: Harlow, 2000., pp. 4－5.

　　② Ibid., p. 1.

物"①，几乎不约而同地患上各类"城市病"。"城市病"是对城市化过程中所引发的一系列城市问题和社会问题的总称，主要表现在城市肮脏、人口拥挤、贫富分化、空气污染、治安糟糕等诸多方面。糟糕的城市面貌让在英国游历的美国人亨利·科尔曼（Henry Colman）震惊不已，他在致友人的书信中悲哀地承认在英国看到"悲惨、欺诈、压抑、破碎的人类特点散布在社会的脸颊上，被撕成血淋淋的碎片"②。A. F. 韦伯（A. F. Weber）认为"城市是杀人凶手，是熄灭生命之灯的源头"③。英国劳工史家哈孟德夫妇将这种早期"城市病"称为"迈达斯灾祸（Curse of Midas）"④。

经济的发展使社会贫富分化加剧，城市逐渐呈现出两种截然不同的面貌，一个是穷人聚居的贫民窟（"贫民窟［Slum］"这个词最早出现在1820年代，源于古老的词汇"衰退［slump］"，意思是潮湿的泥沼），一个是富人集中的别墅官邸。伦敦东区是穷人的避难所，到处是贫民窟，而西区是繁华富裕之处和政治中心，达官贵人出入之所，富丽堂皇的别墅官邸自成一体。兰顿·尼科尔森（Renton Nicholson）的押韵诗恰如其分地揭示了这一点："从东区到西区，从最糟到最好（from east-end to west-end，from worst end to best end）。"⑤

19世纪初，在众多的工业城镇中，伯明翰算是城市状况较好的一个。即使在这座城市里，到处都肮脏不堪，垃圾成堆。工人的工作场所总体上过于狭小、潮湿，光线不好，通风极差。"总体而言，建筑非常破旧，其中许多处于破败不堪、摇摇欲坠，甚至随时倒塌的状态。窗户坏掉再正常不过了，不足为奇……车间通常是乌黑狭窄，那些用于冲压的车间在地面下4—7英尺，地面非常寒冷潮湿，工人们抱怨连连。"⑥ 厕所通常设在车间外的院子里，天气不好时带来诸多不便，臭气熏天。⑦ 罗瑟勒姆（Rotherham）被认为"极为肮脏，蒸汽机是有害的，染坊嘈杂，让人生厌"⑧。理查德·哈

①　［英］哈孟德夫妇：《近代工业的兴起》，203页，韦国栋译，北京，商务印书馆，1959。
②　Asa Briggs, *Victorian Cities*, p. 116.
③　Peter Clark, *The Cambridge Urban History of Britain*, Vol. Ⅱ, Cambridge：Cambridge University Press，2002, p. 505.
④　［英］哈孟德夫妇：《近代工业的兴起》，210页。
⑤　H. J. Dyos, and M. Wolff, *The Victorian City：Images and Realities*, p. 588.
⑥　Eric Hopkins, *The Rise of the Manufacturing Town：Birmingham and the Industrial Revolution*, p. 111.
⑦　Ibid. , pp. 111-112.
⑧　Asa Briggs, *Victorian Cities*, p. 89.

杰特（Richard Hoggart）在《读书识字之功用》（*Uses of Literacy*）中认为利兹的穷人聚居区霍尔贝克（Holbeck）是"约克郡最拥挤、最肮脏和最不卫生的村庄之一"①。《爱丁堡评论》则认为："被遗忘的城市垃圾具有在人类中孕育社会垃圾的能耐，它为害虫提供了最佳栖息处，也是下水道和粪便的堆积地。"②

　　工业革命使城市中工厂林立，燃煤蒸汽机的大量使用迅速提高了生产效率，但也排放了大量烟尘，英国进入"煤烟时代"。冒着黑烟的烟囱肆无忌惮地向空中排放烟雾，许多城市到处都是灰蒙蒙的，笼罩在烟雾、臭气之中。有人认为，维多利亚时代的卫生恶化是能够用看得见的词语来表现的问题——即使眼睛不能看到它们，鼻子也能够闻到它们。③英国人灵敏的鼻子闻到了空气中浓郁的烟尘气味，英国已经失去了往日的蓝天白云，变得狰狞不堪。

　　严重的煤烟使"黑乡"这个名词无人不知，而它的真名米德兰地区却逐渐为人忘却。"黑乡"这个名字恰如其分地表现出米德兰从小乡村到"黑色乡村"的转变历程：作为煤炭基地，米德兰的工厂烟囱肆无忌惮地放出滚滚浓烟，其间夹杂着煤炭粉末，昔日蓝天白云的乡村成为黑乎乎的大工地。笛福认为设菲尔德"人口众多，街道狭窄，房屋黑暗，不停工作着的铁炉烟雾不断……是我所见过的最脏、最多烟的城市之一"④。在某种意义上，工业存在的地方，天空就是黑乎乎的。

　　曼彻斯特从一个小渔村摇身一变，成为欧洲的商业中心之一，它在经济上的飞速发展堪称奇迹。"从这污秽的阴沟里流出人类最伟大的工业溪流，肥沃了整个世界；从这肮脏的下水道中流出了纯正的金子。人性在这里获得了最为充分的发展"；但它的病症似乎也前所未有，在这里，"（人性）达到了最为野蛮的状态，文明在这儿创造了奇迹，而文明人在这儿却几乎变成了野蛮人"⑤。詹姆斯·菲利普斯·凯伊-舒特沃斯注意到曼彻斯特"工厂林立，它们的烟囱喷吐出滚滚浓烟，阴沉地环绕在这个不利于健康的地区"⑥。即使曼彻斯特引以为傲的建筑物也让人难生敬仰之情，怀

---

①　Asa Briggs, *Victorian Cities*, p. 144.

②　Erin O'Connor, *Raw Material：Producing Pathology in Victorian Culture*, p. 44.

③　Asa Briggs, *Victorian Cities*, p. 147.

④　［英］E. 罗伊斯顿·派克：《被遗忘的苦难——英国工业革命的人文实录》，298 页。

⑤　《欧文选集》，柯象峰等译，第 1 卷，196 页，北京，商务印书馆，1981。

⑥　Asa Briggs, *Victorian Cities*, pp. 91—92.

旧诗人罗伯特·骚塞（Robert Southey，1774—1848）直言不讳地认为这些建筑物"像女修道院一样巨大，却没有它们的古老，没有它们的优美，也没有它们的圣洁"①，因为它们刚刚落成就被浓烟熏黑，毫无美感可言。社会批评家托马斯·卡莱尔（Thomas Carlyle，1795—1881）认为"煤烟熏黑的"曼彻斯特建在"深不见底的无底洞上"②。它与众不同的"奇观"给外国旅游者留下深刻印象：法国旅行者利昂·福歇（Leon Faucher）目睹源源不断的"烟雾从沼泽般的地区分散开来，烟尘的云团从无数的烟囱中喷涌而出"，他惊愕不已，把曼彻斯特比作一座活火山，随时有倾颓的危险。③ 政府的公开报告证实了福歇所言非虚："大约 500 个烟囱散发出团团稠密的烟尘；垃圾上升到一种无法忍受的程度，并且正年年上涨；空气看起来是不纯净的，无疑是不健康的，充满煤烟，弄脏了居民的衣服和家具，并且除了破坏乡村的植物和青翠外，也破坏了花园的美丽和茂盛。"④ 亚麻布成为检验城镇干净状况的一个标本，据查德威克说，破旧的亚麻布在伦敦郊区大概一个星期后才脏，而在曼彻斯特两三天就脏了。⑤

利兹黑不溜秋，让人厌恶；曾经把利兹看作"伟大的城镇"的查尔斯·狄更斯（Charles Dickens，1812—1870）也认为它"野蛮而又乌烟瘴气"。天气阴沉时，刚刚清洗的衣物没过多久就被烟囱的煤尘弄脏，不得不再清洗。设菲尔德与利兹一样，也是雾蒙蒙的城市。有讽刺作家写诗嘲讽布拉福德的烟雾：

> 多么美的烟雾
> 布拉福德的烟雾：
> 从无数高出屋顶的烟囱中喷涌而出
> 在"乌黑"的阵雨中浓缩、降落
> 在地面
> 巷子里、院子里和街道上；

---

① Asa Briggs, *Victorian Cities*, p. 89.

② Ibid. , p. 93.

③ Leon Faucher, *Manchester in 1844*, *It's Present Condition and Future Prospect*, 1844, p. 16, 转引自 Anthony S. Wohl, *Endangered Lives*: *Public Health in Victorian Britain*, pp. 208-209。

④ Anthony S. Wohl, *Endangered Lives*: *Public Health in Victorian Britain*, pp. 208-209.

⑤ Edwin Chadwick, *Report on The Sanitary Condition of the Labouring Population of Great Britain*, p. 356.

　　　或者向你自己或者你遇到的人

　　　那忘恩负义的面容上

　　　奉上了一个恩惠：

　　　现在在你的眼里，在你的鼻子上，

　　　烟雾有多美？①

　　作为英国的第一大工业城镇，伦敦的状况也让人吃惊。19 世纪之初，纵贯伦敦仅需要 3—4 小时，从泰晤士河向北或向南 2 英里就来到郊外，东西相距仅 5 英里。到 19 世纪中期，伦敦不但规模扩大了一倍②，拥有成千上万的小工厂和车间，还成为世界闻名的"雾都"。威廉·布莱克（William Blake，1757—1827）曾写诗描绘："多少扫烟囱孩子的喊叫，震惊了一座座熏黑的教堂。"本杰明·海登（Benjamin Haiden）在 1841 年出版的自传中毫不掩饰地说："至今伦敦的烟雾仍让我厌恶不止，在我的想象中它是遮盖世界之城的无与伦比的华盖。"③方圆 20—30 英里的烟尘环绕在伦敦上空。在《老古玩店》中，狄更斯写道："在视野所及的阴雾弥漫的远方，高耸的烟囱一个挨一个，同样单调丑恶的形象没有尽头地重复了又重复，喷射出含瘟疫性的浓烟。"④ 在《荒凉山庄》中，他把烟尘称作"伦敦的常春藤"，环绕每一座建筑，依附每一户居民⑤。1840 年代，理德（Reid）博士进行了一项实验，竖起一个长 40 英尺、宽 12 英尺的幕布来检查空气中的灰尘和煤烟颗粒，并且宣布一天之内检测出大约 200 000 个看得见的煤烟颗粒。皇家骑兵卫队（the Horse Guards）附近堆积的烟尘连绵起伏，"当我走过它时，形成了一部完整而又连续的影像"，"留下的脚印，与我在雪地上留下的脚印一样清晰"。寒冷的天气里，烟尘和霜冻结成一个邪恶联盟，在门窗后形成了一条带子，"像极了撒在灰色衣服上的胡椒和盐"⑥。伦敦的一位居民注意到，几天的大雾散去之后，一些植物的叶子脱落、花朵凋谢，甚至有些变成黑色。

　　更糟糕的是，烟尘会带来其他麻烦。泰晤士河下游的诺斯弗里特（Northfleet）周围水泥厂的烟尘非常稠密，甚至严重干扰了船舶的航行，并且偶尔使渔夫的船无法辨明船首斜桅。诺斯弗里特的居民抱怨，来自工

①　Asa Briggs, *Victorian Cities*, p. 147.

②　Anthony S. Wohl, *The Eternal Slum: Housing and Social Policy in Victorian London*, p. 1.

③　Asa Briggs, *Victorian Cities*, p. 311.

④　［英］查尔斯·狄更斯：《老古玩店》，许君远译，413 页，上海，上海译文出版社，1980。

⑤⑥　Anthony S. Wohl, *Endangered Lives: Public Health in Victorian Britain*, p. 209.

厂的烟尘和气味造成"人们喉咙沙哑，呼吸器官发炎，胃部恶心和不舒服"。巴特西原野（Battersea Fields）的居民将缺乏食欲归咎于来自氨水厂的硫酸盐的烟尘和气味。切尔西（Chelsea）的园丁抱怨他们的作物正被伦敦的工厂和车间涌出的烟尘所损害。① 1842 年《布莱克伍德杂志》（*Blackwood's Magazine*）专门论述了这一问题：

> 对伦敦人来说，清新的空气是奢侈品。……伦敦人口稠密地区——伦敦什么地方的人口不稠密？——的空气充满了烟尘和污垢，造成至少 100 万人呕吐不止。空气中弥漫着烟尘，粗俗而又不可触摸。有时候你能够闻到它，你能够品尝它，偶尔你可以用刀子切开它。②

这份杂志还认为，当你进入空气清新的其他地方时，习惯于污浊空气的肺甚至难以适应，真是咄咄怪事。

睿智之士注意到烟尘对健康有害，恶心、呕吐、发烧、支气管炎在内的呼吸道疾病不时出现，消化不畅、缺乏食欲、失眠等病症成为煤烟的伴生物。曼彻斯特烟雾预防委员会主席约翰·摩尔斯沃斯牧师（Rev. John Molesworth）认为"哪里人的清洁下降，哪里总是疾病丛生"。一位化学教授亚伯拉罕·布斯（Abraham Booth）也赞同这种说法，进而考虑到了它的深层影响："我认为，烟尘的有害影响之一是对穷人住所的影响，它造成穷人更不注意它们的仪表、更不关心他们的社会情况。"③ 居民家家晚出早归，公园甚至提供"口罩"来吸引游客。美国人科尔曼亲眼看到曼彻斯特"最令人厌、最恶心的赤贫状况"，并感谢上苍他不是一个拖家带口的英格兰穷人。他告诉友人无法详细描写参观见闻，"害怕字句会让人心生厌恶，难以阅读"。曼彻斯特的见闻甚至使他有点幸灾乐祸："它使我心怀感激，在上天不可思议的恩赐中，我的孩子不用被扔在这个国家这样的匮乏、无助中，也不用成为孤儿。"④

英国作家出于对现实的关注形成了一种污染诗学，把发明和传染、进步和瘟疫、工业和帝国并列，进而把对英格兰状况的忧虑和人身威胁联系

---

① Anthony S. Wohl, *Endangered Lives：Public Health in Victorian Britain*, pp. 210-211.

② *Blackwood's Magazine*, March 1842, pp. 380-381, 转引自 Anthony S. Wohl, *Endangered Lives：Public Health in Victorian Britain*, p. 210。

③ Anthony S. Wohl, *Endangered Lives：Public Health in Victorian Britain*, p. 208.

④ Asa Briggs, *Victorian Cities*, p. 116.

起来，穷人受害最深。① 在盖斯凯尔夫人（Mrs. Gaskell）的小说《南方与北方》（*North and South*，1855）中，一个名叫贝西·希金斯（Bessy Higgins）的女工在曼彻斯特通风不畅的棉纺厂工作，原本健康的她饱受咳嗽之苦，逐渐无法呼吸，最终死于呼吸衰竭。她哮喘的根源是"绒毛，一小片一小片，来回飞舞"。当和她一样的女工刷毛时，棉花的纤维随空气起舞，飘荡在空中，好似上等的白色灰尘，细细的棉纤维钻进她们的呼吸道，增加了她们的呼吸难度，许多女工死于呼吸衰竭。②

可见，工业化带来的呈爆炸性增长的城市成为生产瘟疫的主要工厂。③ "城市病"使疾病当道，死亡的威胁时刻悬在英国人的心头上。报刊不厌其烦地揭露社会中的种种弊病，公共舆论也大声疾呼要求改革。霍乱从暴发到最严重的顶峰似乎从逻辑上符合工业化和随之而来的日益增多的城镇人口拥挤不卫生的生活状况。④ 面对此情此景，英国政府应该何去何从？一个不起眼的小人物，出于对疾病的恐惧和好奇，开始调查英国疾病横生的社会原因，随后发表了一份报告。正是这份报告吹响了向"城市病"开战、消弭疾病社会根源的号角，成为推动公共卫生运动的催化剂。这份报告就是《大不列颠劳动人口卫生状况的调查报告》，公布这份报告的小人物就是埃德温·查德威克。在他的领导下，英国开展了声势浩大的公共卫生运动；为了改变贫民窟恶劣的居住条件，还适时地进行了住房改革。可以说，英国政府和民众希冀通过这两大运动来医治英国的"城市病"，从而消弭疾病滋生的社会土壤，为最终根治霍乱创造条件。

第二节　公共卫生运动与霍乱防治

霍乱通常被视为"改革"的朋友。⑤ 霍乱没有激起革命，说明存在一种尚未被充分重视的稳定性，而这种稳定性是英国意识到社会状况之后改革的结果。公共卫生运动是霍乱带来的影响之一，但它在霍乱防治中的作

① Erin O'Connor, *Raw Material: Producing Pathology in Victorian Culture*, p. 29.
② ［英］盖斯凯尔夫人：《南方与北方》，主万译，150～161 页，北京，人民文学出版社，1994。
③ Mary Wilson Carpenter, *Health, Medicine and Society in Victorian England*, p. 36.
④ Ibid., p. 56.
⑤ Christopher Hamlin, *Cholera: The Biography*, p. 11.

用则需要辩证地予以分析。

一、公共卫生运动的序幕——查德威克和他的《报告》

英国公共卫生运动的展开与埃德温·查德威克的努力和他主持编写的《大不列颠劳动人口卫生状况的调查报告》（以下简称为《报告》）存在必然关系。这要从查德威克的初衷和调查报告的内容说起。

（一）查德威克其人与《报告》的由来

埃德温·查德威克于 1800 年 1 月 24 日生于曼彻斯特附近的隆瑟特（Longsight）。查德威克的父亲是一个新闻工作者，母亲是"一个十足的公共卫生学家"。在接受正统的学校教育后，他在伦敦一个法律事务代理人的事务所找到工作，还给评论性刊物写文章，取得了律师资格。论"预防性治安"的文章引起了功利主义哲学家边沁（Jeremy Bentham，1748—1832）的好感，使他成为边沁的秘书。边沁去世后，他践行边沁的政治理念，走上仕途，于 1834 年主持旧济贫法的改革①，开始在政界崭露头角。

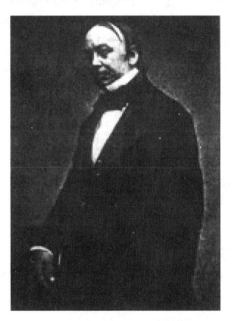

图 2-1　埃德温·查德威克

查德威克深受边沁功利主义学说的影响，认为秩序井然的社会会增进个人幸福，某些事务（在这个例子中是卫生）需要共同的，而不是个人的

———————————
① S. E. Finer, *The Life and Times of Sir Edwin Chadwick*, pp. vi-vii.

或家庭的行动。① 为此他积极倡导社会改革，实现"最大多数人的利益"是他孜孜以求的目标，这是他力排众议推行新济贫法的动因，也是他开拓新的社会改革的动力。在济贫法委员会（Poor Law Board）任职期间，消灭贫穷与肮脏的弊病的思想已经在他的头脑里扎下了根。他最早的成就之一，是在正式登记出生、结婚和死亡之时，规定要把死亡原因填入死亡证书。1838 年 5 月，上院讨论了疾病与贫穷之间的关系，但是没有采取措施。随后，查德威克发现伦敦出现斑疹伤寒病例时②，派遣詹姆斯·菲利普斯·凯伊-舒特沃斯、托马斯·苏斯伍德-史密斯（Thomas Southwood-Smith）和内尔·阿诺特（Neil Arnott）三个人进行调查。阿诺特和凯伊调查沃平和斯特普尼，史密斯调查贝斯纳尔·格林和白礼拜堂。他们了解到伦敦穷人身体衰弱的主要原因在于他们不得不生存在糟糕透顶的环境卫生中。③ 第二年，当史密斯的初步调查出版时，布洛姆菲尔德勋爵（Lord Blomfield）、伦敦主教（the Bishop of London）要求上院任命济贫委员会调查劳工阶层的卫生状况。④ 查德威克注意到伦敦的工人阶级地区出现严重的发热、肺病和斑疹伤寒等疾病，其他地区也出现这种病情。他唯恐这是新一轮霍乱的先兆，于是利用（或者，在他的批评者看来，是滥用）在济贫法委员会的权力调查传染病与周遭环境之间的联系。经过 3 年的不懈努力，调查报告问世，这就是——《大不列颠劳动人口卫生状况的调查报告》。

（二）《报告》的内容及评价

《报告》于 1841 年底完稿，因其他成员没有签字，遂以查德威克个人的名义于 1842 年 7 月 9 日正式公布。共有八章正文，总计 372 页，另有85 个附录。正文可分为五大部分。第一部分（Ⅰ—Ⅳ）占整个报告的一半，冗长而又琐碎。来自济贫医疗官和医生的 1 000 份搜集资料不厌其烦地说明现存的不卫生状况，有缺陷的排水沟和地下排水系统以及供水缺乏、过于拥挤的住房与疾病、高死亡率以及低寿命的联系。精确、翔实的统计数字来自统计总署官员和其他部门，增强了调查资料的权威性和真实性。⑤ 第二部分涉及健康—疾病的经济花费。这部分是调查的出发点，应

---

① Anthony S. Wohl, *Endangered Lives: Public Health in Victorian Britain*, p. 142.

② ［英］E. 罗伊斯顿·派克：《被遗忘的苦难——英国工业革命的人文实录》，308 页。

③ 同上书，309 页。

④ Edwin Chadwick, *Report on The Sanitary Condition of the Labouring Population of Great Britain*, p. 45.

⑤ Ibid., p. 58.

是《报告》的核心，结果被大量的事实描述和资料堆积所冲淡，仅有一章（Ⅴ），约20页。第三部分（Ⅵ）是肮脏和糟糕住房的社会花费。① 第四部分（Ⅶ）涉及行政管理，论述现存立法和行政机构的缺陷与不足。第五部分（Ⅷ）调查一般住房条件。② 《报告》条理分明地把英国的社会状况呈现在英国政府和民众面前。

归纳起来，《报告》有四大主要特点③：

第一，调查的地域广阔，资料来源广泛。查德威克调查的范围不但包括英格兰和威尔士，也包括苏格兰，囊括所有的城市、大小不等的乡镇、工业的和农业的农村，甚至包括农民的小木屋和偏远矿工的住所。而以往的调查往往局限于英格兰，很少扩及苏格兰。与以往的调查一样，查德威克最初的调查目标仅仅是扩展1838年的调查范围，扩大到英格兰和威尔士的城镇和村庄，但是很快调查范围就超出了他的设想，延伸至苏格兰。在整个调查开始前，查德威克专门拜访了爱丁堡医学界的几位好友，征询他们的意见。调查开始后，苏格兰医学界也要求把调查范围扩大到苏格兰。1840年1月爱丁堡向议会呈递请愿书，要求"济贫委员会调查英格兰和威尔士的大城市疾病原因的机构应扩展到苏格兰"。请愿书被批准后，苏格兰的医生和医疗官积极配合，主动搜集苏格兰的卫生资料。1842年，当《报告》出版后，其中涉及苏格兰的部分也单独出版。④

第二，《报告》的分析源于瘴气理论。瘴气学家认为，腐烂的组织引起大气污染是疾病的传染源，虽然这个理论很快受到质疑，"但是查德威克的诀窍则是把糟糕的理论应用于成功的社会政策方面的一个典范"。实际上，这是他吸收外国观点的一个成果。查德威克接触了他所能接触到的所有外国资源，并有选择地采用，尤其推崇德国化学家尤斯图斯·冯·李比希（Justus von Liebig，1803—1873）在《论土壤中的化学》中提出的观点，把李比希的原则纳入卫生问题解决方案之中。⑤

---

① Edwin Chadwick, *Report on The Sanitary Condition of the Labouring Population of Great Britain*, p. 58.

② Ibid. , p. 59.

③ 在《报告》的前言中，编者 M. W. 弗林认为《报告》有三大特点，即本著作所引用的后三点，笔者阅读内容后，认为应该加上第一点也是最重要的一点，即资料搜集方面包括了苏格兰的资料，这是以往的调查报告所不具备的。

④ Edwin Chadwick, *Report on The Sanitary Condition of the Labouring Population of Great Britain*, pp. 46-47.

⑤ S. E. Finer, *The Life and Times of Sir Edwin Chadwick*, p. 209.

　　第三，查德威克全神贯注于预防疾病的社会改造理论，置最有发言权的医学主张于不顾。1831 年霍乱暴发时医学的毫无作为令查德威克失望，他对医学失去了信心和耐心。贫穷与疾病之间存在着一种直接的关联，这一点对与查德威克同代的人而言并不陌生。但是查德威克进一步探究了两者之间的动态关系，提出了一个更为激进的观点，即疾病导致贫困。他把分析的重点从贫困的道德原因（懒惰、放纵）转移到了环境原因上，因为与贫困有关的疾病（热病、霍乱、痨病、小儿腹泻）被认为是由环境因素引起的，尤其是空气不良的环境。① 作为一名忠诚的边沁派，查德威克认为对付疾病更多的不是靠医疗途径，而是靠社会尤其是管理途径，他的预防计划的关键是清洁。清洁事实上就是健康的代名词，而肮脏则代表了不健康，人们只要改善通风（清洁的空气）、清洗炊饮设备（清洁的水）、进行废物处理（清洁的厕所）和改善住房（清洁的墙壁）就能预防疾病在劳动人口中传播。② 他的卫生观念的核心是"工程学应该成为政治经济学幸福分子的侍女，以获得最大多数人的最大幸福"，因而，"《报告》通篇丝毫未涉及医疗学的观点，相反，还有针对它的众多持续不断的攻击"。对查德威克来说，干净社会的关键是为城镇设立完整的供水—下水道系统。预防疾病因而成为工程师的责任，而非内科医生的（查德威克不信任他们），当然也不是社会革命家的。③ 他认为医学的唯一影响是"从实际的预防方式转移有偏见的注意力"④，这是查德威克个人观点的一个反映，也成为《报告》的一个缺点。最终，围绕霍乱问题的医学论战导致查德威克辞职。

　　第四，除了详细、真实的资料搜集，《报告》还对这些资料进行了广泛而又详细的统计分析。例如，在全国范围内，他关注"英格兰和威尔士斑疹伤寒预防的年均死亡数"。斑疹伤寒袭击正值壮年的人，死亡数字是滑铁卢战役中，联军死亡人数的 2 倍⑤，从而用无可辩驳的事实说明"工人阶级中存在普遍的、地方性的、传染性的和其他的疾病"。据此他认为"在我国的某些城镇里竟如此缺乏市政管理，以致清洁卫生方面之糟，几乎和一个野营的游牧民群或一支无纪律的军队不相上下"⑥。如何解决这

---

　　① ［美］威廉·F. 拜纳姆：《19 世纪医学科学史》，91 页。

　　② 同上书，92 页。

　　③ J. N. Hays, *The Burdens of Epidemics*: *Epidemics and Human Response in Western History*, p. 145.

　　④ S. E. Finer, *The Life and Times of Sir Edwin Chadwick*, p. 218.

　　⑤ Edwin Chadwick, *Report on The Sanitary Condition of the Labouring Population of Great Britain*, Introduction, p. 78.

　　⑥ Ibid., p. 43.

些问题呢？他认为"排水管道、正确的清理、良好的通风和采用其他减少大气污染的措施，能降低疾病的发生率"。为此，查德威克从《报告》中得出的主要建议是"排水，清理居民区街道的所有垃圾，改善供水"，因为这些都是"最重要最有效的措施"①。

《报告》一问世，立刻获得成功，销售量是其他任何报告的七八倍，不但超过了此前的任何政府出版物，还超过畅销小说。②查德威克为了宣传它，印刷 1 万份免费向穷人发放，并且送给每个监察委员会一本，并且在《泰晤士报》《晨报纪事》《季刊评论》上刊登广告。③它成为当时英国最畅销、评论最多的出版物，好评如潮。著名的自由主义思想家约翰·S.米尔（John S. Mill，1806—1873）校对了整个《报告》，"缓慢而细心地"通读《报告》，"没有发现一个错误的或有疑问的论述"，从事实出发的广度和深度体现了查德威克一贯的行事风格。④有些史学家认为《报告》是"对英国社会状况的权威、全面、可怕的控诉"⑤，其直接价值在于"证实疾病和过于拥挤的卫生有关，并且形成了一个公众舆论来支持证据"⑥，他还"证明个人无力控制这些情况，补救之法立刻由个人的自主机制转为公共管理机制"⑦。

查德威克的《报告》既不是最早揭露英国社会卫生状况的报告，也不是政府授权的官方报告，却取得了前所未有的成功，成为卫生运动最伟大的经典之一。可以说《报告》的成功既得益于丰富而翔实的资料，也得益于查德威克精明的行政经验和巧妙的论述方法。查德威克为人精明练达，深谙政府和读者的心理，巧妙地把耸人听闻的细节、形象生动的描述、可诅咒的统计数字和毁灭性的例子揉成一部反抗文学的杰作。⑧比如，《报

①　Edwin Chadwick，*Report on The Sanitary Condition of the Labouring Population of Great Britain*，Introduction，p. viii.

②　S. E. Finer，*The Life and Times of Sir Edwin Chadwick*，pp. 154-163，209-229；Anthony Brundage，*England's "Prussian Minister"：Edwin Chadwick and the Politics of Government Growth，1832-1854*，University Park：Pennsylvania State University Press，1988，pp. 79-99.

③　Edwin Chadwick，*Report on The Sanitary Condition of the Labouring Population of Great Britain*，p. 55.

④　S. E. Finer，*The Life and Times of Sir Edwin Chadwick*，p. 210.

⑤　Edwin Chadwick，*Report on The Sanitary Condition of the Labouring Population of Great Britain*，Introduction，p. vi.

⑥　S. E. Finer，*The Life and Times of Sir Edwin Chadwick*，p. 216.

⑦　Ibid.，p. 217.

⑧　Anthony S. Wohl，*Endangered Lives：Public Health in Victorian Britain*，p. 147.

告》巧妙地把读者的注意力从工人阶级的恶劣居住环境引导到更为广阔的城镇环境和令人震惊的巨大代价上。更为重要的是，《报告》提出了政府和社会有义务改善卫生事务的观念，而清理垃圾、排水和修理下水道等则是这些事务的组成部分。①

《报告》也使查德威克的观点发生了重大变化。在主持济贫法改革时，他认为贫穷是个人的责任，与社会无关，把贫穷与懒惰、道德堕落等等同起来。由他负责的济贫院被称为"穷人的巴士底狱"，他也背负"穷人的黑心敌人"的恶名②；而《报告》则使他认识到个人无法改变这种状况，应通过"公共管理"即通过国家和社会来改变卫生状况，预见到国家行为在改善卫生方面的作用，成为"第一个伟大的社会工程师"③。更重要的是，调查使查德威克发现：贫穷是由不良的社会环境造成的。疾病会导致赤贫，赤贫则容易滋生疾病。④ 查德威克强调通过改善社会环境以改善个人生活，这一论点奠定了后来社会政策演变的基础⑤，还启发了美国的社会改革家，推动了美国的公共卫生运动⑥，其影响至今依稀可见。

不过，《报告》也存在一些不足。《报告》不是关于卫生管理问题的定论，相反，它是一个社会实验的开端。查德威克得出的结论是笼统的、不精确的，所提的建议更像一个相当缺乏自信的假说，而不是一个言之凿凿的学说。例如，他没有列出地方行政机构应该履行的义务和职权，也没有提及新成立的卫生部门同任何中央机构或地区医疗官员的关系。同样，排水系统也只是一个假设。这些假设的实现还是一个未知数。但是《报告》毫不犹豫地摆出问题，提供了深入探讨、实践的可能，为随后类似的调查和相关实践提供了一种参考。⑦

《报告》引起了英国政府和社会各界对城市问题的关注，如何处理这些问题被提上议事日程。

---

① Anthony Brundage, *England's "Prussian Minister"*: *Edwin Chadwick and the Politics of Government Growth*, 1832-1854, p. 83.

② S. E. Finer, *The Life and Times of Sir Edwin Chadwick*, p. 69.

③ Edwin Chadwick, *Report on The Sanitary Condition of the Labouring Population of Great Britain*, Introduction, p. vii.

④ ［英］保罗·巴克主编：《福利国家的创建者：十六位英国社会改革先驱的故事》，洪惠芬、简守宁译，23～24页，台北，唐山出版社，1999。

⑤ 同上书，24页。

⑥ ［英］弗雷德里克·F. 卡特莱特、迈克尔·比迪斯：《疾病改变历史》，132页。

⑦ S. E. Finer, *The Life and Times of Sir Edwin Chadwick*, pp. 228-229.

二、城市卫生状况

（一）公共卫生的源与流

"公共卫生"这个概念并非查德威克首创，而是有着悠久的历史，在历史上曾起到重要作用。查德威克只不过是借助前人改善卫生的做法来改善英国的卫生状况。

历史上的公共卫生也是对付传染病的一种策略。古代的犹太人在《利未记》（Leviticus）中不但记录了关于传染病的预防规则，还注意到与卫生有关的因素：每周休息，保护食物和供水，保持身体整洁。雅典的希波克拉底曾经点燃柴堆，试图燃尽空气中的瘴气以达到清洁。罗马人是著名的工程师和卫生专家，他们建造下水道，安装水管，罗马城成为著名的卫生城市。英国关于城市环境卫生的法规可追溯到 13 世纪晚期。14 世纪的黑死病加快了对公共空间的清理，甚至一度禁止在城市养猪，目的是防止空气污浊。15 世纪起，意大利中部和北部的一些城邦不约而同地把移出垃圾、处理污水和清扫看作公共卫生管理的一部分，违反者会受到惩罚。16 世纪时商业兴盛的佛罗伦萨也走在城市卫生的前列，涉及街道清扫和其他卫生措施的规章已有 200 年之久。威尼斯人有一整套严格的处理公共卫生事件的规章，从食物到垃圾都有明文规定。18 世纪有些国家已经开始进行平整田地，铺设道路、下水道等工程。不过，把公共卫生作为一个核心举措，致力于改善当地特别是城市的状况这样的企图发轫于启蒙运动。托马斯·珀西瓦尔（Thomas Percival）1769 年的《曼彻斯特人口状况调查》（Observations on the State of the Population of Manchester）一书被认为是英国公共卫生运动的先驱[1]。该书认为不管什么形式的水都会对人的健康产生广泛影响。此后，英格兰城镇日渐关注公共社会配置，其中供水占有重要地位，但这类设施并没有广泛扩展到贫穷地区。19 世纪早期，法国医生路易-雷内·维勒米（Louis-Rene Villerme，1782—1862)[2] 的卫生理论盛极一时。维勒米是医学统计的先驱，通过来自霍乱的证据支撑他的观点，即贫穷，而不是环境"瘴气"是霍乱的

---

[1]　M. C. Buer, *Health, Wealth and Population in the Early Days of the Industrial Revolution*, London: Routledge & Kegan Paul, 1926, pp. 122-123.

[2]　路易-雷内·维勒米，法国医生，著名的公共卫生改革家，著有《工人物质和精神状况之概述》一书，对巴黎劳动者的社会和卫生状况有翔实的考察和研究。1827 年他对比研究了巴黎穷人与富人的死亡率，得出了贫穷程度与死亡率呈正比的结论。

真实原因。他认为，公共卫生和避免疾病，很显然是社会问题而不是环境问题的核心，他提出的解决之道是教育穷人养成良好的习惯。法国一度成为卫生领域的佼佼者。①

在 19 世纪世界各国遭受霍乱之苦、城市卫生问题堪忧之时，英国人也觉察到其城市中的卫生问题。早在查德威克调查英国的卫生状况之前，某些热衷于社会调查和社会活动的人就开始调查英国的卫生情况，并呼吁采取措施进行改善。1820 年代伊始，许多医生向议会请愿，要求关注公共卫生，此时许多医生在爱丁堡和伦敦的医学院受训，对爱丁堡和伦敦的卫生改革产生了持久影响，进而遍及英格兰和威尔士。② 1830 年医生詹姆斯·菲利普斯·凯伊-舒特沃斯受曼彻斯特议会之约调查曼彻斯特工人的情况，随后出版《曼彻斯特棉纺厂工人阶级的道德和身体状况》的调查报告。这份报告揭露了曼彻斯特工人糟糕的生活条件，引起世人的震惊。1832 年在利兹受到第一次霍乱蹂躏之后，医生罗伯特·贝克（Robert Baker）与利兹的其他 35 位医生一道，参加了 1833 年的一场集会，要求改善下水道、进行适当的排水处理和铺路。1838 年在创建利兹统计协会（Leeds Statistical Society）的过程中，罗伯特·贝克出力甚多。他发现"在英格兰的制造业城镇中，大部分城镇飞速扩大，但是居民个人的舒适却没有增加"③，因而积极倡导要求改善城市状况。

出于对疾病和卫生状况的忧虑，查德威克凭借过人的胆识和气魄，用铁一般的事实再次证明了英国的卫生问题，并且巧妙地把消除疾病与改善城市卫生联系起来，积极推动城市面貌和卫生改革的进程。查德威克的密友、医生苏斯伍德-史密斯还认为肮脏会导致道德堕落："在大城镇肮脏和拥挤的街道上，能够看到人们面露难色，降低到野蛮部落的水平，举手投足也与堕落相适应。……如果从早期的婴儿起，让你像野兽一样生活，你也将堕落到它们的水平。"④ 这样一来，卫生问题不再是无足轻重的小事，而是关乎英国人的身体健康、道德素质的大事，进行公共卫生方面的改革成为政府必要而又迫切的任务。

就其他国家的经验来看，欧洲大陆国家也认为居民的个人卫生有助于

① Peter Baldwin, *Contagion and the State in Europe*, 1830-1930, p. 5.

② Amanda J. Thomas, *The Lambeth Cholera Outbreak of 1848-1849: The Setting, Causes, Course and Aftermath of an Epidemic in London*, p. 53.

③ Asa Briggs, *Victorian Cities*, p. 145.

④ Eric Hopkins, *A Social History of the English Working Classes*, 1815-1945, p. 64.

消除霍乱。欧洲大陆盛行的观点是："哪里的人们生活无规律或饮食不当，同时肮脏不堪，哪里的人们就会死亡。"① 为此，各国政府建议居民保持个人卫生和室内卫生。对个人卫生的要求是：保持身体整洁，洗热水澡，禁止在河流、池塘或海洋中洗冷水浴，关注体温的突然变化；夜间待在房内，不熬夜，按时睡眠，不露天睡觉②；按时吃饭，饮食适量，不暴饮暴食；不接触有害的扩散物；保持镇静和平静，不要情绪低沉，从事适量的思考和智力活动。对室内卫生的要求则是：如果居住的街区过于拥挤，至少要保持它们整洁；每周打扫房间，用强度的碱液清洗或销毁衣服和家具；向排水沟和厕所内倾倒石灰氯化物，用热石灰或稻草擦洗墙；烧掉抹布、绳索、旧衣物③；一日之内多次开窗，通风；提倡外出工作和适当的社交活动④。欧洲大陆的这些疾病预防举措也促进了英国人关注个人卫生和公共卫生。

查德威克的《报告》拉开了公共卫生运动的序幕。1842—1857 年间，查德威克大刀阔斧推行公共卫生改革，包括城市垃圾清理、下水道改造等。⑤ 在探究公共卫生运动的情况之前，有必要确认英国的城市卫生状况。

（二）城市卫生状况

以现在的眼光看，查德威克的《报告》是维多利亚时代影响最为深远的蓝皮书之一⑥，是划时代的文件⑦；但当时人却认为《报告》中唯一能被证明的部分是肮脏的环境和疾病存在关联，其余的结论有待调查，必须有更多的证据，议会才会采取行动。1843 年皮尔政府任命以巴克卢公爵（Duke of Buccleuch）为首的城镇卫生协会（Health of Towns Commission）调查查德威克《报告》的证据。成员包括内尔·阿诺特医生、托马斯·苏斯伍德-史密斯医生、苏格兰化学家莱昂·普莱费尔（Lyon Playfair）和议员罗伯特·斯莱尼（Robert A. Slaney）等。1844 年该协会再

---

① Bill Luckin, *Pollution and Control: A Social History of the Thames in the 19th Century*, p. 82.

② Peter Baldwin, *Contagion and the State in Europe，1830－1930*, p. 56.

③ Ibid. , p. 101.

④ Ibid. , p. 53.

⑤ 按时间段来说，也就是英国公共卫生史上所谓的"早期公共卫生运动"阶段，因而本著作所说的公共卫生运动均指"早期公共卫生运动"。

⑥ D. Fraser, *Power and Authority in the Victorian City*, Oxford: Blackwell, 1979, p. 121.

⑦ ［英］E. 罗伊斯顿·派克：《被遗忘的苦难——英国工业革命的人文实录》，309 页。

次调查城市卫生状况。查德威克谢绝参与，因为这可能有损他在政界的影响，但他支持该团体的出版、宣传和请愿计划。[①] 此次调查的重点不是调查卫生状况，而是调查查德威克在《报告》中所提的建议是否可行。[②]

为了扩大调查的社会影响力，该协会积极邀请有威望又热心社会事务的政治人物和出类拔萃的医生参与。诺福克公爵、诺曼底侯爵、剑桥公爵、格雷伯爵、格兰维尔伯爵（Earl of Granville）、莫皮斯子爵（Viscount of Morpeth）、沙夫茨伯里勋爵、迪斯雷利（Benjamin Disraeli，1804—1881）先后都成为协会的成员；出类拔萃的医生如赫克托·加文（Hector Gavin）、约翰·西蒙（John Simon）等也积极参与协会的活动。几年之内，协会在爱丁堡、利物浦、曼彻斯特、约克、哈利法克斯（Halifax）、德比、巴斯、马尔伯罗（Marlborough）、沃尔索尔（Walsall）、普利茅斯和伍斯特建立了分支机构[③]，成为一支有影响的团体。

协会的主要目的是："向群众宣传最近调查得出的有价值信息，促进科学，把肉体的和道德的罪恶归结于当前不完善的下水道、排水管、供水、空气、照明等。"同年城镇卫生协会公布的《调查委员会关于大城镇和人口密集地区状况的首份报告》（The First Report of The Commissioners of Inquiry into the State of Large Towns and Populous Districts）在内容上并没有比查德威克的《报告》增加多少，但是着重强调了旧庭院的糟糕情况，在调查的 202 个旧庭院中，139 个庭院处于糟糕状态，只有 19 个在高度、排水和修复方面保持良好。[④] 城市污秽拥挤成为通病而非个例，它这样概括英国主要城市的卫生状况："博尔顿市（Bolton）——实在糟；布里斯托尔市——糟极了，死亡率很高；赫尔市——有些部门坏得不堪设想，许多地方非常污秽，镇上和沿海排水系统除少数例外，都极坏，严重拥挤和普遍缺乏通风设施。"[⑤] 正如英国历史学家霍布斯鲍姆所

① ［美］威廉·F. 拜纳姆：《19 世纪医学科学史》，97 页。
② S. E. Finer, The Life and Times of Sir Edwin Chadwick, p. 229.
③ Anthony S. Wohl, Endangered Lives：Public Health in Victorian Britain, pp. 144−145.
④ The First Report of The Commissioners of Inquiry into the State of Large Towns and Populous Districts, 1844, pp. 2−4, 28, 转引自 Eric Hopkins, The Rise of the Manufacturing Town：Birmingham and the Industrial Revolution, p. 124.
⑤ ［英］K. J. 巴顿：《城市经济学：理论和政策》，上海社会科学院部门经济研究所城市经济研究室译，104 页，北京，商务印书馆，1984，转引自梅雪芹：《环境史学与环境问题》，87 页。

言，以 1848 年的标准来衡量，英国所取得的成就是非常伟大的，而它的新兴城市远比其他地方丑陋。①

"人们居住的大小城镇都是些可怕的地方，充满了令人厌恶的景象和气味，促进健康和幸福的东西几乎样样都缺。"② 最突出的问题是街道肮脏，垃圾成堆，污水横流，下水道拥堵，导致城市卫生脏、乱、差。但每个城市和地区又有各自的"特色"。

伍尔弗汉普顿的小巷凯瑞比岛（Caribee Island）街道狭窄肮脏，到处是垃圾，露天沟渠从地面流过。最靠近城镇中心的一条通风街道上，上边有两排房屋，下边有一排房屋。低矮的房屋位于街道之下，整日湿漉漉的，距这些房屋不远处有一个广阔的水渠，这是城镇主下水道，汇集的垃圾注入几个大垃圾池，或堆积起来。天气暖和时，气味到处飘散，让附近居住的人难以忍受。这只不过是让城镇人口容易感染疾病的环境的一部分。③ 梅瑟蒂德菲尔（Merthyr Tydfil）是威尔士南部最大的镇，约 50 000人，濒临煤区，迅速发展为冶铁业中心，更多是像一个巨大的矿工营地而不是一个井然有序的自治市。周围在短时间内冒出了许多成排的小屋，充当流动工人的住房，不久形成大片的劳工宿舍，周边还有酿酒房、小商店、学校和会议室。城镇卫生委员会认为："穷人蜷缩在斜坡上，垃圾扔进房屋附近的露天排水沟，沟渠阻碍水流，厕所很罕见，城镇的一些地方完全是垃圾散发出恶臭的网络……在城镇的快速发展中，压根没有关注它的排水。"④由于城镇缺乏必需的生活福利设施和条件，因此无论男女都肮脏不堪。"梅瑟蒂德菲尔人们的身体和习惯几乎和他们云集的城镇和房屋一样脏。在统治他们的当局看来，他们行为粗鲁，就像令人憎恶的小丑。"⑤ 此乃 1847 年一位政府委员的看法。因弗内斯（Inverness）几乎没有一家有独立的厕所，全部人口仅拥有 1—2 个公共厕所。因此，在这样的市镇里，每一条街，每一条巷或小道，都被人的排泄物弄得脏兮兮的。⑥ 纽卡斯尔到处都是排泄物的气味，城镇的清扫工作基本上被弃之不

---

① ［英］埃瑞克·霍布斯鲍姆：《革命的年代》，67 页，南京，江苏人民出版社，1999。

② ［英］E. 罗伊斯顿·派克：《被遗忘的苦难——英国工业革命的人文实录》，279 页。

③ Charles Creighton, *A History of Epidemics in Britain：From the Extinction of Plague to the Present Time*（1891-1894），p. 825.

④ Ibid. , p. 845.

⑤ G. Melvyn Howe, *People，Environment，Disease and Death：A Medical Geography of Britain throughout the Ages*，pp. 159-160.

⑥ S. E. Finer, *The Life and Times of Sir Edwin Chadwick*, p. 219.

顾。养猪场、屠宰场和其他垃圾无人管理，墓地也超出负荷。① 格拉斯哥的贫穷、肮脏、苦难、酗酒、疾病和罪恶达到了登峰造极的地步，这是英国其他地方所不可比拟的。②

早在 1830 年代，詹姆斯·菲利普斯·凯伊-舒特沃斯就这样描述曼彻斯特："房子排水差，经常通风不良，没有厕所。结果，那些没有铺砌过的、坑坑洼洼的狭窄街道，变成泥浆、垃圾和令人作呕的粪便的共同堆积地。"③ 棉纺厂和运河附近的路上，茅屋摇摇欲坠，没有烟囱。④ 当地卫生委员会的调查显示，"穷人聚居区一派肮脏、拥挤、年久失修的景象"，几乎没有良好的下水道。⑤为了改善厕所的状况，1845 年曼彻斯特市议会决定由政府负责清理城市内的厕所和化粪池，其中的一项工作包括清理大约 30 000 个厕所一年中所产生的 70 000 吨垃圾。1845 年曼彻斯特市议会要求每一所新房屋都要有一个独立的厕所，1845—1847 年间，曼彻斯特在时存的大约 8% 的房屋中安装了厕所。1846 年甚至雇用了 112 人来清理堆积的垃圾，这项日常工作进行了 3 个月，其间全体人员每周平均清理 1 000 个厕所。⑥但是由于曼彻斯特没有实施下水道的配套措施，生活污水排放不畅，街道上仍然污水横行，城市的卫生状况并没有太大的改善。

第一次霍乱期间，利兹清理了城市内一些主要的污水坑，单从一个化粪池中就运出超过 75 马车的垃圾。⑦ 利兹人口密集地区根本没有污水沟，或者虽有但是修得很糟糕，连一点用处都没有。某些街上的房屋的地下室，很少有干燥的时候。其他区域的许多街，铺着厚厚的一层稀泥。居民一次又一次地用煤渣填平坑洼，想把街道修好，但是没有用，一堆堆的垃圾还是到处堆着。"房子里倒出来的污水还是积在水洼里面，直到风把它吹干，太阳把它晒干为止。"⑧ 布拉福德的情况也差不多。下等街道和大杂院的主要排水系统（如果可以称得上的话）是明沟，污水从粗糙、不均

① Charles Creighton, *A History of Epidemics in Britain: From the Extinction of Plague to the Present Time*（1891-1894），p. 850.

② ［英］E. 罗伊斯顿·派克：《被遗忘的苦难——英国工业革命的人文实录》，291 页。

③ 同上书，283 页。

④ Charles Creighton, *A History of Epidemics in Britain: From the Extinction of Plague to the Present Time*（1891-1894），p. 827.

⑤ Ibid. , p. 826.

⑥ Anthony S. Wohl, *Endangered Lives: Public Health in Victorian Britain*, p. 97.

⑦ Ibid. , p. 89.

⑧ 恩格斯：《英国工人阶级状况》，77 页。

匀的路面缓缓流过，整个地面都给渗透了。主要的排水沟通往小河，通往市区低地的运河终点或水坞。水坞的水常常塞满腐烂物。热天，硫化氢的气泡不断上升到水面上来。空气中充满着硫化氢，以致运河附近就业的工人口袋里的手表壳和其他银质物都变黑了。有时臭气很强烈。热病在四周蔓延。根据布拉福德的总情况，调查人员不得不指出："它是我到过的最肮脏的城市。"①

利物浦因造船业兴盛带来严重的城市卫生问题，据统计，在利物浦的687个街道中，248个没有铺路，112个通风不畅，352个有死水池、垃圾。② 外科医生佛洛斯特（Forrest）先生这样论述利物浦的斯特灵（Stirling）：

> 在公共街道上，下水道或排水沟总体上建设良好，但是在巷子里，非常糟。人几乎无法通过。据我所知，唯一的水源来自天空。每年有几个月斯特灵的居民都得不到充足的生活用水，因此他们也无法冲洗下水道。垃圾堆放在一驾马车中，没有专门时间来收集，有时堆放在街道上数天。监狱（平均包括65个犯人）的垃圾每隔两三天就溢到公共街道上，散发出刺鼻的气味，并延伸至布罗德街（Broad-Street）、贝克街（Baker-Street）和国王街（King-Street）等城镇主要街道。屠宰场位于城镇的北部，从此处流出的血流经公共街道。③

伯明翰处于英国城市中卫生较好之列，工人阶级聚集区如鲍兹雷（Bordesley）和德里腾（Deritend）有一些敞开的排水沟，哈德雷路（Hadgley Road）甚至没有排水沟，厕所的垃圾直接倒在道路两旁的敞口沟渠中。用伯明翰城市促进委员会主席 R. T. 凯德伯里（R. T. Cadbury）的话说："在哈德雷路，排水沟是污水和垃圾的容器，直到它们变成最腐烂的状态为止。伯明翰最雅致的街区也弥漫着厕所垃圾的味道。"另一个证人证实："有一条出自厕所的排水沟从我的房屋下流过，流到前面的道路上，排水沟的恶臭有时候让人厌恶至极。"④ 郊区新建的一些住房有地下室，地下室有2间，一层有2间卧室，还有1间洗衣房或者酿酒室、1

---

① ［英］E. 罗伊斯顿·派克：《被遗忘的苦难——英国工业革命的人文实录》，295 页。

② Edwin Chadwick, *Report on The Sanitary Condition of the Labouring Population of Great Britain*, p. 112.

③ Ibid., pp. 107-108.

④ Eric Hopkins, *The Rise of the Manufacturing Town: Birmingham and the Industrial Revolution*, pp. 130-131.

间厕所和 1 个抽水机。这些村舍看似"有一副干净、整洁和愉悦的外表",但伯明翰人没有被表象所迷惑,清醒地认识到暗藏的卫生问题:它们缺乏充足的纯洁水供应,排水也不畅。郊区的新建房屋,不管是工人阶级的还是中产阶级的都存在这种情况。"郊区的新街道因无权排水和铺路而基本处于被忽视状态,许多最好的房屋直接向公共道路上排水。"① 爱德华·海塞尔蒂尼(Edward Heseltine)是约克郡罗瑟勒姆的一位银行经理和铁路督察员,1842 年在罗瑟勒姆的一次官方卫生调查中做证说,下雨时,他的地下室灌满水,深 4 英尺,肮脏不堪,"多半是主干道上的厕所垃圾"②。他有时被迫一天六七次用抽水泵抽地下室的水,苦不堪言。即便如此,伯明翰的街道和下水道"比曼彻斯特和兰开郡其他城镇的情况好很多",所有主要街道都有地下排水系统。查德威克的《报告》得出的结论是伯明翰并没有出现大范围的发烧症状③,城镇卫生协会也认为发烧在伯明翰相当少见④,1848 年霍乱暴发期间伯明翰受到的冲击较小也就在情理之中了。

杂乱无章的伦敦成了一个坑井和管理失当的卫生区域的混合物。⑤1832 年,东区低地一带——兰姆贝斯、窝克斯赫尔和骚斯瓦克——"排水的河道和沟渠依然处于自然状态,水面上充满着污秽的东西"⑥。恩格斯毫不夸张地说:"这里的街道通常是没有铺砌过的,肮脏的,坑坑洼洼

---

① Robert Rawlinson, *Report to the General Board of Health …on the Borough of Birmingham*, 1849, p. 29, 转引自 Eric Hopkins, *The Rise of the Manufacturing Town: Birmingham and the Industrial Revolution*, p. 125。

② Herman J. Loether, *The Social Impacts of Infections Disease in England, 1600 to 1900*, p. 183.

③ 不过,需要特别说明的是,查德威克调查的侧重点是发烧与卫生之间的关系,伯明翰的发烧病例较少,却不能据此认为伯明翰的卫生良好。因为,正是在查德威克的《报告》中也提到了伯明翰卫生状况差的一个重要方面——工厂卫生差,工人的总体身体状况糟糕。伯明翰是水兵甄选中因身体状况差而落选最多的城市。具体参见:Mr Grainger, *Children's Employment Commission*, 1843, p. 175, 转引自 Eric Hopkins, *The Rise of the Manufacturing Town: Birmingham and the Industrial Revolution*, p. 126。查德威克的《报告》中举了一例:两个证人都参与水兵的征募,结果都因身体不合格被退选。这充分说明英国所谓的卫生城市不过是相对而言,伯明翰人是"亚健康"的代表。

④ *Report of the Health of Towns Select Committee*, 1844, p. 204, 转引自 Eric Hopkins, *The Rise of the Manufacturing Town: Birmingham and the Industrial Revolution*, p. 122。

⑤ [英]克拉潘:《现代英国经济史》(中卷),姚广廙译,561 页,北京,商务印书馆,1964。

⑥ [英]克拉潘:《现代英国经济史》(上卷),第二分册,663 页。

的，到处是垃圾，没有排水沟，也没有污水沟，有的只是臭气熏天的死水洼。"①

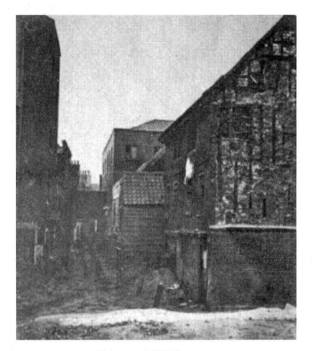

图 2 - 2　伦敦东区下富勒街（Lower Fore Street）

说明：约摄于 1860 年。图中道路的中心是堆积的家庭垃圾，还有下水道。

资料来源：Amanda J. Thomas，*The Lambeth Cholera Outbreak of 1848-1849：The Setting*，*Causes*，*Course and Aftermath of an Epidemic in London*，p. 163.

狄更斯也曾对伦敦的卫生状况做了入木三分的描写：

　　几幢房屋因年久失修已摇摇欲坠，全靠几根大木头一端埋在路下，一端抵住墙壁得免坍倒。然而即便这样风雨飘摇的破屋，看来也被一些无家可归的可怜虫选作过夜的栖身之所……沟里的积水又脏又臭，甚至东一只、西一只在臭水沟里腐烂的老鼠，也是一副饿死的丑恶相。②

他还选择热闹的集市作为展现城市商业兴旺、卫生糟糕的一个典型：

　　这天上午正值集市。地上的污泥浊水深可齐踝，不断从牛身上腾起的白茫茫的汗蒸气，同仿佛停在烟囱顶上休息的迷雾混合成低垂的

---

　　①　恩格斯：《英国工人阶级状况》，62 页。

　　②　［英］狄更斯：《奥立弗·退斯特》，荣如德译，42～43 页，上海，上海译文出版社，1984。此书又译《雾都孤儿》。

浓云。广场中央所有的牲畜栏以及占去全部空地的临时围栏里，都挤满了羊群；沿水沟一边的界桩上拴着长长的三四排菜牛和牯牛。乡下人、屠户、牲口贩子、叫卖贩子、顽童、扒手、看热闹的和各色游民杂凑成密密麻麻的人群。牲口贩子的嗯哨声、狗的吠声、牛的吼声和撒野声、羊的咩咩声、猪的咕噜声和尖叫声；小贩的叫卖声；四面八方的嚷嚷声、诅咒声和吵闹声；从每一家酒店里传来的铃声和嘈杂的话声；挤挤压压、推推搡搡、驱赶、打架、呐喊、号叫；来自市场每个角落的震耳欲聋的噪音；老是跑来跑去，奔出奔进于人群之间的那些不洗脸、不刮胡子、寒碜而邋遢的人们——所有这一切组成了一幅令人头晕目眩、手足无措的纷扰景象。①

19 世纪上半叶，厕所和化粪池依然是大小社区中最常见的排泄物处理方式。排水和厕所特别成问题。最常见的厕所清扫方式是直接排入化粪池。由于城市人口变得越来越稠密，化粪池远远难以满足需要，不得已就把排泄物堆积起来，大多数住户院子和花园中的厕所垃圾经常堆得到处都是。约翰·西蒙甚至把伦敦看作一个"化粪池城市"。据统计，1841 年，伦敦有大约 3 000 个著名的和无数个不出名的化粪池因各种原因无法及时清理，时间一长，化粪池内装满令人作呕的液体，满满当当，肆意外溢。更要命的是下雨天，池内的水溢出，臭不可闻。化粪池的气体形成了"与传染病无序繁殖最为契合的一种气候"；"挥发性的垃圾持续地散发出难以言说的气味……有时候化粪池位于某户居民的旁边，虽然池口被盖上，但是恶臭的气味仍笼罩在这户家庭周围"②。

穷人聚居的地区竟然连化粪池也没有，大约 2/3 的居民任凭厕所的容纳物四溢，甚至流到街道上。年深日久，化粪池周围逐渐变得堵塞，甚至附近的土地也逐渐隆起，成为天然的化粪池。清扫承包人为了不"浪费"这些有价值的肥料，一年难得清理一两次，直接将这些肥料转卖给肥料承包人。"除开房子里的垃圾、肥皂制造厂的肥皂滓，和（拥有不多几处供应市场的菜圃的）东城的粪便外，垃圾现在都不够偿付用大车收进搬出的开支了。"③ 肥料承包人把肥料堆成垛，等到堆得无处存放才运走。垃圾

---

① ［英］狄更斯：《奥立弗·退斯特》，183～184 页。

② Anthony S. Wohl, *Endangered Lives: Public Health in Victorian Britain*, p. 89.

③ Edwin Chadwick, *Report on The Sanitary Condition of the Labouring Population of Great Britain*, p. 379.

堆积期间，恶臭的液体缓缓渗出墙，流入附近的街道。① 在《卫生漫步》(*Saniary Ramblings*) 一文中，城市探险家赫克托·加文把贝斯纳尔·格林日积月累的污秽描述为大量生物形成的基地。在圣戈罗布路（St. Globe Road）的一个考古挖掘现场中，人们发现"一个各种肥料的堆积站，约450 英尺宽，140 英尺高。除了前面和两侧的一小片空地，整个地区充满了各种肥料。除了这个桌子状的肥料山，附近还有一个充满了腐烂的粪肥的湖，周围堆积了大量的固体粪便和垃圾，形成了壮观的垃圾山和垃圾湖。真是一派令人恶心的景象"②。文人和报刊聚集的舰队街（Fleet Street）也疾呼改革，要求把猪和排泄物从大街上清除出去。③

　　除了因工业化所带来的卫生问题，移民也造成了超乎想象的卫生问题。英国城市中大量的农村移民和外来移民带来了许多当地的污水和垃圾处理习惯，这些习俗需要较长的时间才能改变。农村人口稀少，居住分散，产生的垃圾不多，随处乱丢垃圾也不会造成严重的环境问题。可是当他们在城市中沿用乱丢垃圾的习惯时，形成了到处是垃圾的场景。④ 诚如调查委员会在调查了曼彻斯特、利物浦、彭德尔顿等城市后所总结的：

> 这些报告使我们悲惨地确信，许多地方非常缺乏甚至最简单的公共卫生认识。居民生活在沼泽、排水沟、淤积的池塘、堆积的粪肥周围，丝毫没有意识到他们正处于危险之中。实际上，他们中的许多人盲目地在这些滋生传染病的环境中投机，增加粪肥以肥沃他们的田地，以他们的健康，甚至他们的生命为代价。⑤

　　由上可知，《报告》唤起了英国人对城市卫生的关注，得到了许多团体的支持。不过，在很长一段时间内，它并没有获得立法支持。恰在此时，一场突如其来的风暴再一次震惊了英国人，也为公共卫生运动的大规模展开提供了机会，这场风暴就是 1848 年霍乱的二度光顾。如果说查德威克的《报告》是推动英国下决心进行公共卫生改革的催化剂，那么

---

① S. E. Finer, *The Life and Times of Sir Edwin Chadwick*, p. 219.

② Erin O'Connor, *Raw Material*：*Producing Pathology in Victorian Culture*, p. 39.

③ Herman J. Loether, *The Social Impacts of Infections Disease in England*, 1600 to 1900, p. 181.

④ Dale H. Porter, *The Thames Embankment*：*Environment*, *Technology and Society in Victorian London*, p. 54.

⑤ Edwin Chadwick, *Report on The Sanitary Condition of the Labouring Population of Great Britain*, p. 217.

1848 年暴发的霍乱则是公共卫生运动的导火索。查德威克的《报告》成为充满激情的宣传的一部分,是要求政治稳定和害怕霍乱肆虐的有机结合。这一年建立的专门负责公共卫生事务的卫生总会担负起消弭霍乱、改善卫生的重任。在它的领导下,公共卫生运动如火如荼地展开。

三、公共卫生改革与霍乱防治

(一) 霍乱暴发与卫生总会的成立

1830 年代,当报刊、文学作品极力揭露伦敦的肮脏、贫穷、拥挤时,社会中上层中某些人仍然没有意识到城市的卫生问题。唐纳德·奥尔森 (Donald Olsen) 认为,1830 年前到伦敦游历的人对伦敦的天气和卫生相当满意。在他看来,维多利亚早期伦敦肮脏不堪的名声来自 1832 年完全出乎意料和骇人听闻的霍乱传染病。[1] 伦敦市长甚至傲慢地说:"在城市的卫生状况方面,无须任何改进——它是完美无瑕的。"[2] 但是,当查德威克的《报告》把英国糟糕的环境状况摆在世人面前之后,更多的中上层人士接受了查德威克的观点,积极推动城市卫生改革。有远见的富人知道,如果他们忽视穷人,将给他们自己带来危险。正如狄更斯指出的,"当风来自东方时,来自吉恩巷 (Gin Lane, 伦敦东区的贫民窟——笔者注) 的空气将流动到梅法尔 (MayFair, 伦敦上流住宅区——笔者注)",并且他补充说,"如果你一旦得上在圣吉尔斯 (St. Giles, 伦敦东区的贫民窟——笔者注) 地区肆虐的强劲的瘟疫,没有守护女神能够阻止它越出艾尔马克 (Almack, 伦敦东区的贫民窟——笔者注)"[3],这是确定无疑的。

在新闻界的配合下,城镇卫生协会与伦敦统计协会四处游说,为改善城市卫生状况疾呼奔走,在舆论上成为颇有影响的压力集团,为公共卫生运动的展开创造了广泛的舆论支持。在它们的强大压力下,1846 年议会通过了第一个垃圾清理法案[4],即《垃圾清理和疾病预防法》(*Nuisances Removal and Diseases Prevention Act*)。正如它的题目所显示的,该法案确定了垃圾与疾病之间的关系,并且给垃圾下了较为宽泛的定义,认为垃

---

① Dale H. Porter, *The Thames Embankment: Environment, Technology and Society in Victorian London*, p. 55.

② Socrates Litsios, "Charles Dickens and the Movement for Sanitary Reform," *Perspectives in Biology and Medicine*, Vol. 46, Iss. 2, 2003, pp. 183−191.

③ Anthony S. Wohl, *Endangered Lives: Public Health in Victorian Britain*, p. 6.

④ 此后英国议会分别在 1848、1855、1860、1863 年又通过了类似的垃圾清理法案。

圾存在于不卫生状态下的任何地方。依据该法案，成立大都市下水道委员会（Metropolitan Commission of Sewers），负责城镇的下水道疏通工作。1848 年城镇卫生协会的一个分支结构组织了一份关于城市卫生状况的调查问卷，通过调查得出的结论是大都市下水道委员会遭到地方的顽固抵制，并没有发挥它的职能。例如，对于"郊区所负责的城镇卫生事务，城镇当局在分类和影响方面给出了任何说明吗"这个问题，伯明翰的被调查人回答是："一点也没有，郊区完全被忽视。"从坎特伯里得到的答复是："一些市政会确实意识到不健全的下水道对公共卫生的影响，但是相当多的市政会并不承认它；更多的是坚决反对任何目的的公共开销，认为它们为了公共利益采取的任何方式都希望渺茫。"对于"城镇当局已经采取措施获得充足而又实惠的供水，并且意识到源源不断比时断时续的供水好"这个问题，来自布莱顿（Brighton）的调查说当局还没有尝试，牛津人回答："从来没有，即使议会干预也不可能这样做。"狄维特先生（Mr. Divett）在 1848 年提交了他的调查报告——埃克塞特郡 67 个市镇的卫生状况。[1] 其中，仅有 6 个拥有完全的卫生设施，21 个是有问题的，38 个原封未动。私人工程师和承包人即使不敌视，也不会采纳新的排水沟和下水道类型。[2] 为什么会这样？来自牛津的回答一针见血地指出了根源："自由放任体系占主导，除了政府干预，没有什么能够改变它。"[3]由此可见，相关立法和政府支持成为解决问题的关键所在。

　　城镇卫生协会和社会各界的呼声终于传到了王室和议会的耳朵里。早在 1845 年，维多利亚女王就在议会开幕式的训词中提到了城镇卫生协会的报告，声称希望为"促进朕之较贫困臣民的卫生和舒适"而采取措施。因此，政府宣称它的立法计划包括一个公共卫生法案，这在英国历史上还是第一次。[4] 于是林肯爵士（Sir Lincoln）在当年的议会上提出关于公共卫生的法案，然而，这项提案被议会搁置。第二年他旧案重提，下场仍然一样。到 1847、1848 年下院关于公共卫生的辩论期间，城镇卫生协会的观点才得到充分的发挥和验证。莫皮斯子爵在两次议会开会期间主管卫生法案，引用了城镇卫生协会的数据，赞成它的请愿，表扬它的成员（他是成员之一）"才智过人，学识渊博"。但是，当他于 1847 年提交相关议案

---

①　S. E. Finer, *The Life and Times of Sir Edwin Chadwick*, pp. 293–294.

②　Ibid. , p. 296.

③　Asa Briggs, *Victorian Cities*, p. 375.

④　R. A. Lewis, *Edwin Chadwick and the Public Health Movement*, 1832–1854, p. 124.

时，因提案太多，他的提案还没来得及讨论，议会就闭会了。① 1848 年，议会终于腾出手来准备讨论公共卫生法案。就在这时，霍乱暴发，加速了公共卫生法案的通过。

1847 年 10 月 15 日，有位医生给《泰晤士报》写了一封耸人听闻的信，预见霍乱再次侵袭。11 月，霍乱果然抵达俄国，大都市下水道委员会立即把调查从排水沟转向霍乱。这个消息刺激了查德威克，他在震惊中写道："这个报告每天的拖延已经成为我每日惶惶不安的主题。考虑到委员会对它的拖延，以及社会上公众对霍乱问题的惊恐，虽然我希望它不来，但是对霍乱的恐惧仍然会传染给我们……"② 无法从病理上找到霍乱根源的医学界也开始向卫生派靠拢，用医学理论证明霍乱与肮脏有关，认为空气中的异味，加上街道上弥漫的污浊和肮脏景象成为霍乱的帮凶。这样一来，消灭帮凶成为消除霍乱的必要环节。其直接结果就是"霍乱、伤寒、天花以及其他流行病的一再发生，使英国资产者懂得了，如果他想使自己以及自己的家人不致成为这些流行病的牺牲品，就必须立即着手改善自己城市的卫生状况"③。

前文中已经讲述了 1848 年霍乱的情形，这里有必要再次提及它的影响。这一次的霍乱不再有阶级偏见，它一视同仁地袭击穷人和富人。1848 年《泰晤士报》评论"霍乱是最好的卫生改革家，它不遗漏一个错误，不放过一个疏忽"④，城市的肮脏毫不掩饰地暴露在霍乱面前，卫生派极力宣传肮脏与霍乱之间的关系。1849 年霍乱达到顶峰时，有人认为，霍乱青睐英国的原因并不神秘，"我们不应该忘记，1817 年的霍乱，姑且不论它的出生和世系，就它的发源地而言，是一个沼泽。……无疑，由于贫穷的工人生活在一个更适宜霍乱繁殖的地区，成为它的第一批受害者。如果我们在 1832 年仔细研究这个教训，我们不会在 1849 年仍记录下如此多的死亡数字。我们应该承认，英格兰的每一个地方比下孟加拉的沼泽地更糟糕，比杰骚（Jessore）的贱民更可能成为受害者"，因为英国穷人生活在比印度人更差的条件中。"在许多方面，霍乱光顾过的市镇中，没有一个

---

① S. E. Finer, *The Life and Times of Sir Edwin Chadwick*, p. 294.

② Ibid. , p. 316.

③ 《马克思恩格斯选集》，2 版，第 4 卷，421 页，北京，人民出版社，1995。

④ Joan Lane, *A Social History of Medicine：Health，Healing and Disease in England，1750-1950*, p. 148.

比我们自己的大城市更易于供养（霍乱）征服者。"①成千上万的伦敦乞丐
和肮脏不堪的城市街头证实了此人所言非虚，并增强了卫生派的说服力。
卫生状况相对较好的伯明翰成为少数幸运儿，1848年霍乱在伯明翰仅造
成了24起病例。距此地10英里左右、靠近伍尔弗汉普顿的比尔斯顿受害
严重②，而比尔斯顿的肮脏远近闻名。1848年霍乱出现在牛津后，在排水
不畅、地势低洼的教区迅速传播。这些地区通过化粪池排水，化粪池到处
可见，有时候污物随着流动的污水流到院子里。③ 人们认为斯普林本
（Springburn）出现霍乱很可能是因为它是苏格兰最糟糕的社区之一。它
位于地势低于运河的半排水沼泽地区，从这里水排入下层土，房屋地势低
洼，整天湿漉漉，垃圾遍地。④ 这再一次证明了卫生能够抵制霍乱、肮脏
招徕霍乱的观点。

　　这样，在霍乱的压力之下，英国政府也意识到清洁的城市卫生有助于
抵制霍乱的肆虐。当1848年夏霍乱再次袭击英国时，英国议会立刻开会，
商讨对策。1848年6月，议会通过《公共卫生法》（Public Health Act）。
它规定：凡新建房屋、住宅，必须辟有设置厕所、安装抽水马桶和存放垃
圾的地方，目的是改变城市垃圾遍地、臭气熏天的情况；为此赋予英格兰
和威尔士的地方当局按税率征收资金、建立排水和供水系统的权力；成立
专门的机构卫生总会（General Board of Health）负责公共卫生工作。沙
夫茨伯里勋爵任主席，查德威克、苏斯伍德－史密斯是成员。《公共卫生
法》有助于地方当局通过制定临时条款来检查和管理不卫生的住所，根据
这些条款能够快速和花费较少地采取行动。⑤ 1848年8月7日，议会通过
《垃圾清理法》（Nuisances Removal Act），因主要目的是消除霍乱，又被
称为《霍乱法》，9月4日经女王签字生效。它的前六章修正了地方的权
力，赋予卫生总会更大的权力来清理垃圾，消除霍乱。因此，卫生总会成
为全权负责霍乱事务的唯一组织，有权任命一位医学委员为特别成员，讨
论移除垃圾的规章。《垃圾清理法》还允许卫生总会任命卫生检查官，授

---

① Erin O'Connor, *Raw Material: Producing Pathology in Victorian Culture*, p. 30.

② Eric Hopkins, *The Rise of the Manufacturing Town: Birmingham and the Industrial Revolution*, p. 126.

③ R. J. Morris, "Religion and Medicine: the Cholera Pamphlets of Oxford, 1832, 1849 and 1854," *Medical History*, Vol. 19, No. 3, p. 256.

④ Charles Creighton, *A History of Epidemics in Britain: From the Extinction of Plague to the Present Time (1891－1894)*, p. 837.

⑤ Anthony S. Wohl, *Endangered Lives: Public Health in Victorian Britain*, p. 308.

予卫生检查官一定的检查监督之权，督促地方政府改进卫生状况。这样的规定看似对卫生总会有利①，实则不然。因为这项法案草率起草，考虑不周：卫生检察官大多出自地方，非但没有监督地方的卫生状况，反而成了地方制约卫生总会权限的一个平台。许多地区（特别是伦敦）互相敌对的人群争吵不休②，也掣肘了卫生总会的行动。

需要指出的是，与维多利亚时代其他众多的社会改革和行动一样，公共卫生运动也采取了一种道德运动形式。对那时的大多数英国人来说，霍乱不是上帝因原罪而派来惩罚人类的灾祸，而是人类忽视了上帝的土地、忘记关照病人和弱者的结果。不管是宗教界要求道德纯洁的呐喊还是世俗的激励，不管公共卫生运动是起源于一种耻辱或大公无私的责任感还是起源于自私自利或对传染病肆虐的恐惧，维多利亚时代大多数人信奉的社会信条是：身体健康和纯洁的环境对涉及社会进步的其他领域来说是至为关键的基础。如果没有物质的改善，就没有道德的、宗教的或思想的进步。③ 1853 年霍乱期间，教会人士要求内政大臣亨利·帕麦斯顿（Henry Palmerston，1784—1865）设立一个全国斋戒日，他回答："造物主为我们所生活的行星确立了一定的自然法则，人类的福祉或悲哀依赖于遵守或者忽视这些法则。"帕麦斯顿建议"净化和改善"所有城镇工人阶级的街区，目的是破坏"传染的来源，如果允许这些传染源存在，将绝对无误地哺育瘟疫，并且死亡猖獗。当人类为了他自己的安全尽了最大努力后，那么，到了祈求天国保佑他的努力发挥作用的时候了"④。正是这种潜在而又普遍的环境主义意识成为公共卫生运动获得广泛的群众支持的一个思想根源，使公共卫生运动在面临利益集团的阻挠之时能够获得新闻界、民众和开明人士的积极支持。

在具体的实行过程中，英国政府采取的是一种现实主义的态度。1848年伯明翰超过 10% 的纳税人联合发起请愿，主动要求把 1848 年《公共卫生法》的条款应用于伯明翰，随后罗伯特·罗林森爵士（Sir Robert Rawlinson）向卫生总会提交了关于伯明翰卫生情况的报告。他调查了新旧城镇地区的 285 个庭院后，得出了伯明翰卫生状况糟糕的结论（见表 2 - 1）：大约 200 个密集庭院无法排水，许多庭院没有铺石砖，厕所被戏称为"垃

---

① S. E. Finer, *The Life and Times of Sir Edwin Chadwick*, p. 336.
② Ibid., p. 337.
③ Anthony S. Wohl, *Endangered Lives: Public Health in Victorian Britain*, pp. 6-7.
④ Ibid., p. 122.

坟的不竭源泉"，最普遍的情况是每 4 户才有一个厕所。伦敦对 1848 年的《公共卫生法》置若罔闻，1848 年末霍乱再次袭击伦敦时，不得不成立一个委员会检查"房屋排水和干道排水，街道清理和铺路，清除垃圾和水供应"①，作为对付霍乱的"抱佛脚"之法。

表 2-1　　　　　　　　伯明翰 285 个庭院的状况　　　　　　　单位：个

	好	差	有缺陷	无
排水	134	74	77	/
高度	134	49	99	/
修复	159	43	78	/
供水	177	80	/	20

资料来源：Robert Rawlinson, *Report to the General Board of Health…on the Borough of Birmingham*, 1849, pp. 23, 95, 转引自 Eric Hopkins, *The Rise of the Manufacturing Town: Birmingham and the Industrial Revolution*, pp. 124-125。

《公共卫生法》的颁布和卫生总会的成立标志着公共卫生运动有了明确的章程和领导机构，卫生总会成为卫生派的大本营。除了争取议会的政策支持外，查德威克还依靠个人魅力和服务民众的理念邀请社会各界名流加入这一运动，壮大公共卫生运动的声势和社会影响力。早在 1844 年各地成立城镇卫生协会调查各个城市的卫生状况时，他就邀请政界名流和豪门权贵参与其中，收到了良好效果。在改造下水道系统时，查德威克和议会受到来自许多不同的科学技术团体的调查和声明的影响，态度摇摆不定。最后，查德威克努力把不同学科背景的科学家的观点囊入卫生运动作为自己的大政方针，他推荐生理学家理查德·欧文（Richard Owen）和地质学家亨利·德·拉巴赫（Henry de la Beche）加入大都市下水道委员会。虽然伦敦不受《公共卫生法》的管辖，但是伦敦拥有以约翰·西蒙为代表的精力充沛的医疗官。1848 年 10 月 19 日，西蒙成为伦敦城的第一任卫生医官，年仅 32 岁。他负责把公共卫生原则应用到首都和整个王国。②

查德威克的兼容并包的方针还使他得到了许多知名人士的鼎力相助，许多医生成为他的得力助手。就这一时期的公共卫生运动而言，医生的地位和他们对城市病理日益增长的关注已经得到史学界较多的研究，并且西

① Socrates Litsios, "Charles Dickens and the Movement for Sanitary Reform," *Perspectives in Biology and Medicine*, Vol. 46, Iss. 2, 2003, pp. 183-191.
② Charles Creighton, *A History of Epidemics in Britain: From the Extinction of Plague to the Present Time* (1891-1894), p. 834.

蒙的贡献、医生阿诺特·凯伊（Arnott Kay）和苏斯伍德-史密斯为济贫委员会所做的关于伦敦生活条件的报告（其中，过于拥挤与疾病之间的关系第一次出现在官方文献中）也尽人皆知。苏斯伍德-史密斯、赫克托·加文在城镇卫生协会表现出色，其中苏斯伍德-史密斯是副主席。不过需要指出的是，19世纪前半期，医学人员没有"在促进卫生改革中起到积极的作用，他们特殊职业之外的知识义务和责任需要他们发挥作用"，对这一点，苏斯伍德-史密斯感慨颇深。直到19世纪中叶以后，随着卫生部门的规范化和制度化，医生才开始在公共卫生立法和行政等方面大展手脚[1]，各界人士也参与进来。

　　詹姆斯·菲利普斯·凯伊-舒特沃斯在爱丁堡大学受训，直到1832年他在曼彻斯特贫民窟悬壶济世时才增强对贫穷事实以及贫穷与疾病关系的理解，1832年他出版的《曼彻斯特棉纺厂工人阶级的道德和身体状况》在卫生改革视野中起到了重要影响。[2] 阿诺特·凯伊医生是社会改革家边沁和政治经济学家米尔的朋友，通过他们他结识了詹姆斯·菲利普斯·凯伊-舒特沃斯和苏斯伍德-史密斯，他毕业于苏格兰的阿伯丁大学（Aberdeen University），曾在东印度公司的船上工作，也是查德威克的家庭医生。1838年他开始为济贫委员会工作，随后就苏格兰的贫困问题为查德威克的卫生报告写过两篇文章。1843年开始他成为城镇卫生协会的成员。[3]

　　威廉·法尔本是医生，1838—1880年间在统计总署（General Statistic Office）任职，还因工作出色出任统计总长，为公共卫生运动出力甚多。他出身卑微，年幼时被一个当地的富人收养，后来在什鲁斯伯里（Shrewsbury）接受正规的医学教育。1829—1831年游历法国期间，他倾听了大量关于自然科学、比较解剖学和生理学、卫生学和化学等的讲座，接触到法国的医学名流和先进的医学知识。[4]他曾悬壶济世，赢得良好的名声。当统计总署需要一名懂医学的编辑时，他出任"摘要编辑"，主要负责"统计死亡原因的医疗事实证明"，这个工作与查德威克的工作密切相关，查德威克在霍乱期间提供的死亡数据基本上来源于法尔的杰出工

① H. J. Dyos, and M. Wolff, *The Victorian City: Images and Realities*, pp. 603-604.
② Edwin Chadwick, *Report on The Sanitary Condition of the Labouring Population of Great Britain*, p. 26.
③ Ibid., p. 34.
④ Margaret Pelling, *Cholera, Fever and English Medicine, 1825-1865*, pp. 84-85.

作。①公共卫生运动期间，他在报刊上发表文章提出自己的见解，为查德威克辩护，成为坚定的卫生派成员和查德威克的助手。他学识渊博，意志坚定，不仅为全英国引进了记录生死及婚姻情况的公民登记制度，为研究人口状况提供了排列成表的原始数据，而且还就致命疾病的地理、阶层、年龄、性别和职业等方面的分布情况做了富有创见的评论，成为公共卫生运动中最富创见的人物之一。②

苏斯伍德-史密斯于1816年毕业于爱丁堡大学，1824年成为伦敦发烧医院（London Fever Hospital）的医生，这为他理解贫穷与疾病之间的关系提供了极好的基础。他也是边沁的朋友，赞同把解剖研究应用于医学知识的重要性。他要求解剖边沁的尸体，并顺利完成这次公开解剖。他于1825年开始写作关于公共卫生的论文，并于1838年被邀请参加济贫委员会关于伦敦东区卫生缺乏和疾病之间关系的初步调查。1848—1854年间他与查德威克一道在卫生总会工作。③

纳索·西尼尔（Nassau Senior，1790—1864）是查德威克新济贫法的合作者，也是1837年手织工委员会（Handloom Weavers Commission）的成员。在1841年出版的《委员会关于手织工状况报告》（*Report of the Commissioners on the Condition of the Hand-Loom Weavers*）中，他评论道："无权来实施下水道或排水沟，无权规范道路宽度，无权阻止房子密密麻麻，他们居住的环境拥挤肮脏不堪，这都需要国家来干预。"④

维多利亚时期英国穷人的遭遇成为狄更斯著作的重要内容。狄更斯在论及济贫院、工厂条件、穷人教育等内容时公开批评新济贫法，《雾都孤儿》体现出他对济贫院的偏见⑤，对查德威克素无好感。在狄更斯的妹夫、工程师亨利·奥斯丁（Henry Austin）的撮合下，两人关系逐渐改善。1842年查德威克把《报告》的副本交给奥斯丁，由他转交狄更斯。狄更斯在细读之后，回应谨慎而客套："请转告查德威克先生，我非常感激他的抬举，我衷心希望在重大问题和感兴趣的问题上与他合作——尽管在新济贫法上，我与他素有分歧。"随后两年间，二人不断在社交场相遇，

---

① Margaret Pelling, *Cholera*, *Fever and English Medicine*, *1825-1865*, pp. 82-83.

② ［美］威廉·F. 拜纳姆：《19世纪医学科学史》，96页。

③ Edwin Chadwick, *Report on The Sanitary Condition of the Labouring Population of Great Britain*, pp. 34-35.

④ Ibid., p. 39.

⑤ Gatze Lettinga and Grietje Zeeman, *Decentralised Sanitation and Reuse: Concepts, Systems and Implementation*, London: IWA, 2001, p. 18.

彼此的了解有所增加。有一次查德威克送给狄更斯一封信，随附了城镇卫生协会搜集到的证据，强调卫生对身体健康的重要性，并对新济贫法做出一些解释，狄更斯的敌视态度有所缓和。1844年双方逐渐在公共卫生问题上达成共识，冰释前嫌①，狄更斯成为查德威克最直言不讳的公开拥护者。奥斯丁也成为1844年城镇卫生联盟的创建人，随后出任大都市下水道委员会的顾问工程师。

社会各界的积极参与成为公共卫生运动如火如荼进行的重要推动力。

(二) 霍乱防治举措

为了加强对各个城市的卫生管理，卫生总会在经议会同意后，把各个城市原有的城镇理事会改组为市政卫生机构，作为各个城市负责公共卫生的权力机构；没有城镇理事会的地区将建立一个全新的机构——地方卫生委员会（Board of Local Health）。《公共卫生法》明文规定了它的权责，包括确保中产阶级在这些机构中的影响。地方卫生委员会的成员由复选选出，为了体现广泛的代表性，选举范围是：从拥有年收入50镑的人中选出1人，从拥有年收入100镑的人中选出1人，从年收入超过250镑的人中选出6人。此外，地方当局还任命一位办事员、一位会计、一位垃圾检察员和一名测量员作为成员，测量员的任职和解聘需要得到卫生总会的批准。如果有必要，地方卫生委员会还可以任命卫生医官（Medical Office of Health）负责检查地方的医疗和卫生状况，其薪金由地方机构决定，任职和解聘也需要得到卫生总会的同意。②

与此同时，卫生总会不断收到来自各地的霍乱情况报告，卫生总会力图证明"产生霍乱、瘟疫或任何其他传染病的恶臭气无所不能，良好的排水沟和通畅的下水道将能够预防霍乱、瘟疫"③，因而派人到各地调查，统计死亡人数。来自各地的霍乱报告基本上也把霍乱归咎于肮脏，这加强了卫生总会通过整饬城市卫生消除霍乱的话语权。伦敦的医生兼卫生医官约翰·桑德兰在调查时发现"已有25年未曾清扫的摄政渠（Regent's Canal）附近，有2英亩的垃圾堆积的赫尔地区都受到霍乱侵袭；在陶器场（Potteries）的3 000头猪、种植庄稼的人以及陶顿（Taunton）学校的人也没能幸免，家长和67个孩子拥挤在一间卧室内，平均每人仅有68平

---

① S. E. Finer, *The Life and Times of Sir Edwin Chadwick*, p. 239.

② R. A. Lewis, *Edwin Chadwick and the Public Health Movement*, 1832－1854, pp. 172－173.

③ S. E. Finer, *The Life and Times of Sir Edwin Chadwick*, p. 342.

方厘米的呼吸空间"①。来自别处的证据也说明清洁是避免霍乱的一剂良药。赫克托·加文发现有一个半径 12 码的院子，周围却有 4 个化粪池，每一个化粪池的水都像汤一样黏稠，向外渗出，房东不得不每天早上抽一个小时的脏水，还要清扫院落。院内居住的 85 个居民中，22 个人注意饮食和生活卫生，安然逃脱霍乱的魔掌，剩下的 63 人中有 46 个受到霍乱的侵袭。②有的卫生医官也报告了卫生可以避免疾病的案例。G. R. 罗（G. R. Rowe）是奥加联盟（Ongar Union）的卫生医官，他发现"切格威尔（Chigwell，伦敦郊区住宅区——笔者注）周围地区没有恶性的、传染性疾病出现。在我 30 年的居住经历中，即使在霍乱流行期间也没有出现一起病例。土地排水良好，地势较高，穷人生活习惯卫生，民风淳朴，有助于预防疾病"③。

　　霍乱与肮脏有关似乎成为一个铁证。有些城市为了减轻霍乱，向卫生总会求助，听从它的指挥和安排，20 个小城镇自愿请求实施《垃圾清理法》；医生们也献计献策，地方的检查员、济贫调查员、地方卫生委员会和卫生总会的卫生医官真诚合作；新闻界也鼎力相助，《泰晤士报》一方面论述霍乱与肮脏的关系，一方面邀请社会各界提出解决之道；《柳叶刀》从 1842 年创刊起就认为对付疾病的唯一途径是"预期和预防，而不是治愈"④。卫生总会加大对地方卫生的检查力度，沿用挨家挨户调查的传统，及时掌握最新的霍乱信息，果然，某些地区霍乱病例数量开始下降。卫生总会的人员总结说，这是由于在可医治的阶段，他们较早地迁移感染者，以及用便秘药物治疗他们。⑤ 正是在这种暂时结果的迷惑下，卫生总会提出了自以为正确的霍乱预防和治疗方法。

　　1850 年，卫生总会在整理了来自各地的霍乱发生情况后，向议会提交了一份霍乱报告。和其他关于疾病暴发的官方报告一样，霍乱报告包括与霍乱的发病、死亡相关的数据。报告认为，霍乱几乎总是从一个简单的接触开始，数据显示，87％的病例和 61％的死亡都发生在室内，室内不止一个人感染。使用便秘药物和搬到避难所房里可能都降低了接触霍乱的

　　① R. A. Lewis, *Edwin Chadwick and the Public Health Movement*, 1832–1854, p. 191.
　　② Ibid., p. 192.
　　③ Edwin Chadwick, *Report on The Sanitary Condition of the Labouring Population of Great Britain*, p. 151.
　　④ S. E. Finer, *The Life and Times of Sir Edwin Chadwick*, pp. 459–460.
　　⑤ Ibid., p. 342.

概率，从过于拥挤和肮脏的住所（已经出现病例）移出健康者使他们避免被感染。[①] 报告还总结出易受霍乱影响的 10 大因素：过于拥挤、肮脏、泥浆中的瘴气、潮湿、缺乏排水和糟糕的排水沟、墓地、不卫生的水、不卫生的食物、疲劳、泻剂。[②] 例如，矿井下的工作条件艰苦而恶劣，矿业人口比其他人口更容易遭受霍乱。[③] 其中，拥挤、肮脏、潮湿、排水等都与霍乱有关，受到了卫生派的高度重视，可以说公共卫生运动也是围绕着消除这几大因素进行的。甚至在斯诺已经找到霍乱传播方式之后的第三次霍乱期间，仍有不少卫生医官持这种观点。1856 年斯特兰德（Strand）的卫生医官写道："我们必须把高死亡率的主要原因归因于密不透风和过于拥挤。这两个问题遍布整个地区……过于拥挤和疾病相互作用，相互影响。"[④] 而"不卫生的水"排位较靠后，没有成为他们的重点治理对象，从而为第三次霍乱的大规模肆虐埋下了隐患。

卫生总会的督促和强大的舆论压力也促使许多团体或个人不得不暂时收敛。1848 年的《公共卫生法》并没有覆盖纽卡斯尔地区，城镇半数的家庭仍生活在一间狭小的房间，不少于 2/3 的人口即 15 000 个家庭没有通往私人厕所的通道，下水道和排水沟几乎不存在。1851 年当地医生请求援引《公共卫生法》，遭到了供水公司的抵制。结果霍乱来袭，纽卡斯尔束手待毙，感染者众多，这些事实在卫生总会的调查中一一被揭露出来。帕麦斯顿在他出席全国人道日的演说中点名批评纽卡斯尔，要求它改善城市卫生。惨痛教训之后，纽卡斯尔才接受了《公共卫生法》。

在加大对各地的卫生检查和督促的同时，卫生总会也及时惩处违反卫生条款者。1848 年初伦敦一位名叫高尔（Gore）的人被圣卢克（St. Luke）的教区官员起诉，原因是他在高斯威尔（Goswell）路的哈德菲尔德（Hadfield）街制造垃圾堆，违反了当地的"垃圾堆"条款。他的"金灿灿的垃圾堆"高 14 英尺，甚至高出附近房屋的屋顶。他还把垃圾分为两类：地下室、旧房等处的垃圾堆成"干垃圾"，酿酒厂废物、白菜叶、死去的动物、腐烂的土豆等是"湿垃圾"。从垃圾堆产生的怪味弥漫 400 英尺远，连累附近的房价下跌。在法庭上，高尔拒不认罪，反而组织一些捡垃圾的人做证，证实他们都身体健康。他们还纷纷发誓说："垃圾堆不危及健

---

① S. E. Finer, *The Life and Times of Sir Edwin Chadwick*, p. 342.

② R. A. Lewis, *Edwin Chadwick and the Public Health Movement, 1832–1854*, p. 191.

③ John Snow, *On the Mode of Communication of Cholera*, p. 13.

④ H. J. Dyos, and M. Wolff, *The Victorian City: Images and Realities*, p. 612.

康"，"没见到比别处更多的病人"①。不过陪审团戳穿了他们的谎言，按卫生条例给高尔定罪。

各城市在公共卫生期间为了应对霍乱主动或被动进行卫生改革，城市垃圾处理、污水排放成为关注重点。为具体展现公共卫生运动期间的霍乱防治，下面以普利茅斯和伦敦下水道改造进行个案分析。

1. 普利茅斯的霍乱与公共卫生

普利茅斯②是英国最不卫生的城镇之一。1832 年霍乱期间，普利茅斯1 031 人死亡。人们一度担心全部人口都会被霍乱吞噬，最终感染范围局限于老旧内城的社会下层中。中产阶级基本没有受到影响，很快忘记了此病。③ 1841—1850 年间，普利茅斯的平均死亡率为 25‰，与全国最糟糕的工业城市持平。1848 年，当霍乱出现在英国其他地方时，普利茅斯的报刊信誓旦旦向读者保证，本地有可能幸免。④ 1848 年《公共卫生法》通过后，普利茅斯出现历史上最激烈的政治争论。地方机构反对实施该法，害怕失去自治的政治权力，试图推动两项地方法案以躲避采用查德威克的有争议的新措施：一个是修改《城镇改善法案》，另一个是修改可怜的不足的地方供水设施。1849 年普利茅斯出现霍乱，死亡 1 894 人⑤，最严重的地方依然是贫民窟，霍乱也出现在新建的中产阶级的郊区。报纸刊登各种"药方"，如"清理墓地"或者"处理垃圾池的沉积物"⑥ 等，因没有效果反而加剧社会恐慌。⑦ 普利茅斯改善委员会（Plymouth's Improvement Commissioners）采取暂时性的卫生措施，也没有效果。

许多人直接向卫生总会哭诉，要求进行公共卫生改革。普利茅斯任命罗伯特·罗林森为普利茅斯调查员主管，负责调查城镇的下水道、排水、供水和卫生状况。罗林森曾在伯明翰（1849）和布拉福德（1851）进行过类似的调查，经验丰富。1852 年 1 月 15 日，罗林森开始调查普利茅斯的

---

① F. B. Smith, *The People's Health*, *1830-1910*, p. 202.

② 现在的普利茅斯由三个独立的城镇组成：普利茅斯、东石屋、德文港（或普利茅斯港）。19 世纪普利茅斯和东石屋已经合并，但是德文港还是独立的，此处的普利茅斯指普利茅斯和东石屋。

③ C. Gill, *Plymouth*: *A New History*, Vol. 2, Newton Abbot: David & Charles, 1979, p. 149.

④ *Plymouth and Devonport Weekly Journal*, June14, 1849.

⑤ *Plymouth and Devonport Weekly Journal*, December 13, 1849.

⑥ *Plymouth and Devonport Weekly Journal*, July 5, July 12, 1849.

⑦ *Plymouth and Devonport Weekly Journal*, July 26, 1849, p. 5.

卫生状况，无论是社会头面人物还是贫民窟的具体情况，都一一询问，亲身查看，所见所闻超乎想象，无法在报刊上报道。比如，171人住在6间房子里，没有排水，共用一个水管。1852年底，罗林森将调查报告呈送卫生总会，抨击普利茅斯相关机构的种种不作为。①

普利茅斯改善委员会承认自己权力有限，但表态支持卫生改革。卫生总会确认1848年《公共卫生法》适用于普利茅斯。普利茅斯的反公共卫生运动持续了近6年，其间该地的卫生状况日趋恶化，1853年成立一个委员会执行1848年《公共卫生法》。其他地方认为采用查德威克的举措将花费100英镑左右，而普利茅斯预计将花费3 000—4 000英镑。② 第二年，普利茅斯成立当地的卫生委员会，负责清理下水道、铺路、拓宽街道等工作，在长期的忽视之后开启卫生改革历程，在公共卫生运动中起到重要作用。

2. 伦敦的下水道改造

城市肮脏、臭气熏天与垃圾处理、污水处理方式有关。城区的扩大和人口的增多使人的排泄物和生活垃圾成为"污物"的主要来源。五十间以至五十多间房子只有一个公用厕所，很短时间内就塞满了大小便，居民们没有其他办法，只好把大小便倒在已经弄脏了的街上。③有些居民房内虽有厕所，却很少清理，排泄物四溢，垫砖之后才能入内。因此，从这些房子流出的污垢和垃圾全被抛到前街或后街。

化粪池和垃圾被清理之后，清理出来的粪便如何处置呢？最简单的办法就是运走。不能及时运走依然带来卫生问题，这成为1850年代卫生总会关注的重点。1850年卫生总会发现"出生于这个国家的陌生人认为，普通街道像一个有家畜的庭院那样有粪便的味道"。据估计伦敦每年有大约20 000吨的动物粪便堆积在街道上。这些街道经常没有铺砌过，路面形成几条深沟，污水、污物就积在沟里，变成发臭的死水坑。夏季，当街道因堆满动物的粪便而臭气熏天时，恰逢农忙时节，农民和市场管理员急切地从城市返回他们的农田收割庄稼或堆积另一种谷物，而不愿花费时间在城镇获得肥料，任凭垃圾滞留在街道上。铁路公司也忙于夏季的旅客运输，并不像在淡季那样热心运输粪便，更加剧了恶臭的蔓延和堆积。当运

---

① Mark Brayshay, Vivien F. T. Pointon, "Local Politics and Public Health in Mid-19th Century Plymouth," *Medical History*, Vol. 27, No. 2, p. 176.

② Ibid. , p. 177.

③ ［英］E. 罗伊斯顿·派克：《被遗忘的苦难——英国工业革命的人文实录》，29页。

输公司专门运输动物粪便时，发现粪便数量惊人，臭气熏天。伦敦的斯旺雷枢纽（Swanley Junction）利用查塔姆—多弗（Chatham and Dover）铁路每年获得 40 000—60 000 吨的粪便。地方管理委员会也抱怨连连，"粪便惹来的麻烦有时候非常可怕，这样的一种恶臭是你闻所未闻的，它似乎正好浸入你全身"。南伦敦的沃尔沃斯（Walworth）平时就储藏 4 000—5 000 吨的粪便，这样农民利用粪便就把伦敦包裹得严严实实。可怜的伦敦人再热也不敢开窗，房间外臭气熏天，房间内苍蝇横飞。[1] 狄更斯催促改善大城市的卫生状况，认为"首都应成为全帝国人员和卫生的楷模"[2]。为了切实处理城市的人畜粪便和街道垃圾，1850 年议会通过《改善法》（Improvement Act），对如何改善街道和建筑的卫生状况有明文规定。这为切实可行的市政首创精神提供了条件，并得到认真的贯彻执行。

下水道是伦敦的另一改造重点，也是历史遗留的棘手问题。伦敦的下水道可以追溯到 13 世纪中期，当时伦敦在泰伯恩（Tyburn）建立了一座蓄水池，通过管道向城市输送水。这个蓄水池是在水井数量减少造成水源不足的情况下建立的。水源供应的管理成为"所有公众事业的典型代表"。它有一个专门的由区长和财政官员组成的官僚机构，后者负责分配用于维持系统的专项收入。[3] 1370 年代伦敦的环境因垃圾过多而负荷过重，清理不及时，1420 年代早期留存至今的市政信件簿（letter book）连篇累牍地抱怨垃圾遍地。[4] 1532 年议会通过一项法案，允许大城市的自治城镇设立七个地区下水道委员会（Sewer Commissions），负责下水道的管理和疏浚。但是这些下水道委员会以地方利益为出发点，缺乏统筹，而且他们主要关注地表水的排放，对地下水不闻不问，结果使地表水的管理也收效甚微。1666 年大火之后伦敦才有人工修造的下水道系统，整个 18 世纪持续稳定地发展，1727—1751 年间成倍增长，下水道的总长度达到 49 英里，但仍不能满足需要。[5] 英国议会于 1762 年开始拟定改善计划，1766 年开始关注伦敦城的卫生状况，提出 35 个改善工程项目，主要提高城市的清洁和改善供水，但没有明显成效。[6]

进入 19 世纪后，下水道系统引起关注。1800 年，伦敦一般家庭依靠

---

① Anthony S. Wohl, *Endangered Lives*：*Public Health in Victorian Britain*, p. 81.

② Socrates Litsios, "Charles Dickens and the Movement for Sanitary Reform," *Perspectives in Biology and Medicine*, Vol. 46, Iss. 2, 2003, pp. 183–191.

③ Lester J. Bilsky, *Historical Ecology*：*Essays on Environment and Social Change*, p. 128.

④ Ibid., p. 126.

⑤ Ibid., p. 128.

⑥ Herman J. Loether, *The Social Impacts of Infections Disease in England*, *1600 to 1900*, p. 228.

房屋附近或下边的化粪池来冲刷垃圾。伦敦的公共下水道系统主要是输送雨水和污水，私人下水道与公共下水道连接是违法的。下水道委员会对违法者进行罚款，以防止污染公共水道。① 可是年久失修的下水道系统无法承受人口过多带来的更多垃圾，亟待修缮。1815 年，伦敦的八家下水道委员会决定允许私人排水沟连接起来，家家户户可以把化粪池和家庭排水沟的垃圾排放入伦敦的下水道，附带条件是这些家庭支付修建和维修费用。② 下水道连接的私人费用相当高，需要支付 17 英镑 6 便士的特别费用，因而没有被广泛接受。③ 此外，这些下水道并没有有效控制臭气，反而不时把酸水的味道传入房间内。④

1834 年议会经过调查后确定许多城市的"下水道"被污染，污水也是一种污染（pollution），但不具有危险性。"污水"指的是家内污水池的排泄物以及大街上的溢流（runoff）。这时，"下水道"被认为不仅仅是一个排水渠，也是一个地下管道。⑤ 到 1830、1840 年代，流入伦敦下水道的污水增多，居民的垃圾、动物废物和工业废物也流入泰晤士河和里河。⑥ 随着伦敦城市社会组织能力和技术改造能力的迅速发展，下水道问题也日渐加剧。到 1848 年，伦敦城区的 16 000 座住房中，只有 7 738 座有排水系统，近 1 /3 的居民区根本没有安装排水管道。⑦ 随着霍乱的暴发，查德威克批评下水道委员会的下水道建设不足，致使冲刷力不足，甚至有人认为下水道传播霍乱。⑧下水道成为一个非改不可的社会问题。

在下水道的市政管理方面，教区议会、铺路委员会、供水公司和下水道委员会之间权责交叉，甚至互相拆台。查德威克试图斩断它们之间的乱

---

　　① Stephen Halliday, *The Great Stink of London: Sir Joseph Bazalgette and the Cleansing of the Victorian Capital*, Stroud: Sutton Publishing Ltd., 1999, pp. 17−21.

　　② Ibid., p. xii.

　　③ D. D. Jones, *Edwin Chadwick and the Early Public Health Movement in England*, p. 103.

　　④ Ernest L. Sabine, "Latrines and Cesspools of Mediaeval London," *Speculum*, July, 1934, Vol. IX, No. 3, pp. 303−321, 转引自 Herman J. Loether, *The Social Impacts of Infections Disease in England, 1600 to 1900*, p. 229。

　　⑤ Dale H. Porter, *The Thames Embankment: Environment, Technology, and Society in Victorian London*, p. 54.

　　⑥ Nicola Tynan, "Nineteenth Century London Water Supply: Processes of Innovation and Improvement," *The Review of Austrian Economics*, Vol. 26, No. 1, 2013, p. 79.

　　⑦ Anthony S. Wohl, *The Eternal Slum: Housing and Social Policy in Victorian London*, p. 7.

　　⑧ D. Sunderland, "A Monument to Defective Administration? The London Commissions of Sewers in the Early Nineteenth Century," *Urban History*, Vol. 26, No. 3, 1999, p. 371.

麻，主张用大都市下水道委员会取而代之，管理整个城市的市政工程，包括房屋排水、主干道排水和道路整修清扫等。按照卫生总会的设想，皇家委员会成立后的首要任务是测量整个城市区域内的地表情况，其次筹备购买私人供水公司，控制城市供水系统，然后有规划地进行下水道的排水，用自我冲刷的管道排水装置取代砖砌的排水沟。这些水管将把垃圾冲入"长期的垃圾池"，随后经由下水道流入泰晤士河。大都市下水道委员会确信家家户户的化粪池是气味的主要根源，强制要求家家户户与下水道连接起来，把大部分公共垃圾排入未经处理的河流下水道，以此节省当地额外的化粪池费用。① 这种政策的变化增加了泰晤士河的下水道污染，而泰晤士河是许多供水公司的水源。

　　从 1847 年开始，查德威克致力于伦敦 170 个教区的主要排水系统和 300 000 户居民的内部排水②，积极推动在新建的房屋内安装抽水马桶，在旧有的房屋内用抽水马桶代替化粪池。在下水道的设计上，查德威克主张用市政工程师约翰·罗（John Row）的椭圆形设计重建市镇排水道系统（即小管道系统）。查德威克认为，这种排水道与房屋相接，管道小，水流急，便于把泥沙带走，减少管道内淤泥堆积，将干净快速地清除排泄物，原有的通过马车移出街道表面垃圾的昂贵而缓慢的方式也仍将发挥作用。由排水系统把垃圾排入下水道随水流走被证明是清扫房屋垃圾的最快速、廉价和便利的方式③，能够把地面垃圾和地下排水问题一股脑儿解决掉。1853 年底，伦敦大约 1/10 的房屋，即 27 000 户家庭利用管道排水。④ 为了保障居民的饮用水，由供水公司向附近居民提供日常用水。这样一来，泰晤士河不再是居民日常用水的来源，而是一个暂时的垃圾冲刷处和下水道排水口。⑤

　　当下水道的污水流入河流后，是否会带来污染和引发疾病，成为各界关注的焦点。查德威克认为，把排泄物冲入排水沟的"最主要的异议"是"排水沟排入河流造成河水污染，然而，与在人口稠密地区保留垃圾所引起的不卫生相比，这种做法的危害微乎其微"⑥。统计总署的官员认为，利兹的约克街（York Street）和马什巷（Marsh Lane，此地也是瘟疫和斑

---

① Nicola Tynan, "Nineteenth Century London Water Supply: Processes of Innovation and Improvement," *The Review of Austrian Economics*, Vol. 26, No. 1, 2013, p. 77.

② R. A. Lewis, *Edwin Chadwick and the Public Health Movement, 1832—1854*, p. 216.

③ S. E. Finer, *The Life and Times of Sir Edwin Chadwick*, p. 222.

④ Lester J. Bilsky, *Historical Ecology: Essays on Environment and Social Change*, p. 129.

⑤ S. E. Finer, *The Life and Times of Sir Edwin Chadwick*, p. 310.

⑥ Anthony S. Wohl, *Endangered Lives: Public Health in Victorian Britain*, p. 239.

疹伤寒的传统中心）出现严重霍乱，排水花费数千英镑；临河的附近地区没有下水道，也没有出现霍乱病例。利物浦的卫生医官则认为，1847—1848 年的霍乱一视同仁地袭击了有下水道和没有下水道的街道。① 虽然"河水闻起来是可怕的，尝起来是有毒的（如果有人敢于饮用它的话），看起来是极不舒服的，感觉起来是黏稠的"②，双方都无法拿出说服对方的科学检测数据，商业和政治的因素决定了结果——一切仍然照旧：下水道的水仍然流入河流，供水公司仍然从河流中取水。

　　实际上，简单地把地表和地下污水排入泰晤士河的举动暂时转移了英国城市的污水问题，但带来更为严重的后果。因为城市污水大量排入泰晤士河，不但削弱了河流的净化能力，还引发更大的环境灾难。用大卫·欧文（David Owen）意味深长而又不夸张的话说，是使"河流状态严重恶化"③。然而，沙夫茨伯里勋爵认为，1848 年的《公共卫生法》号召地方当局采用一种高效的下水道系统。其结果是可以预料的："下水道必须放在某个地方，你不能把它放在空气中，你也不能总把它放在田地里，当你不能把它放在田地里时，你需要把它放在河里。与这个过程同时发生的是各种制造业的数量巨大的增长……"其结果是"让人恐怖的污染情况"④。这是卫生派始料未及的。正是没有意识到下水道对河流污染的影响，才在某种程度上加剧了河流污染和霍乱传播。

四、公共卫生运动的结束与评价

　　卫生派顶住各方压力，在清理城市卫生方面取得了成就，但依然备受指责。根据 1848 年《公共卫生法》设立的卫生总会的期限是 5 年，1854 年到期。1854 年 7 月 31 日，议会以 74：65 否决了将卫生总会延长 5 年的提议，决定延长一年。1855、1856 年又分别延期一年。到 1857 年，议会里充满要终止卫生总会的声音，并为此进行辩论，焦点在于是否再度延长卫生总会的存在期限，结果以 98：73 票遭到否决，卫生总会停止存在。1858 年夏，卫生总会的权利一部分移交给枢密院，公共卫生运动的第一阶段告一段落。

---

　　① Charles Creighton, *A History of Epidemics in Britain: From the Extinction of Plague to the Present Time* (1891-1894), p. 847.

　　② Dale H. Porter, *The Thames Embankment: Environment, Technology and Society in Victorian London*, p. 66.

　　③ Ibid., p. 56.

　　④ Anthony S. Wohl, *Endangered Lives: Public Health in Victorian Britain*, pp. 238-239.

（一）公共卫生运动结束的原因

查德威克的《报告》把英国城市卫生的糟糕状况摆在了英国人面前，社会各界积极投身到公共卫生运动中。几乎无人敢冒天下之大不韪否认卫生改革的必要，甚至出现了某些人所悲叹的卫生"狂热"。然而，许多既定利益集团出于现实和金钱的考虑选择逃避或者反对这一运动。正如勃里格斯所指出的："在这种思想冲突的背后，暗藏着一以贯之的利益争夺。"① 在政治利益、经济利益和传统因素共同作用下，查德威克领导的公共卫生运动走入死胡同。具体表现在：

第一，公共卫生运动的集权化倾向与英国长期以来盛行的地方自治传统之间存在矛盾。克拉潘一针见血地指出："自从作为先驱的 1848 年《公共卫生法》在霍乱和伤寒流行时通过以来，国家就以一整套杂乱无章的条例对疾病展开了毫无组织的战争。因为国家既不信任而又过分信任作为它战术代表的地方当局，以致战略受到阻挫。"② 19 世纪中叶，古典经济学之父亚当·斯密的经济自由主义原则盛行一时，信徒众多。亚当·斯密在鼓吹经济自由主义的同时，也号召政府进行一定的政治管理，要求政府从事"一定的公共工程和一定的公共机构的职责，不受任何个人或少数人的左右或控制"。他的后继者或多或少鼓励政府干预与工厂状况、穷人救济、贸易、教育、卫生等相关的事务。③ 这一派的观点与边沁派的见解不谋而合，这也是查德威克的公共卫生运动得到某些社会知名人士、开明工业家、慈善家等支持的思想根源之一。但是，还有一派信奉斯密理论的人固守斯密的经济自由主义，极力强调政治自由主义，反对国家干预，他们与地方上实力强大的政治保守派、自由主义者联合起来，反对政府的行政干预和公共事务管理。

1848 年《公共卫生法》通过后，下院的某些议员一再攻击它"违宪，趋势是堕落的"④，有人反对的原因是认为"它将排除地方当局对城市公共费用的控制权，把它置于伦敦的中央委员会手中"⑤。《晨报纪事》的一个记者声称"即使在瘟疫和霍乱使人口锐减的康斯坦丁和开罗，这样的

---

① Edwin Chadwick，*Report on The Sanitary Condition of the Labouring Population of Great Britain*，Introduction，pp. xi–xii.

② ［英］克拉潘：《现代英国经济史》（中卷），537 页。

③ Edwin Chadwick，*Report on The Sanitary Condition of the Laboring Population of Great Britain*，p. 35.

④ S. E. Finer，*The Life and Times of Sir Edwin Chadwick*，p. 320.

⑤ F. B. Smith，*The People's Health*，1830–1910，p. 199.

一部法律是否适当仍值得怀疑"。C. N. 纽迪吉特（C. N. Newdegate）是来自北沃里克郡的托利党议员，反天主教运动的领军人物。当查德威克对纽迪吉特的宗教狂热持宽容态度时，纽迪吉特却对查德威克的中央化思想大加挞伐，认为破坏自立、公众精神等。①

不过，卫生总会的更多阻力来自地方。当时各个城镇的教区委员会负责城市内各个教区的日常事务，街道清理、下水道改善等向来是它们的分内之事；而受卫生总会委托的卫生医官触及它们的传统权力和切身利益，成为教区委员会不欢迎的人。约书亚·图尔敏·史密斯（Joshua Toulmin Smith）本是一位出版家和宪政派律师，支持卫生改革；当卫生改革有可能损害地方利益时，他成为坚定的地方自治派。在发表于《晨报纪事》的两篇文章中，他猛烈攻击城镇卫生协会的下属委员会关于海格特（Highgate，位于伦敦北郊）的卫生状况的描述，称其为"明目张胆的谎言"，不足为信，还攻击大都市下水道委员会利用霍乱恐慌来破坏伦敦的地方自治。② 一位卫生医官在上任时，教区委员会主席直言不讳地表达了抵触情绪："医生，现在我希望你理解，你做得越少，我们将越喜欢你。"威廉·法尔在任统计总长时也意识到卫生医官的处境，他们"处于各种限制之下，如果他们积极工作，就不受欢迎，还将面临被辞退的危险"。欧内斯特·哈特（Ernest Hart）是《英国医学杂志》（*English Medical Magazine*）的编辑，也是全国卫生协会（National Health Society）的主席，他一针见血地指出了卫生医官的尴尬地位："在我们目前的卫生体系中没有什么比卫生官的地位更不明确的了。"1868 年《柳叶刀》公开承认卫生医官处于"一种尴尬至极的地位：如果他们尽职尽责，他们不得不卷入与任命他们的地方派的对抗之中"③。

对于卫生总会的各项命令，各地也采取了各具特色的"对策"，或拖延或违抗。普利茅斯地方机构反对实施该法，害怕失去自治的政治权力，实行顽固抵制的态度，抗拒 6 年后才实施卫生改革。④ 利物浦当局说得多，做得少，阳奉阴违，不但没有遵循《公共卫生法》任命卫生医官，就

---

① Anthony Brundage, *England's "Prussian Minister": Edwin Chadwick and the Politics of Government Growth*, 1832-1854, p. 153.

② Ibid., p. 125.

③ H. J. Dyos and M. Wolff, *The Victorian City: Images and Realities*, pp. 607-608.

④ Mark Brayshay, Vivien F. T. Pointon, "Local Politics and Public Health in Mid-19th Century Plymouth," *Medical History*, Vol. 27, No. 2, p. 173.

连基本的医疗救济、专门的霍乱医院和医疗设备也没有；邓弗里斯的教区委员会对卫生总会的要求充耳不闻，置《公共卫生法》于不顾，深受霍乱之害后，才勉强听从卫生总会的建议和命令。为了同样的使命派往利物浦的另一位卫生医官也遇到了强烈的抵制，伯明翰也是在霍乱危害严重的情况下才任命卫生医官四处调查。① 1866 年枢密院在调查英格兰和威尔士《公共卫生法》执行情况时发现，25 个抽样地区中，只有加的夫（Cardiff）、兰开斯特、新港、梅瑟蒂德菲尔、布里斯托尔设有卫生医官，其中兰开斯特的卫生医官才设立 5 年多。利兹 1866 年、曼彻斯特 1868 年、伯明翰 1873 年才有卫生医官。②最晚的是普利茅斯，1890 年才设立此职务。这无不证明，不少地方通过各种方式抵制公共卫生运动。

　　第二，反对者不愿意为公共卫生运动买单。③ 在研究了各地市政理事会成员的任职所需的公民权和财产资格限制后，学者汉考克认为，这些限制导致许多地方是"寡头政治"，寡头们大多出身于中上层阶级，在地方上具有较大的财产利益，因而在市政建设需要巨额投资时产生了抵触甚至敌视的态度。④

　　下水道工程的费用一直是卫生派和反对者争论较多的问题。正如工程部最高委员会（The Chief Commissioner of Works）首席委员约翰•玛纳斯（John Manners）勋爵所指出的："如果政府承担首都耗资巨大的主排水系统工程，他们就不能要求首都支付排水系统费用；但是，如果要求首都承担这一工程，那么他们应该采用令首都满意的方式从事这一工程。"⑤言下之意是谁负责，谁出钱，可是令首都满意的方式得不到纳税人的支持。绝大多数的纳税人认为下水道工程耗费巨大，据估算曼彻斯特的下水道需要 30 万英镑。⑥ 费用最终还是落在纳税人身上。当时英国纳税人的主体是中产阶级，他们安逸地生活在远离贫民窟的繁华地区，并不迫切需要改善生活区的卫生，极力反对由他们承担城市改革所带来的经济负担。⑦

　　如果认为只有保守派或者反动派反对卫生改革那就错了，出于现实的

　　① S. E. Finer, *The Life and Times of Sir Edwin Chadwick*, p. 345.

　　② Anthony S. Wohl, *Endangered Lives: Public Health in Victorian Britain*, p. 181.

　　③ Lester J. Bilsky, *Historical Ecology: Essays on Environment and Social Change*, p. 129.

　　④ F. B. Smith, *The People's Health*, 1830–1910, pp. 199–200.

　　⑤ Bill Luckin, *Pollution and Control: A Social History of the Thames in the 19th Century*, p. 19.

　　⑥ Charles Creighton, *A History of Epidemics in Britain: From the Extinction of Plague to the Present Time* (1891–1894), p. 826.

　　⑦ Eric Hopkins, *Industrialisation and Society*, 1830–1951, p. 33.

原因，宪章派也反对卫生改革。宪章派报纸《北极星》（*Polestar*）以经济为理由坚决反对利兹和利物浦根据《改善法》进行改革，尽管该法是"英格兰公共卫生史上的创举之一"。宪章派也带头反对改善利兹的排水沟，即反对较富有的居民提出的卫生措施。从这个角度讲，赞成或反对城市卫生改革的党派主要是基于现实的经济利益，与传统意义上的左派和右派、激进派或保守派关联不大。① 1848 年霍乱暴发后，要求更好的供水的呼声响彻全英格兰，经常由教士带头，但是 8 年后他们才等到合格的蓄水池和干净的饮用水，原因在于他们的请愿缺乏当地头面人物的支持——当地的头面人物不想为管道水付费，而穷人则付不起水费。②

　　针对反对者的观点，公共卫生的支持者从两个方面进行反驳，一是卫生花费并不高，二是这些花费是值得的。一名叫理德的医生认为，社会用于清除"衣服上、建筑上、舒适上、清洗上、整洁上、家具上、艺术品上"的尘土的花费肯定比制造商安装消灭烟尘装置所需要的任何花费大得多。1851年为了使世界博览会展出伦敦风貌，政府不得不耗费巨资改造市容，用《庞奇》的话说，"每一条街道要么刷成白色，要么用上好的罗马水泥擦亮它乌黑的外观"③。如果政府系统地清理城市的垃圾和下水道，一劳永逸地解决城市的卫生问题，就无须耗费巨资来修修补补，临时抱佛脚了。

　　此外，整洁的城市会消弭隐藏的霍乱威胁，两次霍乱造成的深远后果成为政府的一大难题。伦敦霍乱患者的丧葬费大约是 50 000 英镑，兰巴斯教区必须数年供养 61 个霍乱寡妇和 226 个霍乱孤儿，都是不小的开支和经济负担。④肮脏和疾病带来的后果使查德威克坚信预防疾病比治疗疾病更便宜、更实用。在他看来，把钱花在救治霍乱患者身上纯属浪费，钱应该用于改善卫生，以防止更多的人得病，降低霍乱病例，救助贫困的幸存者。查德威克满怀希望地认为，只要每人支付 1.5 便士，公共卫生将使病人人数降至现有人数的 1/3，所需的医药花费也将减半，人人都能获得巨大的卫生好处。⑤查德威克还极力宣扬他的小型排水系统相对省钱，旧系统清理 2 个院子的花费

① Anthony S. Wohl, *Endangered Lives：Public Health in Victorian Britain*，p. 171.

② Joan Lane, *A Social History of Medicine：Health，Healing and Disease in England*，*1750-1950*，pp. 147-148.

③ *Punch*，January-June，1851，p. 83，转引自 Anthony S. Wohl，*Endangered Lives：Public Health in Victorian Britain*，pp. 209-210。

④ R. A. Lewis, *Edwin Chadwick and the Public Health Movement*，*1832-1854*，p. 198.

⑤ S. E. Finer, *The Life and Times of Sir Edwin Chadwick*，p. 227.

可以清理 3 个院子；出售厕所的粪便也能得到一部分收入。①总之，在卫生派看来，公共卫生所需的花费远远低于纳税人预想的数目。

第三，个人主义思想作祟。有的反对者并不反对卫生改革，只是认为时机还不成熟，不应该过早地进行社会改革，也不赞成公共卫生运动所采取的方式和做法。② 一向稳健的《泰晤士报》直言"我们不喜欢家长主义的政府……这也是为什么查德威克的卫生王国如此明显地遭到失败的另一个原因"③，倡导个人主义思想。

19 世纪以来，传统的自由主义理论在公共卫生运动上也有自己的见解，还拥有强大的社会基础和感召力。一向崇尚自由主义的英国把自助看作改善个人状况的一个主要途径，自助理论的鼓吹者塞缪尔·斯迈尔斯（Sammul Smiles）认为，"社会的发展和进步最终不是依靠集体的行为，也不是依靠议会的立法，而是依靠自助实践的发扬和光大"④。因而无论在经济上还是在道德上，一个人应该依靠自己而不是别人来改善自身处境。公共卫生运动提倡集体行动和集体改善的做法与此背道而驰，遭到自助的鼓吹者和信徒的反对也就在情理之中了。

国教牧师查尔斯·金斯利（Charles Kingsley）公开承认挨户调查在预防霍乱方面至关重要："我被诸多疾病缠身，被死亡笼罩，没有任何卫生立法能够解决这些问题。"随着霍乱的威胁加剧，他和一些朋友组建了基督社会主义（Christian Socialist），开展卫生救援，把水运到伦敦东区的雅各布岛，该地的居民把下水道—污水沟作为水源。⑤ 但是对于卫生派的挨家挨户调查，金斯利认为"是荒谬可笑的和不可能的，在道德上也将是有害的"⑥。宁愿忍受疾病和死亡的威胁，也不愿意接受挨家挨户调查，反映出英国强烈的个人主义传统对公共卫生运动的抵触。

第四，查德威克被攻击为"普鲁士式大臣"，成为自由主义者的对头。⑦ 查德威克精力充沛，强调效率和秩序，极其厌恶办事拖拉，对无能

① Eric Hopkins, *Industrialisation and Society，1830-1951*，p. 34.
② S. E. Finer, *The Life and Times of Sir Edwin Chadwick*，p. 293.
③ ［美］威廉·F. 拜纳姆：《19 世纪医学科学史》，99 页。
④ 丁建定：《从济贫到社会保险——英国现代社会保障制度的建立（1870—1914）》，122 页，北京，中国社会科学出版社，2000。
⑤ Christopher Hamlin, *Cholera：The Biography*，p. 88.
⑥ Anthony S. Wohl, *Endangered Lives：Public Health in Victorian Britain*，p. 311.
⑦ 关于查德威克和公共卫生运动的评价的详细内容，参见陈小霞：《查德威克与公共卫生运动评价》，北京师范大学 2004 届历史学硕士学位论文。

之人没有耐心，是英国有名的"铁腕式"人物；他还傲慢自负，固执己见①，不信任甚至敌视医生，很难接受别人的不同意见。这使他四面树敌，得罪了当权派。许多议员恶意攻击查德威克，过分且很不公正地指责他，"英国需要清洁，但不要由查德威克来清洁"，有位议员宣称"不知道这人到底为社区做过什么事"。不久，某位议会领袖在《泰晤士报》上发表文章说，"宁可冒感染霍乱和其他疾病的危险，也不愿受欺侮而保持健康"，并对查德威克的解职表示热烈欢迎。②

（二）公共卫生运动的两面性

卫生总会的撤销使大规模的公共卫生运动停止了，但是城市垃圾的清理和下水道改善仍继续进行，相关立法也不断完善。1855、1860、1863 年，英国政府先后出台新的《垃圾清理法》，责成地方认真执行，并且把清理的范围扩展到农村地区。1858 年通过的《地方政府法》（*Local Government Act of 1858*）修改了 1848 年《公共卫生法》的一些条款，增加地方政府的一些权力，如清理街道垃圾、预防火灾、建造公共浴池等。由新设立的下辖于英国内政部的地方政府法案局（Local Government Act Office）接过卫生总会的一部分权力。1858 年通过的《公共卫生法》规定，将卫生总会根据 1855 年疾病预防法获得的部分权力移交给枢密院；枢密院有权在其认为适宜的时机制定有关防疫的规定，并且防疫工作所需要的费用由议会拨款，由枢密院指导使用；卫生医官转移到枢密院，向枢密院报告国内的卫生状况，并且在每年三月份向议会提交年度报告。1859 年，议会通过了 1858 年《公共卫生法》永久化的议案。③ 西蒙认为该法是"英国卫生方面一个重要的新时期的开端"④。1866 年的《公共卫生法》扩大了民众的参与权和主动权。例如，任何 10 位居民都有权向枢密院请愿，要求地方当局采取措施清理垃圾。1872 年和 1875 年，议会先后通过《公共卫生法》，最终把垃圾、公共卫生、传染病、下水道、彻底清理房屋和供水立法结合起来。⑤ 至此，英国的城市卫生问题基本解决。

公共卫生运动在 19 世纪并未引起史学家的特别关注，20 世纪中后期

---

① S. E. Finer, *The Life and Times of Sir Edwin Chadwick*, p. 2.

② ［英］弗雷德里克·F. 卡特莱特、迈克尔·比迪斯：《疾病改变历史》，135 页。

③ John Simon, *English Sanitary Institutions*, London：Smith Elder, & Co., 1897, p. 278.

④ Ibid., p. 275.

⑤ F. B. Smith, *The People's Health*, *1830－1910*, p. 199.

社会史兴起后才引起社会学家的关注。社会史家勃里格斯把 1830 年代至 1850 年代中期称为"公共卫生史上最为激动人心的时期"①。主要体现在：

其一，英国政府出台了一系列的卫生立法，使卫生改革成为一项长久的国家政策，而非暂时的应急之策。1848 年的霍乱使卫生总会面临机遇也面临隐患，使全国人民再一次关注公共卫生问题，又通过集权和强制应对现实的危机。第二次霍乱推动了英国公共卫生运动的开展，使英国建成世界上最广泛的公共卫生体系和卫生措施②，在下水道、清理垃圾以及其他市政政策方面取得巨大进步③，较早治理工业革命所带来的环境问题。伦敦和其他大城市的环境和公共卫生组织的改善已经发挥作用：1864 年，统计总署认为大城市具有比以前更好的状况来应对霍乱。④ 医学史家哈代也认为，深入研究 1866 年后霍乱在欧洲的传播以及英国卫生立法的发展，可见好运气和反应灵敏的公共卫生组织在使英国远离霍乱中起到重要作用。⑤

其二，"发起卫生改善运动的理论是错的，但是采取的措施却很有效"，因为它们冲击了当时还未知的霍乱传播媒介。⑥ 芬纳认为，卫生总会在不了解霍乱的传播方式和正确的预防措施的情况下，"在错误的理论指导下做了一些正确的事情"⑦。关于霍乱的起源和传播，存在许多相互冲突的理论，采取任何措施都会引起反对。由查德威克领导的公共卫生运动建立在大气不纯或来源于粪堆和厕所的瘴气基础上，但是他们"对肮脏与疾病关系的重视，推动了水供应的纯化和下水道水运输系统的出现，随之而来的是两种主要的肠道传染病斑疹伤寒和霍乱发病率及死亡率的迅速

① Asa Briggs, "Cholera and Society in the 19th Century," *Past and Present*, No. 19, 1961, p. 78.

② W. F. Bynum, *Science and the Practice of Medicine in the Nineteenth Century*, Cambridge: Cambridge University Press, 1994, pp. 78, 83.

③ Charles Creighton, *A History of Epidemics in Britain: From the Extinction of Plague to the Present Time* (1891−1894), p. 857.

④ 1865 年伦敦主下水道系统完工。

⑤ Anne Hardy, "Cholera, Quarantine and the English Preventive System, 1850−1895," *Medical History*, Vol. 37, 1993, p. 252.

⑥ Herman J. Loether, *The Social Impacts of Infections Disease in England, 1600 to 1900*, p. 184.

⑦ Anthony Brundage, *England's "Prussian Minister": Edwin Chadwick and the Politics of Government Growth, 1832−1854*, p. 135.

下降"①。可以说，发病率和死亡率急剧下降是 19 世纪后半期卫生状况改善的结果。社会医学教授托马斯·麦克温（Thomas Mckeown）认为，医学干预在降低死亡率上几乎没有作为。人口死亡率的下降来源于传染性疾病死亡率的下降，以及杀婴、饥饿的减少；而公共卫生运动则降低了通过水和携带者传播的疾病死亡率②，当然也包括了霍乱造成的死亡率。在 1870 年后的十年间，传染性的霍乱在英国消失经常被归功于卫生改善。③

　　其三，查德威克的《报告》把公共卫生问题置于 1840 年代公共舆论的舞台上以及政治活动日程中，为英国的社会改革开了先河，推动了公共卫生意识的发展。④恰好在 1830—1840 年代，起初只有一小部分边沁派和卫生改革家倡导的卫生思想，逐渐渗透至普通民众，形成一股不容小觑的舆论力量。请愿书和有组织的请愿的能量在公共卫生事务上得到验证，并证明行之有效。⑤公共卫生运动是对霍乱和传染病的回应，其最终目标不是消毒，也不是预防，而是有益健康。在许多自由贸易的支持者看来，时间就是金钱；在卫生派看来，公共卫生才是黄金。⑥"到 1854 年，保健医官（即卫生医官）成为必须任命的职务，这一职务不仅在争取城市制定供水、排水、贫民窟的清洁规划方面起了重要作用，而且对确保有关建筑和人口不会过分拥挤的规章的执行具有重要意义。"⑦

　　查德威克下台后，各种卫生组织和团体继续宣扬公共卫生的思想，并得到新闻界的大力支持。⑧有学者认为，把公共卫生的概念引入英国比在实际中应用 1848 年《公共卫生法》更重要⑨，因为改善卫生的观念日渐深入人心。到 1880 年代，卫生改革的支持者在更为舒适的环境中工作，不再面临地方的坚决反对，也能够利用地方报刊获得众多支持。利物浦、

---

①　Herman J. Loether, *The Social Impacts of Infections Disease in England*, 1600 to 1900, p. 184.

②　F. B. Smith, *The People's Health*, 1830-1910, p. 415.

③　Anthony S. Wohl, *Endangered Lives：Public Health in Victorian Britain*, p. 124; F. B. Smith, *The People's Health*, 1830-1910, p. 233.

④　Edwin Chadwick, *The Sanitary Condition of the Labouring Population of G. T. Britain*, Introduction, p. XI.

⑤　Mark Brayshay, Vivien F. T. Pointon, "Local Politics and Public Health in Mid-19ᵗʰ Century Plymouth," *Medical History*, Vol. 27, No. 2, p. 178.

⑥　Peter Baldwin, *Contagion and the State in Europe*, 1830-1930, p. 208.

⑦　[英] 肯尼斯·摩根：《牛津英国通史》，468～469 页，北京，商务印书馆，1993。

⑧　Anthony S. Wohl, *Endangered Lives：Public Health in Victorian Britain*, p. 155.

⑨　F. B. Smith, *The People's Health*, 1830-1910, pp. 200-201.

伦敦等各地的报刊继续揭露英国城市中的卫生问题，督促进一步的改革。这些报刊不但公布枢密院或地方政府委员会的调查结果，有时候他们自己也组织调查，验证官方的调查结果，甚至突击调查不卫生地区，使地方政府难堪，督促他们采取行动。如果地方政府继续置若罔闻或者自鸣得意，报刊会把这一地区的卫生情况公之于众，并由统计总署做出回应，迫使地方整改。①

其四，与欧洲其他国家相比，英国的公共卫生运动成效显著。这既有地域上的原因，也有现实的差异。英国与欧洲大陆隔海相望，虽然蒸汽机的发明和苏伊士运河的开通缩短了距离，增加了感染的风险，但是它仍在很大程度上免遭霍乱的直接肆虐。当霍乱最初在欧洲大陆肆虐时，英国还抱有侥幸心理，来自印度的船只平稳到达；如果霍乱从海上传入，漫长的海上航行也会形成一种自然隔离，正如法国内政部公共卫生的主管亨利·莫纳得（Henry Monod）所言："保护它的是疾病到达港口所需的时间。"② 英国愿意支付较为高昂的公共卫生费用也是霍乱预防相对有效的另一原因。英国采取卫生主义的方式，不断对城市计划和城市基础设施方面进行投资，受到欧洲其他公共卫生改革家的羡慕，还得到邻国的钦佩。德国、法国等其他国家没有一部如此完备而又精确的卫生法案，德国的卫生改革家普芬道夫认为英国的卫生改革有助于消除霍乱。当英国进行卫生改革时，法国仍然处在理论争论阶段。从更广阔的角度看，英国受到赞扬是因为它采取欧洲联合预防的卫生主义观点，而隔离使欧洲大陆各国相互竞争，相互损害。③ 在具体的卫生改革中，英国的有关官员不管是处在何种立场或持何种态度，基本上仍然能够采取诸多措施实施中央的卫生措施，比如，进入私人住宅检查卫生情况，责令改正不合格的卫生，清理垃圾等。对公共卫生的这种热情在法国只是梦想，直到19世纪末霍乱再次出现在法国时才得以实现。④

在防治霍乱方面，公共卫生运动表现出两面性，具体表现在：

第一，卫生总会把城市的街道卫生、下水道排水作为根除霍乱的重要内容，他们采取的政策和措施虽然有助于改善城市卫生，减少霍乱滋生的温床，但是并不能根除霍乱。卫生总会设在伦敦，城市改造的重点

---

① Anthony S. Wohl, *Endangered Lives: Public Health in Victorian Britain*, p. 178.

② Peter Baldwin, *Contagion and the State in Europe*, 1830–1930, p. 211.

③ Ibid., pp. 237–238.

④ Ibid., p. 239.

也放在伦敦，伦敦的卫生状况大为改善，但霍乱的肆虐力度并没有相应
递减，反而成为 1853 年霍乱受害最深的城市。查德威克亲自上阵指挥
也没有扭转形势，有力说明公共卫生运动并非根除霍乱的灵丹妙药。

　　第二，卫生派没有意识到下水道排水、污染的河水与霍乱的内在关
联，无形中加速了霍乱的传播。由于相信错误的霍乱瘴气传染理论，查
德威克和西蒙对于供水的恶化负有一定的责任。下水道工程作为社会控
制的工具，并且当他们最终投入巨额经济支出时，它们也表现出哈姆林
所说的“历史上最大的‘技术困境’”①。在卫生总会提出的容易产生
疾病的十大因素中，“不卫生的水”只位列第七。可见，卫生总会虽然
也把它看作霍乱传染的因素之一，却无形中污染了河流，反而加重了霍
乱的肆虐，造成恶劣的后果。公共卫生运动期间把化粪池移到下水道的
做法效果是负面的，因为下水道的污水流入河流，进而污染了河流，而
这些河流恰好也是各类供水的主要水源。② 当《泰晤士报》公开指责说
“下水道中没有垃圾，垃圾全在河里”时，查德威克公开为这个危害极
大的做法辩护：把垃圾倾倒进河流将仅仅污染泰晤士河，即 5 000 人中
的 1 个人，这比把它保存在下水道中释放出“有毒的气体”要好得多。
1848 年 3—5 月间，在他的领导下，29 000 立方码的垃圾冲入泰晤士
河，1848 年 9 月至 1849 年 2 月又冲入了 80 000 立方码。随着霍乱在 8
月份达到顶峰，他自豪地承认每周 5 777 立方码垃圾冲入泰晤士河，每
立方码仅花费 6 便士。迟至 1849 年 8 月 27 日（在这周，伦敦死于霍乱
的人数达到 1 207 人），他提交了一份包括 98 页赞成改革名单的文件，
名单中许多人是医生。不少人对他的做法不满，一贯批评他的《泰晤士
报》再次发难：“查德威克先生用什么方式处理他的 450 马车垃圾？”并
自问自答：“他把垃圾运至肯特或埃塞克斯的田地施肥？不，他把它们
倾倒入河中。整个大城市将分享他的恩惠，从威斯敏斯特喷射出的毒气
将自由地在兰巴斯和苏斯沃克（Southwark）循环。”《泰晤士报》还没
来得及进一步论述，事实就证明了一切：霍乱的危害加深，伦敦的霍乱
死亡人数从 1849 年 6 月的 246 人升至 7 月的 1 952 人，8 月的 4 251 人，

---

　　① Christopher Hamlin, *Public Health and Social Justice in the Age of Chadwick：Britain，1800-1854*，p. 13.

　　② Nicola Tynan, "Nineteenth Century London Water Supply：Processes of Innovation and Improvement," *The Review of Austrian Economics*，Vol. 26，No. 1，2013，p. 775.

9 月份达到最高数 6 644 人。① 人们隐约感觉到，垃圾越倒入泰晤士河，似乎霍乱越严重。霍乱与河流有什么关系？ 此时还无人得知。

1854 年，正值壮年的查德威克退休了，开始了他那漫长而无聊的退休生活。他的性格和作为注定使他备受争议。作为忠诚的边沁派，查德威克在社会问题上采取实用主义和现实主义的态度，厌恶空谈和唱高调，强调效率和秩序。② 改革期间，他不拘泥于传统，强调实用和创新，大胆实践创新，在"公共卫生、供水、墓地和贫穷救济改革"方面起到主要作用。③ F. O. 沃德（F. O. Ward）医生把他看作"卫生队伍中最有才能的人之一"④。西蒙与查德威克政见不同，但承认"我们国家所有人都亏欠这位唤醒我们公共卫生意识的人"⑤，亲切地称他为"我们卫生派之父"⑥。研究公共卫生运动的学者也都高度评价他。芬纳充分肯定了他在公共卫生运动中的作用："如果有哪个人是 1830—1854 年间社会改革运动的中心的话，那么这个人就是查德威克……他开启了公共政策能够达到的全新视野。"⑦ 刘易斯还为他受到的不公平待遇抱不平："几乎没有人像查德威克那样为他的同胞做得如此多，获得的回报又如此少。"⑧ 1889 年他获得爵士封号，这是对他的杰出成就"姗姗来迟的奖赏"⑨。

查德威克通过他以及他所挑选、鼓励、推动和指挥的人们的努力，唤起维多利亚女王时代人的羞耻心，让他们认识到自己所处的令人作呕的状况，促使他们下决心予以改变⑩，称他为"公共卫生之父"是实至名归，因为全世界已经公认他是第一位，也可能是最伟大的"卫生思想"的倡导人⑪。另外，我们也不能忽略他在清理下水道方面所犯下的严重错误，他本人没有意识到后果的严重性不能成为原谅他的理由，他应该为此承担一

---

① S. E. Finer, *The Life and Times of Sir Edwin Chadwick*, p. 347.

② Anthony Brundage, *England's "Prussian Minister": Edwin Chadwick and the Politics of Government Growth, 1832-1854*, p. 149.

③ Edwin Chadwick, *Report on The Sanitary Condition of the Labouring Population of Great Britain*, p. 31.

④ Anthony Brundage, *England's "Prussian Minister": Edwin Chadwick and the Politics of Government Growth, 1832-1854*, p. 149.

⑤ John Simon, *English Sanitary Institutions*, p. 234.

⑥ ［英］保罗·巴克主编：《福利国家的创建者：十六位英国社会改革先驱的故事》，14 页。

⑦ S. E. Finer, *The Life and Times of Sir Edwin Chadwick*, p. VI.

⑧ R. A. Lewis, *Edwin Chadwick and the Public Health Movement, 1832-1854*, p. 3.

⑨ S. E. Finer, *The Life and Times of Sir Edwin Chadwick*, p. 3.

⑩ ［英］E. 罗伊斯顿·派克：《被遗忘的苦难——英国工业革命的人文实录》，308 页。

⑪ 同上书，310 页。

定的历史责任。

如果说1848年霍乱的出现成为公共卫生运动兴起的催化剂，推动政府积极进行公共卫生改革，那么1853年霍乱的出现则使社会各界对公共卫生防治霍乱的效果产生怀疑，尽管公共卫生运动在减少斑疹伤寒发病率等方面的作用明显。可见，公共卫生与霍乱防治存在辩证的因果关系。短期来看，霍乱的出现推动了公共卫生运动的发展，公共卫生运动期间把城市垃圾、污水通过下水道排入河流，在一定程度上改善了城市卫生，减轻了"城市病"和"社会病"的症状，但无形中成为霍乱肆虐的加速器；从长远来看，当英国人接受霍乱的水传染理论后，积极治理河流污染，改善供水条件，改善了的城市卫生又为防治霍乱提供了较为有利的防治环境。

第三节　住房改革与霍乱防治

上文述及，卫生派在关注城市卫生状况的同时，发现住房内的肮脏拥挤与霍乱也存在某种关联。1850年卫生总会在向议会提交的霍乱报告中提到，87%的霍乱病例和61%的霍乱死亡率都发生在室内，室内不止一人感染。[①] 由此反映出英国的室内卫生状况堪忧，是霍乱频发的重要因素。故而，英国社会各界将改善住房视为防治霍乱的一个重要途径，推动了住房改革。住房改革是否起到防治霍乱的效果，则需要具体分析。

一、住房改革的缘起

（一）人口增加与住房短缺

1700年，英国的城市化率并不高，英格兰只有13%，苏格兰只有5%，这一数值不仅低于意大利的，更远低于荷兰和比利时的。[②] 从1780年开始，随着人口迅速涌入城市，城市人口急剧增加，城市化进程加快。19世纪初，英格兰和威尔士仅有20%左右的人口生活在超过5 000人的城镇中。到1851年，超过半数（54%）的人口生活在城镇，标志着英国实

---

① S. E. Finer, *The Life and Times of Sir Edwin Chadwick*, p. 342.
② ［英］彼得·曼德勒：《1780—1860年英国大众社会的起源》，载《光明日报》（理论版），2015-09-26。

现了城市化。① 据查德威克的《报告》统计，1821—1831 年间，曼彻斯特
和索尔福德的人口共增长 47％，西布罗姆维奇（West Bromwich）增长
60％，随后 10 年此地又增长 70％，德肯菲尔德（Dukinfield）的人口 10
年内几乎翻了三番。1831—1841 年间格拉斯哥的人口增长 37％，同一时
期布拉福德增长 78％。② 据人口学家统计，1801—1851 年间，伯明翰的
人口增长 2 倍多，曼彻斯特增长约 3 倍，布拉福德增长 7 倍（见表 2-2）。
伦敦的人口膨胀更是惊人，从 100 万左右扩大到 200 多万。1861 年它拥有
240 万人，是伯明翰、曼彻斯特和布拉福德总和的 3 倍还多，比美国最大
的 9 座城市人口总和还多，比澳大利亚和新西兰的全部人口还多。③ 在此
期间欧洲其他地区城市化率变化不大，个别城市还略有下降。这表明相比
于较缓慢的工业化进程而言，这一时期英国的城市化进程要快得多，也剧
烈得多。

表 2-2　　　　　　　1801—1851 年英国部分城市人口变化表　　　　　　单位：人

	1801	1831	1851
伯明翰	71 000	144 000	233 000
布拉福德	13 000	44 000	104 000
利物浦	82 000	202 000	376 000
曼彻斯特	75 000	182 000	303 000
设菲尔德	46 000	92 000	135 000
利兹	53 000	123 000	172 000

资料来源：B. W. Mitchell, R. M. Hartwell, *Abstract of British Historical Statistics*, Cambridge: Cambridge University Press, 1962, pp. 24-26.

对维多利亚时代的人来说，这是大城市的时代，城市人口的快速增长
基本上是数百万移民涌入城市的后果。1851 年，居住在伦敦和其他 61 个
英格兰及威尔士城镇的年满 20 岁以上的 336 万人之中，只有 133.7 万人
出生于他们所居住的城镇。20 岁以上的 139.5 万伦敦人中，仅有 64.5 万
人出生于伦敦。曼彻斯特、索尔福德、布拉福德和格拉斯哥，本地人所占
的比例是 1/4 多，利物浦还不到 1/4。本地居民比例最低的大城镇是布莱

---

① Anthony S. Wohl, *Endangered Lives*: *Public Health in Victorian Britain*, pp. 3-4.

② Edwin Chadwick, *Report on The Sanitary Condition of the Labouring Population of Great Britain*, Introduction, p. 6.

③ Dale H. Porter, *The Thames Embankment*: *Environment*, *Technology and Society in Victorian*, p. 51.

顿，仅仅 1/5 略强。①

外来人口绝大部分来自英格兰和威尔士的农村、苏格兰的高地和爱尔兰。他们进入城市后，实际上又游离于城市旧有的管理体系之外，新的城市管理体系也尚未建立起来，在某种意义上他们成了真正的"自由个体"，给城市管理和生活带来了很大冲击和压力。② 正如他们没有料想会涌入城市求生存一样，工业城镇也没做好迎接他们的准备。被铁路和其他公共建设所驱赶的人无处安身，贸易的增多、工资的改善反而使工人阶级的生活比以前更糟。③ 到 1840 年代，移民带来许多意想不到的后果，不但成为社会不安定的一个重要来源④，又加剧了城市的"住房短缺"。

正如格拉斯哥大学的医学教授罗伯特·寇文（Robert Cowan）所说的，"工人人口快速增长，没有任何相应的住房提供给他们"⑤。利物浦的住房数量增长缓慢，6 个月内 300 000 爱尔兰人纷至沓来，使住房问题雪上加霜。⑥ 恩格斯精辟地总结了住房短缺出现的原因：

> 一个古老的文明国家像这样从工场手工业和小生产向大工业过渡，并且这个过渡还由于情况极其顺利而加速的时期，多半也就是"住房短缺"的时期。一方面，大批农村工人突然被吸引到发展为工业中心的大城市里来；另一方面……正当工人成群涌入城市的时候，工人住房却在大批拆除。于是就突然出现了工人以及以工人为主顾的小商人和小手工业者的住房短缺。⑦

住房短缺最直接的后果是住房拥挤，这样的例子俯拾即是。查德威克调查时发现，普雷斯顿（Preston）的一个地区有 422 家住户，2 400 人睡在 852 张床上，每户平均有 5.68 个居民，每 2.8 人一张床。但是床的分

---

① ［英］克拉潘：《现代英国经济史》（上卷），第二分册，657 页。

② ［英］彼得·曼德勒：《1780—1860 年英国大众社会的起源》，载《光明日报》（理论版），2015 - 09 - 26。

③ Charles Creighton, *A History of Epidemics in Britain：From the Extinction of Plague to the Present Time*（1891-1894），p. 850.

④ H. J. Dyos，M. Wolff，*The Victorian City：Images and Realities*，p. 625.

⑤ Edwin Chadwick，*Report on The Sanitary Condition of the Labouring Population of Great Britain*，Introduction，p. 5.

⑥ Geoffrey Gill, Sean Burrell, Jody Brown，"Fear and Frustration：the Liverpool Cholera Riots of 1832，"*The Lancet*，Vol. 358，2001，p. 237.

⑦ 恩格斯：《〈论住宅问题〉1887 年第二版序言》，见《马克思恩格斯选集》，2 版，第 3 卷，131～132 页，北京，人民出版社，1995。

布并不均衡，一般情况下一张床上要挤进 4—5 人，甚至更多。据他统计，
4 人共用一张床的有 84 例，5 人共用一张床的有 28 例，6 人共用一张床的
有 13 例。更惊人的是，7 人共用一张床的有 3 例，还出现 8 人共用一张床
的情况。① 恩格斯在《英国工人阶级状况》中提到，在英格兰北部铅矿蕴
藏丰富的地区，一位名叫密契尔的人曾参观过一间 18 英尺长、15 英尺宽
的屋子，里面有 7 张像轮船上那样的双层床，住了 42 个成年男人和 14 个
男孩，共 56 个人。屋子里没有任何通气孔，最近 3 夜都没有一个人在这
间屋子里睡过，但是里面仍然又臭又闷，竟使密契尔一分钟也待不住。②
矿工威廉·艾迪（William Eddy）讲述了他的遭遇："我在格林赛德
（Greenside）工作 4 年多了。我们的住所甚至不适合猪居住。房间里有 16
张床，50 个人挤在这些床上。我们不能都睡在床上……一度 3 人共挤 1 张
床，1 人在床底……当我们都酣睡时，呼出的气味是可怕的。工人从睡处
比从工作中受到更多的伤害。有一个我们能打开的窗格，但是在床头被关
上了。"③ 利物浦的一些人"睡在厕所甚至露天街道上"，一个家庭"把一
个破旧的锅炉当住所"④。

1851 年的人口调查也证实了人口拥挤的状况：

> 在整个英格兰和威尔士每幢房屋居住的人数，据报为五点四
六，而 1841 年则是五点四零……在 1851 年，每幢住房中户数最多
的城镇是普利茅斯—德文港，计二点二五户。伦敦是一点七四户：
在若干区里平均是每幢两三户，但是其中像七日规和伦敦老城这一
些地区的房屋都是相当大的。在整个东南部的城镇中，每幢房屋计
有一点二二户；在布里斯托尔这个户数远远超过房屋数的唯一西米
德兰的城镇，比例是一点六零；在利物浦是一点三四；在曼彻斯特
是一点二二。在累斯特郡、腊特兰、林肯、诺丁汉和德尔比，"几
乎所有的家庭都是住单幢房屋的"，"同样的原则"也适用于约克
郡。甚至就这个观点而论，在约克郡中最最差的赫尔，数字也只是
一点一六。⑤

---

① Eric Hopkins, *Industrialisation and Society*, *1830-1951*, p. 27.
② 恩格斯：《英国工人阶级状况》，294～295 页。
③ Edwin Chadwick, *Report on The Sanitary Condition of the Labouring Population of Great Britain*, pp. 179-180.
④ Anthony S. Wohl, *Endangered Lives: Public Health in Victorian Britain*, pp. 304-305.
⑤ ［英］克拉潘：《现代英国经济史》（上卷），第二分册，669 页。

（二）英国住房状况

伦敦东区的住房堪为英国住房问题之典型。文学作品中也或直接或间接地提到伦敦底层工人"最坏的居住条件是用笔墨都无法形容的"①。盖斯凯尔夫人的《玛丽·巴顿》（*Mary Barton*，1848）和《南方与北方》（*North and South*，1855）、狄更斯的《艰难时世》（*Hard Times*，1854）等小说都勾勒了伦敦东区住房的拥挤和糟糕情况。工人代表约翰·巴顿眼中的伦敦"六分之一是宫殿，六分之三是中等房屋，剩下的都是下流肮脏的贫民窟"②。东区的怀特切佩尔让人一眼看上去像最惹厌的猪棚一样地用胡乱拼成的木板搭盖成房屋。③ 1847 年伦敦统计协会（London Statistical Society）调查了圣吉尔斯教区一个名叫教会巷（Church Lane）的街道。协会的调查员发现，1841 年 27 所房子（每所房子平均 5 间）容纳 655 人，到 1847 年居民不少于 1 095 人。6 年内从大约每所 24 人增加到每所超过 40 人，每 100 个新生儿中有 46 个不到 2 岁就夭折。④ 929 个人共居在汉诺威广场（Hanover Square，伦敦东区的贫民窟）的一个独门院子里，408 个人共用 2 个房间。另一贫民窟马利勒布（Marylebone）的情况更糟，608 户家庭中，159 户只占有 1 个房间的一部分，382 户各有一间房，61 户有 2 个房间，仅有 5 户有 3 个房间，1 户有 4 个房间。⑤ 1849 年在关于伯蒙兹（Bermondsey）的卫生状况的文章中，梅休提到，伦敦的寄宿房屋每晚容纳 80 000 人，居住条件令人厌恶，难以置信，"没有比这些地方的卫生更糟的了，不通风，不整洁，环境也不舒适。40 人的呼吸混合在一起，形成一股肮脏、令人窒息的恶臭气体"⑥。

恩格斯也描述了伦敦东区的残破景象：

紧靠着伦敦第二个大戏院德留黎棱戏院的是这个城市的一些最坏的街道：**查理街**、**英王街**和**派克街**。这里的房子也是从地下室到阁楼都住满了贫苦的家庭。在韦斯明斯特的**圣约翰**教区和**圣玛格丽特**教区，根据统计学会会刊的材料，在 1840 年，5 366 个工人家庭住了 5 294 所住宅

①　［英］克拉潘：《现代英国经济史》（上卷），第一分册，30 页。

②　［英］盖斯凯尔夫人：《玛丽·巴顿》，荀枚译，128 页，上海，上海译文出版社，1978。

③　［英］克拉潘：《现代英国经济史》（上卷），第一分册，39 页。

④　Edwin Chadwick, *The Sanitary Condition of the Laboring Population of G. T. Britain*, p. 5.

⑤　R. A. Lewis, *Edwin Chadwick and the Public Health Movement*, 1832−1854, p. 69.

⑥　Henry Mayhew, *London Labour and London Poor*, Electronic Text Center：University of Virginia Library，1986，p. 409.

（如果这还可以叫做"住宅"的话）；男人、女人和小孩，总共 26 830 人，不分男女老幼地挤在一起，在这些家庭中有四分之三只有一个房间。[①]

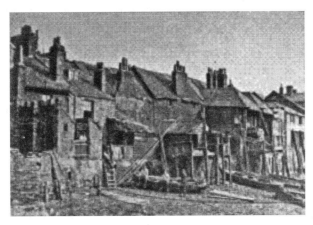

图 2 - 3　上富勒街（Upper Fore Street）后影（约 1860）

资料来源：Amanda J. Thomas, *The Lambeth Cholera Outbreak of 1848-1849：The Setting, Causes, Course and Aftermath of an Epidemic in London*, p. 164.

伦敦的住房如此，其他城市如出一辙，"凡是可以用来形容伦敦的，也可以用来形容曼彻斯特、伯明翰和利兹，形容一切大城市"[②]。1839 年曾参与城市调查委员会调查的瑞德尔•伍德（Riddall Wood）得出了类似的结论：

> 在你发现的事例中，哪些市镇最为拥挤？
>
> 曼彻斯特、利物浦、阿什顿安德莱恩（Ashton-under-Lyne，曼彻斯特的一个工业郊区——笔者注）和彭德尔顿。在彭德尔顿的一个地下室中，我发现 12 个公寓中共有 3 张床，房间之间没有门。[③]

不适宜居住的大杂院和地下室也住满了人。大杂院大多存在于英国的老城区中。伦敦的建筑商托马斯•库贝特（Thomas Cubitt）认为伯明翰的许多密密匝匝的大杂院"状况糟糕"[④]。来自法兰克福的梅丁格（H. Meidinger）把康隆盖特和考盖特与欧洲大陆上最劣等的犹太人居住区相比。甚至在爱丁堡的新城中，沟渠设备也是不完善的，在老城里，那种

---

①　恩格斯：《英国工人阶级状况》，63～64 页。

②　同上书，59～60 页。

③　Edwin Chadwick, *Report on The Sanitary Condition of the Labouring Population of Great Britain*, Introduction, p. 192.

④　*Report of the Health of Towns Select Committee*, 1840, p. 204, 转引自 Eric Hopkins, *The Rise of the Manufacturing Town：Birmingham and the Industrial Revolution*, p. 122。

"夜间从窗口倒出的垃圾"以及矗立的大杂院楼房中没有人管打扫的公共楼梯的情况,纯粹是中世纪的。大杂院楼房中房客的那种浑身龌龊,连脸上都不干净的情形又使梅丁格想起了犹太巷（Judengasse）。①恩格斯曾经这样写道:

> 这些地方的肮脏和破旧是难以形容的;这里几乎看不到一扇玻璃完整的窗子,墙快塌了,门框和窗框都损坏了,勉勉强强地支撑着,门是用旧木板钉成的,或者干脆就没有,而在这个小偷很多的区域里,门实际上是不必要的,因为没有什么可以给小偷去偷。……住在这里的是穷人中最穷的人。②

英国许多城市房屋所配备的用来存储物品的地下室,在住房短缺时也成为穷人的栖身之所。这些地下室潮湿、阴暗,因地下水或下水道的渗漏而肮脏不堪,也没有任何的便所设备。虽然地下室根本不适合人居住,但因租金低廉,还是受到许多穷人的青睐。

1830年代,曼彻斯特、利物浦、伦敦以及在程度上稍差一点的利兹之类的其他城镇都拥有众多地下室居民。曼彻斯特的卫生委员会在1832年调查过20 000所地下室住宅③,1841年邓肯医生（Dr. Duncan）估计曼彻斯特存在"8 000多个地下室",容纳大约38 000人或整个城镇大约22%的人口④,许多这样的地下室只有10×12平方米,在地下5—6米。许多地势低洼的地下室在一场雨后被淹没,大约3 000个地下室非常潮湿,140个彻底湿漉漉的。⑤当时一位外科医生描述了该地的一处地下室:"我到过一处潮湿的地下室,没有任何排污系统,人们把污水污物倾倒到大街上,而这些腐烂的东西有时又流到地下室。屋内坐的地方就是一条破凳子或几块砖块,地板大多是潮湿的","好似一幅讨厌的画面……是能够传染人体的每一种害虫的令人讨厌的容器"⑥。查德威克甚至认为还不如监狱:"监狱……过去是以肮脏和空气不流通著名的;但是霍华德对他在英格兰参观的最坏的监狱（他所说的监狱也是他在欧洲所看到的监狱之中最坏的

---

① ［英］克拉潘:《现代英国经济史》（上卷）,第一分册,38页。
② 恩格斯:《英国工人阶级状况》,70页。
③ ［英］克拉潘:《现代英国经济史》（上卷）,第二分册,63页。
④ Edwin Chadwick, *Report on The Sanitary Condition of the Labouring Population of Great Britain*, Introduction, p. 6.
⑤ J. H. Treble, *The History of Working-Class Housing*, p. 179.
⑥ John Burnett, *A Social History of Housing*, 1815–1985, p. 58.

一个）所做的描述，同阿诺德博士和我自己在爱丁堡和格拉斯哥所视察的每一条小巷子的情形相比，还要略好一些……在利物浦、曼彻斯特或利兹等大多数都市的地下室人口之中，可以看到比霍华德所描述的更肮脏、物质条件更不堪、道德更混乱的情形。"①

1845年皇家大城镇和人口密集地区卫生状况委员会的一份报告详细描述了利物浦的地下室：

> 利物浦包含许多居住的地下室，拥挤而潮湿，没有排水沟或任何的便利设施……一段时间之前，我（指调查员——笔者注）拜访过一个极度悲伤的贫穷妇女，她是一位工人的妻子，刚分娩不久，和婴儿躺在一个地下室的稻草上……用一个泥土门阻止水渗入。地下室中没有光线，也不通风，空气污浊。地面上到处是滞积的水。我不得不走在砖上通过，才能来到她的床前。这绝不是一个特例……还有一群贫穷的人生活在地下室中，地下室像停尸房一样糟糕，令人讨厌。②

据估计，在利物浦，每6人中有1人住在地下室里。③ 利物浦爱尔兰人聚居的"小爱尔兰（Little Ireland）"又拥挤又肮脏：

> 附近的街道、院落中，下水道完全处于残破不堪状态……厕所也有失体面，能容纳2—250人。上层的房间（除极少数例外）非常肮脏，地下室更糟，潮湿，偶尔有水流入。每层地下室有2个房间，每间长宽各为9英尺或10英尺，有的住10人，有的更多，其中许多人没有床，紧贴储藏物取暖。更低的一些地下室无法居住，但是现在有一个织工住进去了，他用黏土阻止水流入他的地下室，每天早上泼水。④

牲畜与人的共居加剧了住房的拥挤和肮脏。居住在地下室的一般都是爱尔兰人——手织机工人、砌砖工人的帮工等。爱尔兰小农带来了令人憎恶的养在家里的同伴——猪，因为无论何时，只要能凑足钱，他们就会去买头猪，养在住的地下室里。⑤ 利物浦、曼彻斯特、伦敦等地，只要有"小爱尔

① Edwin Chadwick，*Report on The Sanitary Condition of the Labouring Population of Great Britain*，p. 212.

② Anthony S. Wohl，*Endangered Lives*：*Public Health in Victorian Britain*，p. 297.

③ ［英］刘易斯·芒福德：《城市发展史：起源、演变和前景》，342页，北京，中国建筑工业出版社，1989。

④ Edwin Chadwick，*Report on The Sanitary Condition of the Labouring Population of Great Britain*，p. 112.

⑤ ［英］E. 罗伊斯顿·派克：《被遗忘的苦难——英国工业革命的人文实录》，31页。

兰"的地方就有猪和其他牲畜的身影。诺森伯兰"工人庐舍的状况在大多数
场合下"都是"全郡最丢脸的事。令人难以置信的是，工人的牛和猪仍是在
太多的场合下和他本人同住在一个屋顶之下"。很多都是混杂的公共宿舍。①

当大杂院和地下室无法满足住房需求时，最直接最有效的做法就是尽
可能改造原有住房和新建住房。这些房屋重"质"还是重"量"呢？结果
"质"让位于"量"，在最短的时间内建造出或者改造出造价最低、数量最
多、能容纳最多居民的住房成为 19 世纪前期英国城市建筑商、房东和政
府的首选。结果，两种特殊的房屋应运而生：一种是廉价公寓，另一种是
创新型的背靠背（back to back）房屋。

英国城市中的许多中产阶级或城市居民将他们弃置不用或破旧不堪的
房子腾出来，稍加整饬后分割成廉价公寓出租，甚至阁楼也成为廉价公寓
的一个来源。更多的廉价公寓则出自投机商之手。唯利是图的投机者或建
筑商见住房有利可图，就偷工减料，仓促建造廉价住房，以较低的租金租
给穷人。这样仓促建造的住房屋顶多是用波形瓦盖的，严重倾斜，铺在屋
顶的沥青也不合格，常常漏水；建筑房屋所用的砖块都是没有烧制好的，
泥灰也是劣质的。②因这种公寓大多又高又窄，就像鸟窝一样，人们通常
把这种黑压压的廉价公寓称为"乌鸦窝"。③ 恩格斯在《英国工人阶级状
况》中这样描写曼彻斯特的新建廉价公寓：

> 只要哪里还空下一个角落，他们就在那里盖起房子；哪里还有一
> 个多余的出口，他们就在那里盖起房子来把它堵住。……东一排西一
> 排的房屋或一片片迷阵似的街道，像一些小村庄一样，乱七八糟地散
> 布在寸草不生的光秃秃的粘土地上。……街道既没有铺砌，也没有污
> 水沟，可是这里却有无数的猪群，有的在小院子或猪圈里关着，有的
> 自由自在地在山坡上蹓跶。④

房屋内没有供水装置，也没有汽灯，院子外面的道路坑坑洼洼，也没
有下水道和垃圾处理等配套设施，更没有光洁的石板路或鹅卵石路。在伦
敦国会街上，380 人共用一个厕所，这个厕所在一个窄窄的过道上，临近

---

① ［英］E. 罗伊斯顿·派克：《被遗忘的苦难——英国工业革命的人文实录》，389 页。
② ［英］克拉潘：《现代英国经济史》（上卷），第一分册，62 页。
③ John Burnett, *A Social History of Housing*, 1815-1985, p.64.
④ 恩格斯：《英国工人阶级状况》，71～72 页。

的住房经常臭气熏天。① 格拉斯哥混杂的廉价公寓——"其龌龊、潮湿和霉腐的情形，是一个对牲畜具有恻隐心的人都不会把他的马养在里面的"，这些令人望之生畏的垃圾坑，像每一个城镇中最糟糕的贫民窟一样，并不是普通工人的房屋，而是最低级的非技术工人以及半犯罪和完全犯罪阶层的房屋……大多数陋巷居民是高原人或爱尔兰人。②

背靠背房屋是18世纪末英国人对传统住房的一个革新，在1820—1830年代的许多城镇中随处可见。按字面意思，这种类型的房屋是背靠背建造的，共用房间的一面墙，大多以砖石建造，以两层居多，分成一间间的小房间，只有一面有窗户。这种房屋节省原料，造价低廉，建造迅速，分割成许多小间，能够容纳较多的人口，因而深受各地建造商的青睐，成为首选的住房样式。③

据估计，1797年利物浦63 000人中的9 000人居住于背靠背房屋内④，1840年诺丁汉（Nottingham）11 000户房屋中有7 000—8 000户是背靠背房屋⑤。1854年布拉福德批准的1 601个建房计划中，背靠背房屋有1 079个。设菲尔德市的哈顿•诺里斯街（Heaton Norris Street）的医务官威廉•瑞纳（William Rayner）对此地的背靠背房屋进行了详细描述：

> 设菲尔德的建筑由两排房子构成，共用一堵墙，即背靠背，没有院子和户外设施，厕所设在每排房子底层的中间，大约1码宽。上下两间房子构成一户，一般一层放置杂物，二层睡觉。每间房子大约4码长、3码宽……两排共有44间房子，22个地下室，尺寸一样。地下室是独立的住所，黑暗、潮湿、低洼，高约6英尺。两排房子间的街道大约7码宽，中间是一道公共排水沟，各类垃圾扔入其中。因此，总是有腐烂的物质污染空气……⑥

恩格斯这样转述伯明翰大杂院的背靠背房屋：

> 大杂院很多，有两千多个，工人大部分都住在这种大杂院里。这种大杂院通常都很狭窄、肮脏、空气不流通，污水沟很坏；每一个大

---

① John Burnett, *A Social History of Housing*, *1815-1985*, p. 66.

② ［英］克拉潘：《现代英国经济史》（上卷），第一分册，62页。

③ Eric Hopkins, *Industrialisation and Society*, *1830-1951*, pp. 26-27.

④⑤ Edwin Chadwick, *Report on The Sanitary Condition of the Labouring Population of Great Britain*, Introduction, p. 6.

⑥ Ibid., pp. 91-92.

杂院四周有 8—20 幢房子，这些房子只有一面透空气，因为它们的后墙是和其他的房子共用的，而在院子最里面的地方通常是一个公共垃圾坑或类似的东西，其肮脏是无法形容的。①

这类房屋空间狭小，人口密集，通风困难，背面的房间终年见不到阳光，非常不利于健康。② 1860 年许多社会改革家呼吁禁止建造这样的房屋，遭到失败，布拉福德和利兹继续大规模建造这样的房屋，整个维多利亚时代未曾停止，1937 年利兹还建造了最后一批背靠背房屋。③

当时，英国的穷人基本上居住在这样几类住房里，密密麻麻的廉价公寓和背靠背房屋鳞次栉比，大杂院和地下室星罗棋布，肮脏、拥挤、潮湿相伴生，久而久之形成了城市中独具特色的一道城市景观——贫民窟。

苏格兰的情况也好不到哪里去，沃克医生（Dr. Walker）是格里诺克（Greenock）市救济院的一名外科医生，讲述了苏格兰的情况："大多数情况下，房子非常小，过于拥挤，10 或 12 个人共处一室（长宽均为数英尺）是极为平常的。这些街区中的下层阶级总是肮脏不堪的，甚至能够获得较高报酬的熟练工人也不整洁，无论是住所还是个人卫生，都是如此。"④

如果以为只有城市存在住房短缺和住房拥挤的问题那就错了，正如卡特莱特所说："我们应该在头脑中消除一种常见的谬见，即认为所有这些污秽的情况都是新出现的。工业城镇所有主要的弊端都已在乡村存在……工业城镇的每一种弊端都源自农业村庄。"⑤维多利亚时代的城市人头脑中的乡村是一幅由古老的茅舍、朴实的村民和迷人的田园构成的完美画面，可惜这幅画面并非事实。农村的房屋也破旧不堪，屋顶漏雨，道路泥泞难行。1820 年代科伯特（Cobbett）环游英格兰时认为农村的茅屋"并不比猪窝好多少"，"由泥土和稻草建造的小屋"让他"沮丧而厌恶"。土茅屋在英伦三岛随处可见，一直延续到 20 世纪。在威尔士，拜访农村穷人房屋的医生描述了他们如何深陷在泥泞的路上；为了让茅舍获得必要的通风，他们不得不在土墙上打孔。白金汉郡的艾尔斯伯雷（Aylesbury）的

---

① 恩格斯：《英国工人阶级状况》，73 页。

②③ Asa Briggs, *Victorian Cities*, p. 156.

④ Edwin Chadwick, *Report on The Sanitary Condition of the Labouring Population of Great Britain*, p. 189.

⑤ ［英］弗雷德里克·F. 卡特莱特、迈克尔·比迪斯：《疾病改变历史》，126 页。

茅舍是典型的废弃的老旧的住房群，年久失修、摇摇欲坠："蔬菜混合着泥土把墙包起来，加速了它的衰败，只剩下断壁残垣。破枝烂叶落在地板上，没有什么能够切断它与周围土壤的联系，它极容易受潮！地板上经常有同居一室的动物的粪便，在热气和潮湿的相互作用下，很快腐烂。与这样的墙壁连接的茅草很快腐烂，产生有毒的气体。"[1] 艾尔郡的"地板通常在道路以下几英尺，并且由到处不平坦的泥土组成，因此它们总是湿乎乎的"，多塞特郡（Dorset County）的一位医生甚至"经常看到从几户茅屋潮湿的地板上奔涌出泉水"[2]，茅屋的潮湿可见一斑。

有人可能认为，随着农村人口大量流入城镇，农村的住房会不再拥挤，事实并非如此。在 19 世纪上半叶，任何郡的农村人口并没有绝对下降，许多郡还上升到全国的平均水平，再加上圈地和其他农业"改善"破坏了陈旧的住房群，农村也出现了严峻的住房短缺。1864 年亨特医生（Dr. Hunter）为枢密院调查了全国 40 个郡的 821 个教区和农村城镇（共计大约 24 770 人共用 5 373 个住所）。他发现，1851—1861 年间，尽管人口净增长 16 497 人，却出现了一个大约 3 118 间茅屋的净下降。在成千上万茅屋中只有 5% 拥有 2 张床以上，40% 只有 1 张床。在贝德福德郡和林肯郡，亨特医生发现 9 个人或者更多的人共用一个房间的情况。[3]

（三）住房状况与霍乱

"工人住宅到处都规划得不好，建筑得不好，保养得不好，通风也不好，潮湿而对健康有害。住户住得拥挤不堪，在大多数场合下是一间屋子至少住一整家人。"[4] 工人阶级的居住环境"并不适合居住"。对许多穷人来说，除了栖身之外，家和他没有其他关系。家里没有什么乐趣可言。房子里的家具又脏又差，房子经常通风不良，甚至潮湿，加之食物不足而且缺乏营养。[5] 1850 年威斯敏斯特大主教公开指责教堂附近的贫民窟是"无知、邪恶、败坏、犯罪以及肮脏、不幸和疾病的温床"[6]。1863 年所查报的伊斯林顿（Islington）有两

---

① Anthony S. Wohl, *Endangered Lives*：*Public Health in Victorian Britain*, p. 301.

② Edwin Chadwick, *Report on The Sanitary Condition of the Labouring Population of Great Britain*, Introduction, p. 83.

③ Anthony S. Wohl, *Endangered Lives*：*Public Health in Victorian Britain*, p. 302.

④ Ernest Ritson Dewsnup, *The Housing Problem in England*：*Its Statistics, Legislation and Policy*, Manchester：University of Manchester Publications, 1907, p. 357.

⑤ ［英］E. 罗伊斯顿·派克：《被遗忘的苦难——英国工业革命的人文实录》，25 页。

⑥ Wifrid Ward, *The Life and Times of Cardinal Wiseman*, Vol. I, London：Bibliolife, 2009, p. 568.

个大院是"幼童不能居住的，所有出生在这里或带到这里居住的幼童，注定不出两年就得夭亡"①。法尔搜集了众多统计资料来比较死亡率，通过对比 1844—1848 年间每周的平均死亡率，他发现，伦敦最大的杀手是传染病。造成最多人口死亡的疾病，除霍乱和腹泻外，还有猩红热、白喉、疟疾、斑疹伤寒、麻疹、百日咳和天花。②

　　就一般情况来说，不同阶层的人居住在不同层次的住房中，人均寿命大为不同。1843 年《柳叶刀》的统计数据证实了这一点（见表 2-3）。法尔发现在"不同阶层"从事不同职业的男性中，只有 41.26% 的人口活过18 岁，而且这些人中只有一半（20.68%）的人口活过 49 岁。③ 即使面临同样的疾病，穷人的死亡率也相对较高。

表 2-3　　　　　　　　　　不同阶层的平均死亡年龄　　　　　　　　单位：岁

	贵族和专业人员	农民和商人	劳动者和工匠
鹿特兰	52	41	38
巴斯	55	37	25
利兹	44	27	19
贝斯纳尔·格林	45	26	16
曼彻斯特	38	20	17
利物浦	35	22	15

　　资料来源：*The Lancet*，August 5，1843，p. 661，转引自 Anthony S. Wohl，*Endangered Lives：Public Health in Victorian Britain*，p. 5。

　　恶臭、匮乏和疾病在贫民窟找到了生存之所。早在 1830 年，内科医生托马斯·苏斯伍德-史密斯就在《论发热》（*On Fever*）一文中总结了一个按字母排列的污染工厂表，把英国贫民窟恶臭的、密不透风的状况与非洲恶劣的环境相提并论。④ 他还在 1838—1839 年的三篇论文中以生动、令人震惊的证据论述了伦敦东区的不卫生和疾病间的内在联系。⑤ 许多家庭像动物一样蜷缩在一起，人性的本能被消除，像野兽一样接受救济。⑥

---

　　① ［英］克拉潘：《现代英国经济史》（中卷），560 页。

　　② Amanda J. Thomas，*The Lambeth Cholera Outbreak of 1848-1849：The Setting，Causes，Course and Aftermath of an Epidemic in London*，p. 34.

　　③ Ibid.，p. 11.

　　④ Erin O'Connor，*Raw Material：Producing Pathology in Victorian Culture*，p. 29.

　　⑤ Edwin Chadwick，*Report on The Sanitary Condition of the Labouring Population of Great Britain*，p. 34.

　　⑥ Erin O'Connor，*Raw Material：Producing Pathology in Victorian Culture*，p. 45.

霍乱期间，在对霍乱的传播缺乏令人满意的解释的情况下，疾病与贫穷更是找到了切合点。

霍乱肆虐期间，英国人一度认为霍乱是穷人的疾病。在与疾病斗争的过程中英国人逐渐发现，城市病导致了"社会病"，贫民窟成为霍乱的天然温床。维多利亚的作家发现霍乱是一种具有"流浪特征"的疾病，"在它的漫步游荡"中，"偏爱泥浆和泥沼、拥挤的房屋、低洼的地区"[①]。赫克托·加文认为"城镇穷人高死亡率"基本上是人为的，"源于人口的密度、通风的缺乏、空气的污浊，铺路、下水道和排水的缺陷情况，穷人住所以及他们紧邻的社区的肮脏状态；来自狭窄的街道、庭院和小巷的不卫生和腐烂的垃圾的堆积……"[②] 正如勃里格斯指出的，霍乱在人口稠密的地区"生机勃勃"，到达拥挤人口所到达之处。[③]霍乱也正是利用这些"便利条件"顺利入侵英国，由港口沿着新铁路和公路进入内地，首先攻击人口最稠密和不卫生的穷人住所，成为大不列颠社会骚动的一个源头。有的内科医生认为，霍乱"沿着这个死亡信号的脚步"进入穷人住处，"那里贫穷和疾病相互滋生，大城镇的中心环绕着社会不满和政治混乱，贫困和疾病不断产生恐惧，成为瘟疫、疾病的温床，在社会的心脏秘密地激起怨恨"[④]。

1830—1840 年代关于城市卫生的调查报告也曾论及住房与疾病之关系。这些调查报告主要强调的是下水道和城市总体的卫生情况，然而在刚刚起步的住房调查上无法罢手。它们清楚地考虑到了过于拥挤对居民健康的有害影响，尤其是与可怕的疾病霍乱之间的难以忽视的联系。内科医生詹姆斯·菲力普斯·凯伊-舒特沃斯认为，霍乱进入"穷人的住处，稠密的小巷，拥挤的院子"[⑤]，在此安营扎寨，兴风作浪。居住在地窖和背靠背房屋中的大量人口更容易感染霍乱[⑥]，利物浦的"小爱尔兰"是爱尔兰人的聚居区，此地环境肮脏、住房拥挤，几户家庭可能生活在一个"空气

---

① Erin O'Connor, *Raw Material*：*Producing Pathology in Victorian Culture*, p. 27.

② H. Gavin, *The Unhealthiness of London and the Necessity of Remedial Measures*, 1847, p. 20, 转引自 Anthony S. Wohl, *Endangered Lives*：*Public Health in Victorian Britain*, pp. 4—5。

③ Asa Briggs, "Cholera and Society in the 19th Century," *Past and Present*, No. 19, 1961, p. 76.

④⑤ Peter Vinten-Johansen, *Cholera*, *Chloroform and the Science of Medicine*：*A Life of John Snow*, p. 170.

⑥ Charles Creighton, *A History of Epidemics in Britain*：*From the Extinction of Plague to the Present Time*（*1891-1894*）, p. 826.

有害"的房间中①，结果，疾病横行，成为霍乱病菌的"经常光顾之地"。

医生罗伯特·贝克于 1837—1839 年向利兹市统计委员会（Statistical Com-mittee of the Leeds Corporation）提交的报告也论述了霍乱与住房的关系，标出了住房亟待改善的地区。此外，1838—1839 年济贫法委员会的报告、1842 年查德威克的《报告》以及 1844 年城镇卫生协会的报告，无不涉及霍乱与住房的关联。1837 年威廉·法尔在调查普雷斯顿后得出的结论是，1840 年代 1 岁以下婴儿死亡率分别为：卫生状况良好的区域 15%，卫生状况一般的区域 21%，卫生状况差的区域 30%，而卫生条件极端恶劣的区域则高达 44%!② 查德威克在查阅了来自 533 个区的反馈后，绘制了"卫生地图"，清楚地显示出传染病与居住拥挤之间的关系。他指出，这种病是由肮脏、拥挤、排水不畅以及供水有问题造成空气污染蔓延开的。③ 他还在《报告》中提到，盖茨黑德的罗伯特·阿特金森（Robert Atkinson）先生在霍乱第一次出现于桑德兰时，发布了关于居民状况的简短报告："每一个小的、通风不畅的公寓内，每户家庭人口 5—9 人不等，但是很少有 2 张床以上……一户霍乱病人家中，住所惨不忍睹。所居住的房间属于派维尔盖特（Pipevellgate）最肮脏不堪之列，分为 6 个部分，被不同的家庭占用，共 26 人。房间内有 3 张残破不堪的床，2 人共用一张床，它长 12 英尺，宽 7 英尺。房间内的最高处也不能让一个人直立起来。从一个小窗户内射入几点光。窗户是固定的。2 个人得了霍乱，奄奄一息，其他人似乎不敢呼吸清新的空气，用破亚麻布堵住漏风的窗户。"④ 据估计，1848 年霍乱在邓弗里斯市卷走 1/11 的人口，大多是居于肮脏的贫民窟的民众，即使是一周赚 16—18 便士的年轻人也很少能抵抗住疾病的侵袭。⑤

1848 年 11 月，当霍乱出现在伦敦的海尔布赖恩街区（Hairbrain Street）时，卫生医官发现，有一个住所有 13 间房屋，分割成 32 个小房间，里面居住了 157 个人，"在一个房间的右侧，一个老妇人和孩子的尸体以罗马天主教的葬仪陈列着，丈夫、妻子和两个孩子肩靠肩地蜷缩在同一个房间内，受霍乱之苦。在隔壁房间里，一位妇女身患霍乱晚期，几个小时后死去。房间的最末端有一个公共厕所，一条渠道流向小巷的中部，许多儿童在清理出的

　　① Asa Briggs, *Victorian Cities*, p. 92.

　　② Carter Harold, Lewis C. Roy, *An Urban Geography of England and Wales in the Nineteenth Century*, London: Edward Arnold, 1990, p. 202.

　　③ ［英］弗雷德里克·F. 卡特莱特、迈克尔·比迪斯：《疾病改变历史》，132 页。

　　④ Edwin Chadwick, *Report on The Sanitary Condition of the Labouring Population of Great Britain*, p. 95.

　　⑤ Ibid., p. 198.

垃圾的顶上跳舞。这个小巷内的任何房屋都没有供水设施，居民别无他法，只好从附近的地区'乞讨和偷窃'"①。柯林斯医生在对肯特的考古调查的一篇文章中，讨论了霍乱和伤寒对泰晤士河肯特段的影响。②

《泰晤士报》指责伦敦城区的贫民窟是"疾病的温床，窃贼的老巢"③。亨利·梅休在调查伦敦东区之后，毫不掩饰地把伦敦东区的贫民窟典型——雅各布岛称为"霍乱真正的首都，伦敦的杰骚（Jessore）"④。《庞奇》在1852年一幅名为《霍乱王的宫廷》（"A Court for King Cholera"）的漫画中指出，霍乱是英国贫民窟的统治者，英格兰是霍乱的故乡。(图 2 - 4)⑤ 1849

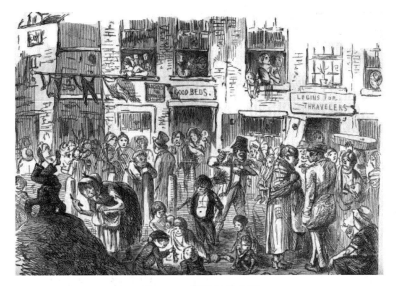

图 2 - 4　霍乱王的宫廷

资料来源：*Punch*，September 25，1852.

年 9 月 11 日，伦敦兰巴斯地区一个建筑工的女儿死于霍乱，法尔认为"这所房子的后面是一个名叫白狮子（White Lion）的院子，一个糟糕的地方，爱尔兰人居住，养着许多半死不活的猪，没有排水沟，臭气熏天，猪圈的垃

①　R. A. Lewis，*Edwin Chadwick and the Public Health Movement*，1832-1854，pp. 202-203.

②　Amanda J. Thomas，*The Lambeth Cholera Outbreak of 1848-1849：The Setting，Causes，Course and Aftermath of an Epidemic in London*，p. 36.

③　Michelle Allen，*Cleansing the City：Sanitary Geographies in Victorian London*，Ohio：Ohio University，2008，p. 117.

④　Erin O'Connor，*Raw Material：Producing Pathology in Victorian Culture*，p. 31. 杰骚（Jessore）是印度地名，以肮脏著称。

⑤　*Punch*，September 25，1852.

圾在铁路拱桥下肆意横流”①。同一天，该地一个酒馆老板的儿子死于霍乱，这是一个犹太家庭的儿子。法尔认为“虽然此地的人数很多，但这是他们当中第一起霍乱病例”②。第二、三次霍乱时期，伦敦东区的圣吉尔斯、七日规、特鲁里巷（Drury Lane）、怀特坎佩尔、东部圣乔治、贝斯纳尔·格林等贫民窟的霍乱病情尤为严重，不断出现在报刊上③，成为“霍乱是穷人的疾病”之说的有力旁证。

　　贫民窟孕育的霍乱使英国人发挥丰富的想象力，编织出它从穷人的茅舍传入富丽堂皇的富人家中的可怕故事。比如，在一篇名为《廉价衣物和污秽》的文章中，查尔斯·金（Charles King）就讲述了一个类似的例子，其目的是揭示穷人每况愈下的生活状况如何破坏了整个社会。④ 在英国、法国和美国，统治阶级和中产阶级担心霍乱成为社会稳定的一大威胁，因为它激起了底层人的愤怒，霍乱有可能传染给其他人，而控制霍乱的措施有可能损害经济。⑤ 1844 年成立的城镇卫生协会也对穷人过于拥挤的状况深表忧虑，但是当时最主要的——当然也是最需要的——关注点是下水道和排水沟，而不是住房短缺或者防止过于拥挤。⑥

　　当以改善城市卫生为主的公共卫生运动开展起来后，住房也成为一个不容忽视的问题。在卫生派看来，疾病预防和住房改造都是社会改造的一部分，通过对卫生改革的关注来改善最下层的生活，目标是为所有人提供可饮用的水和及时的废物清理，以确保赤贫者享受到中产阶级的住房和饮食。此外，即使城市的下水道和街道卫生得以改善，居民日常所居的住房如果不及时跟上，公共卫生运动试图减少疾病的目的还是难以达到。其结果，只不过是把疾病从公共空间转移到私人空间而已，无助于问题的根本解决。更重要的是，干净的住房有助于改善工人阶级的习惯、服饰、家具、品味和道德，将培养心满意足的工人、身强体壮的新兵和健康的父

---

　　① William Farr, *Report on the Mortality of Cholera in England*, 1848-1849, London: W. Clowes and Sons for Her Majesty's Stationery Office, 1852, p. 213, 转引自 Amanda J. Thomas, *The Lambeth Cholera Outbreak of 1848-1849: The Setting, Causes, Course and Aftermath of an Epidemic in London*, p. 190。

　　② Amanda J. Thomas, *The Lambeth Cholera Outbreak of 1848—1849: The Setting, Causes, Course and Aftermath of an Epidemic in London*, p. 190.

　　③ H. J. Dyos, and M. Wolff, *The Victorian City: Images and Realities*, p. 586.

　　④ Erin O'Connor, *Raw Material: Producing Pathology in Victorian Culture*, p. 34.

　　⑤ J. N. Hays, *The Burdens of Epidemics: Epidemics and Human Response in Western History*, p. 140.

　　⑥ Anthony S. Wohl, *Endangered Lives: Public Health in Victorian Britain*, p. 307.

母，降低早夭率，提高工人的工作寿命，与糟糕的生活状况有关的犯罪也会减少，公众道德也会有整体上的提升。正如法国漫画家所描绘的，卫生实际上就是文明。① 到 1851 年，要求改善穷人住宿条件、清理贫民窟的呼声日渐响起，成为防治霍乱的另一种措施。

二、住房改革的霍乱防治效果

(一) 住房改革历程

当 1830—1840 年代英国出现住房短缺和过于拥挤时，许多英国人认为这只是一个暂时情况。随着贫民窟的出现与扩大，人们才意识到贫民窟犹如城市的一个毒瘤，是疾病肆虐的摇篮。伦敦此时已经分裂为两个截然不同的世界，一个是贫民窟绵延的东区，一个是豪宅别墅林立的西区。西区是商业繁华、经济发达、香车宝马的富人天堂，东区是穷困潦倒的穷人炼狱，同处一个城市，身在两个世界。牧师约翰·理查森 (Rev. John Richardson) 在他的《半世纪往事》(1856) 中这样写道，"分别占据伦敦两个地区的两个分离的阶级之间几乎没有意气相投的交流"②，虽然他们都在伦敦生活，除了"道听途说和小道消息外"，东区的居民对西区一无所知，西区对东区也所知甚少。1840 年一位证人在城镇卫生协会面前说到伦敦东区最糟糕的社会情况，"除了医疗人士和教区官员之外，没人知道他们"。贫民窟的牧师、记者、外国参观者和社会改革家虽然经常提到它，但只是讲述一些读者感兴趣的内容，并没有把改善住房条件作为关注重点。只有当霍乱在伦敦东区肆虐得特别严重时③，人们才把关注的焦点放在伦敦东区的住房和卫生问题上。

再者，住房是居民日常饮食起居之所，其状况好坏直接关系到整个社会的面貌。对维多利亚的卫生改革家和统治阶级来说，过于拥挤的住房还成为许多不可容忍的罪恶的根源。它造成许多失业或流浪人口露宿街头，无处容身，增加了社会的不稳定因素，治安每况愈下；它养育酗酒、犯罪和性的不道德；它摧毁了家庭的圣洁；它以一种政治上危险的方式聚集了

---

① Peter Baldwin, *Contagion and the State in Europe*, *1830-1930*, pp.128-129.

② Asa Briggs, *Victorian Cities*, p.314.

③ 不过，1866 年圣乔治区的霍乱死亡率达到惊人的 37.5‰。熟悉贫民窟情况的一位牧师认为伦敦东区的圣乔治区死亡率高的原因并非是霍乱，而是失业导致的饥饿，这进一步证明了东区的生存艰难。具体内容参见 R. H. Hadden, *An East-End Chronicle*, 1880, pp.88-89, 转引自 Anthony S. Wohl, *Endangered Lives: Public Health in Victorian Britain*, pp.302-303.

大众；它产生社会主义或虚无主义的思想；它鼓励无神论；它有助于传播疾病。总而言之，过于拥挤是造成国民大众的道德和肉体堕落的幽灵。① 正如 F. M. L. 汤普森（F. M. L. Thompson）所言："维多利亚时代的贫民窟肮脏不堪，有辱他们周围的财富和文明。了解它们像什么，它们为什么存在是非常重要的；但是记住 4/5 或 9/10 的人生活在贫民窟的环境下同样重要。"② 而如何清理贫民窟、改善居民的住房条件则是预防疾病、减少社会问题的重要一环。

19 世纪上半叶，自由放任是政府在住房问题上的基本态度，在这个时期的社会救济中，以私人慈善为主，最典型的是"模范住宅运动"（Model Dwelling Movement）。模范住宅，是指在卫生设施、排水系统、空间大小、舒适程度等方面都符合英国住房立法的最低标准，房租便宜，适合工人租住的住宅。拥有这些住宅的公司的利润保持在 5% 左右，因此被称为"5% 慈善"。伦敦 1841 年、利兹和利物浦 1842 年、伯肯黑德 1843 年、大伦敦区 1844 年、纽卡斯尔和伯恩利 1846 年都先后进行模范住宅建设。1841 年伦敦成立改善都市工人住房协会（The Society for Improving the Housing of Meotropolitics Working-Class），其宗旨是"在保证收回成本的前提下，为劳工的生活提供舒适和方便"；1844 年"改善劳工状况协会"（The Society for Improving the Condition of the Labouring Classes）成立。截至 1875 年，改善都市工人住房协会共修建 1122 套家庭住宅；"改善劳工状况协会"共修建 453 套家庭住宅和 200 套单身公寓。③ 到 19 世纪末，伦敦已经有三十多家模范住宅公司。虽然模范住宅公司未能从根本上解决工人住房问题，但在政府角色难以施展和商业公司不屑投资的情况下，"模范住宅运动"在缓解住房危机、改善工人的居住环境方面发挥了重要作用。

随着住房问题成为一个威胁社会健康的重大问题，个人和一些社会团体的局限也逐渐明显，需要国家的立法和行政干预。1840 年城镇卫生协会发现，"没有建造法规规定工人的住所应该如何建造，没有下水道法规

---

① Anthony S. Wohl, *Endangered Lives: Public Health in Victorian Britain*, p. 299.

② F. M. L. Thompson, *The Rise of Respectable Society*, London: Fontana, 1988, p. 181. 转引自 Eric Hopkins, *Industrialisation and Society, 1830-1951*, p. 36。

③ Richard Rodger, *Housing in Urban Britain, 1780 - 1914*, Cambridge: Cambridge University Press, 1995, pp. 45-46. 转引自周真真：《慈善视野下的英国模范住宅公司》，载《历史教学》（高校版），2014（12），60 页。

规定他们正确地排水，更缺乏总体的或地方的法规强制执行清洁和舒适的最普通的条款"①，因而争取相应的立法成为改善住房的第一步。英国中央政府也正准备把住房改革看作公共卫生的一部分，而非单纯的私人事务，这为相关立法的出台提供了基础。

公共卫生运动期间，查德威克把住房改革置于政治竞技场的中心。②在他的推动下，议会立法主要从改造旧房屋、规范住房标准、提高住房的舒适度和户外活动场所等方面入手。1847 年的《城镇改善条例》（The Towns Improvement Clauses Act of 1847）授权当局铲除危及邻居安全的住所。有些城镇通过地方法规或议事程序来规范住房。在这些地方法规中，少数是"改善"法，主要目的是改造旧城区的住房，重新发展城市中心。其中，地下室改革是地方住房改革的重中之重。1844 年 7 月至 1845 年 2 月，利物浦清理了 1 000 多间住人地下室。到 1851 年，关闭 5 000 多间住人地下室，大约 20 000 居民被撵出。③

除了改造不合格房屋，某些城市还为新建房屋制定了相关条例。1844 年议会颁布《大都市住房法》（Metropolitan Lodging Act），对住房面积、墙壁厚度、街道宽度等基本标准做了规定（比如地下室必须安装窗户、壁炉，新建居所必须有厕所），将房屋的内部设施和建筑的外部格局纳入统一规划，使新建房屋更加舒适，城市布局更趋合理。在 1847 年的《城镇改善条例》的基础上，布拉福德于 1854 年推行第一个建筑条例，规范街道和庭院的宽度，敞开庭院；减少建造背靠背房屋，确立墙和窗的建造标准；管理地下室；等等。④ 如规定凡住人的院子宽不得少于 20 英尺，进出口不得少于 10 英尺；地窖和地下室只有配备壁炉、合适的窗户和适当的排水设备，才可出租供人居住；凡新建房屋一律须装有适当的厕所设备；等等。⑤ 中央和地方的这些住房条款是维多利亚时期通过改善住房试图改善公共卫生的一部分，其特点是通过建筑法规来改善未来的住房群，通过垃圾处理法规来改善现有住房。这是一个良好而又必要的开端，它表明，维多利亚初期的政府没有墨守自由放任原则或不愿意干预财产权，而是在公共利益面前，公益优先于私人财产权。同时中央政府制定了让地方政府遵循的清楚明白的指导路线，使各

①②　Anthony S. Wohl, *Endangered Lives: Public Health in Victorian Britain*, p. 307.
③④　Ibid., p. 309.
⑤　［英］克拉潘：《现代英国经济史》（上卷），第二分册，666 页。

地的住房改革做到有的放矢。①

　　1851 年由沙夫茨伯里勋爵参与制定，并由上下两院通过的住房立法是具有特殊意义的一项立法，即《沙夫茨伯里法》〔又名《劳工阶级住房法案》（*Labouring Classes Lodging Houses Act*）〕，它授权地方当局购买土地，为工人阶级建造住房。② 尽管这项立法并没有发挥实质性意义，但《泰晤士报》认为，该法案说明劳工阶级的住房与市政工程的对象、改善街道和供水一样合法，都是政府的分内之事③，即奠定了国家干预住房问题的基础，为日后更完善的立法出台和实施起到了过渡性的桥梁作用。1851、1853 年议会分别通过的《普通住房法》（*Common Lodging Act*），管理工人住宅区的肮脏和拥挤，开始清理贫民窟，整顿不合格住房。1853—1854 年霍乱后，议会 1855 年通过《垃圾清理和疾病预防法》（*Nuisances Removal and Diseases Prevention Act*），这个法案体现出通过改善住房条件减少疾病的现实目的，可以说是 1853—1854 年第三次霍乱催生的结果。其中的条款赋予济贫检察官一项权力，它规定，只要他们怀疑哪里有传染病，他们就可以过问哪里的私人住所状况。假如传染病具有"发烧"的症状，检察官会持续不断地定期造访，直到确认只是"发烧"而不是新一轮霍乱的前兆。此外，该法还规定，"当一位医学官员或两名医学从业者确认一间房屋过于拥挤，危害居民健康，并且居民由一个家庭以上构成时"，地方当局应"向法官提起诉讼来缓和过于拥挤的情况，并且向允许这种情况存在的人课以罚款"。在这里，政府把住房拥挤与垃圾都视为卫生的敌人，疾病滋生的温床。不过，在提交法院时，这项条款遇到难题，因为法官认为"垃圾只有在被证明危害健康时才是垃圾"，住房也是如此，不然得不到法院的支持。就当时的医学鉴定水平而言，这几乎是一个不可能具备的条件，结果降低了这项法案的执行力度。1855 年的《大都市城区管理法》（*Metropolitan Local Management Act*）授权地方强制任命卫生医官，由地方监督家庭住所，扩大地方的住房管理权限。④

　　到 1860 年代，在城市建筑方面，出于疾病防治的考虑，工业城市政府的治理对象以不卫生住房为主，住房强调开敞空间区、面对面建筑间的

①　Anthony S. Wohl, *Endangered Lives: Public Health in Victorian Britain*, p. 309.

②　Ibid., pp. 309-310.

③　*The Times*, July 10, 1851.

④　Anthony S. Wohl, *Endangered Lives: Public Health in Victorian Britain*, p. 310.

街道宽度，以便保证较高的通风和自然采光。曼彻斯特市议会从 1868 年开始委派卫生调查员对市内住房的质量和卫生状况进行调查。① 1866 年，利兹市议会也规定每一街区中不得建造多于 8 幢背靠背住房（前后各 4 幢），并且每个街区之间要有室外厕所。② 1875、1882、1885 年，议会三次出台《工人住房法》（*Working Housing Act*），敦促城市贫民窟的清除和改造。1890 年颁布的《工人住房法》进一步扩大地方政府在城市改建中的权力，不仅可以清理贫民窟，还可以征购土地，建设廉租公寓，以缓解住房危机。而在此之前，政府只负责清理贫民窟，住房建设主要由慈善组织和住房公司来完成。这标志着英国政府开始直接干预工人住房。

1894 年《伦敦建筑法》首次做出了建筑物后面的空地必须和它的高度成比例的规定。19 世纪晚期伦敦和各郡城镇的大片工人郊区的"地方法住房"，大多由 4 个、8 个或更多房子组成的排屋，由通道通向后院，那里有一个厕所，也许有一个堆放煤炭的小屋，前门正对着长长的、平行的、没有树木的街道，有的还有小前院，有院子的联排屋取代了背靠背住房。③ 1890 年的《公共卫生补充条例》详细规范住房细节，让地方当局控制地板、炉灶和楼梯的结构，房间的高度；禁止使用厕所或污水坑上的房子，或在污秽土地上建造房子。④ 通过对已建成街道和住房的治理，工业城市内很多环境恶劣、挤满不卫生住房的小巷和死胡同逐渐转变成宽敞、彼此通联的道路网络，住房质量提高，市民的居住环境得到初步改善。⑤

从 19 世纪中叶以来的住房改革可以看出，住房改革经历了从私人慈善到政府规范的发展演变。政府早期立法主要将贫民窟视为城市环境问题，把清理改造放在首要位置；后期政策则转向清理与重建并举，更侧重增加住房供给。⑥

（二）住房改革运动评价

卫生的住房是卫生改革家的信条和改革的基石之一。众多的改革家把

---

①　Shena Simon, *A Century of City Government*, Manchester, *1838 - 1938*, London: G. Allen & Unwin, 1938, pp. 288–292, 转引自梁远、刘金源：《近代英国工业城市的空间结构与城市规划（1848—1939）》，载《安徽史学》，2015（4），146 页。

②　John Burnet, *A Social History of Housing*, *1815–1985*, p. 173.

③　［英］克拉潘：《现代英国经济史》（下卷），555 页。

④　陆伟芳：《19 世纪晚期英国城市住房问题——一个市场失灵的案例分析》，见《世界近现代史研究》，第七辑，82 页，北京，社会科学文献出版社，2010。

⑤　梁远、刘金源：《近代英国工业城市的空间结构与城市规划（1848—1939）》，146 页。

⑥　许志强：《1840—1914 年伦敦贫民窟问题与工人住房建设分析》，载《史学集刊》，2012（1），121 页。

它看作问题的核心，没有住房改革，其他所有的改革都将大打折扣。"当一个人从过于拥挤的生活中解放出来，"一位改革家在 19 世纪中叶写道，"并且生活在空气和阳光里时，他的感情将被升华，并且他的健康会改善，他的所有本性都会扩大。然后，如果在他身上有善良的种子，这些种子将膨胀、破裂、生长、开花和结果。"① "让最坏的出生地——拥挤不堪的房间或多少人家同住的房屋——从此不再成为英国大部分人口的出生地"②成为他们的奋斗目标。

在社会改革家的大力倡导和政府的支持下，19 世纪中叶英国在清理贫民窟方面成效卓著。过去奇形怪状、迷宫似的贫民窟，摇摇欲坠、破旧不堪的房屋群，以及地下室、狭窄的庭院道路和密密麻麻的廉价公寓都得到了有效清理。③曼彻斯特在 1843 年拥有 18 000 多名地下室居民，建筑和卫生管理委员会（the Building and Sanitary Regulations Committee）积极改变和控制地下室住所，并且雇用 26 000 多人进行住所的改善。但是，因大量的移民涌入城市，1840 年代的这些努力基本上没有取得预期效果。随着 1860 年代移民潮的基本结束，英国城市的住房短缺部分地得到缓解，住房改革的成果逐渐显露出来，1872 年 2 400 个住人地下室被停止使用，1874 年曼彻斯特只存在 108 个住人地下室，主要是老人居住。这些仍存在的住人地下室随着居民的死亡或迁移逐渐被关闭，到 1882 年曼彻斯特只剩下 945 个地下室。④ 住房条件的改善也带来了疾病死亡率的相应下降，穷人的疾病死亡率有明显下降。当奥德姆（Oldham）的医疗官尼温医生（Dr. Niven）分析此地总死亡率急转直下时（从 1872 年的 30‰降为 1889 年的 20‰），他提到了住房的改善，特别是 1865 年停止建造背靠背房屋，1872 年关闭所有的住人地下室。⑤

不过从短期来看，住房改革并没有深入到城市的各个角落，留下了许多"死角"。1865 年后，伦敦教区建筑协会（London Diocesan Building Society）报告说伦敦东区是一个广袤的地区，"与蒂姆布克托（Timbuctoo）一样从未勘查过"⑥。正如 S. 沃尔一针见血地指出的："19 世纪公共舞台上收获颇丰

---

① Anthony S. Wohl, *Endangered Lives：Public Health in Victorian Britain*, p. 297.
② ［英］克拉潘：《现代英国经济史》（上卷），第二分册，657 页。
③ Anthony S. Wohl, *Endangered Lives：Public Health in Victorian Britain*, pp. 326–327.
④ Ibid., pp. 297–298.
⑤ Ibid., p. 289.
⑥ Asa Briggs, *Victorian Cities*, p. 314.

的公共卫生运动，当它触及贫民窟的棘手问题时，仅仅获得局部的成功。只要公共卫生依靠个人的周薪水平和总体的经济情况，卫生改革家满腔的热忱将仍然只是希望和梦想。"① 出现这种局面的原因主要有两点：

第一，当时的政府积极致力于住房立法的通过与执行，遭遇到地方保护主义者和既得利益者的抵抗。一位地方保守派的观点颇有代表性，1851年他宣称贫民窟"重度溃疡"，关乎"国家的生死存亡，并且正在我们社会系统的每一个角落传播它的破坏性影响"，然而，他又加上一句："至于穷人本身的康乐福祉，没有什么比过度干预更有害的了，不管是就国家还是就个人而言，都是如此。"②

对于某些社会阶层来说，住房改革损害了他们的利益。利兹的激进派詹姆斯·霍尔（James Hole）在《工人阶级的家园》（*The Homestead of the Working Classes*，1866）中概括了住房改革遭到反对的一个重要原因，即有财产的中产阶级的店主要求改善城市卫生，积极参加城市卫生改革，然而住房改革要求他们关闭地下室和其他不合格住房，这就会使他们丧失一部分收入。他们支持下水道或其他卫生改革的每一个子儿都是从他们自己的口袋掏出来的……对他们这些纳税人来说，改善住房让他们既出钱又遭受利益损失，他们肯定不会继续支持。③

第二，虽然社会改革家对住房改革充满了传教士劝诱改宗那般的热诚，然而，大多数劳动阶级对住房改革缺少热情，反应冷淡。如前所述，大工业城市的许多居民是来自家庭条件通常糟糕的乡村的移民，他们的住房期望值非常低。④ 众多的爱尔兰移民偏爱群居，愿意生活在一个拥挤的住房里，甚至当经济条件改善时也是如此。这样的选择有时候也让卫生改革家头痛不已。虽然成千上万的工人阶级家庭渴望改善住房，但就现实而言，尤其是温饱尚未解决之前，他们认为住房条件差似乎是不可改变的事实，是他们命运中的一部分，改善住房是一种奢望。因而工人阶级在积极争取政治权利和改善工作条件之时，并没有要求立即改善住房，对卫生改革家的善意没有表示出太大的热情。直到19世纪末工人阶级才呼吁改善住房，参与到住房改革运动中，政府才下大力气改善住房状况。⑤因而恩

① Anthony S. Wohl, *Endangered Lives*: *Public Health in Victorian Britain*, p. 328.
② Ibid., p. 309.
③ Ibid., p. 170.
④ Ibid., pp. 300−301.
⑤ Ibid., p. 299.

格斯在《英国工人阶级状况》1892 年德文第 2 版中指出，"这本书里所描写的那些最令人触目惊心的恶劣现象，现在或者已经被消除，或者已经不那么明显。下水道已经修筑起来或改善了；在境况最差的'贫民窟'中间，有许多地方修建了宽阔的街道；'小爱尔兰'已经消失"①。

　　住房改革成为英国政府关注的重点和难题之一，虽然从总体上降低了疾病死亡率，但是并没有降低霍乱的发病概率，也没有改变霍乱的高死亡率。1831—1832、1847—1848 年的霍乱一度使英国人把霍乱视为穷人的疾病，在贫民窟中潜滋暗长，故而 1840 年代后的私人慈善住房建设和政府立法相继出炉，意在通过住房改革来消弭霍乱滋生的土壤，推动了住房的改革和改善。然而，1853、1866 年霍乱的来袭，证明住房改革在消除霍乱上成效不大，但在降低贫民窟的肺结核、斑疹伤寒等传染病的发病率方面发挥了积极作用。可见，霍乱是揭露英国糟糕住房的一个不速之客，防治霍乱是推动英国住房改革的目的之一，但结果是，住房改革并非霍乱防治的有效药方。1866 年霍乱暴发后，英国人逐渐接受斯诺的霍乱通过饮用水传播的理论，霍乱防治与住房改革逐渐脱钩，此后的英国人更关注与水相关的民生课题和相关改革。

---

① 《马克思恩格斯选集》，3 版，第 1 卷，68 页，北京，人民出版社，2012。

第三章　水污染：霍乱传播的媒介

公共卫生运动和住房改革在改善社会卫生状况方面成效巨大，但对霍乱防治效果并不明显，霍乱防治依然是未解之谜。其实，1849 年麻醉师约翰·斯诺已经发现霍乱传播的奥秘，即通过含有霍乱病菌的饮用水传播，证实供水污染、水源污染与霍乱传播的内在关系，为霍乱防治提供了良方。尽管他的观点在很长时间里没有被社会所接受，但供水状况和水源污染已经引起社会的广泛关注，要求改革和治理，为随后的水污染治理奠定基础，也为成功防治霍乱提供有力证据。

第一节　揭开霍乱传播的媒介

神秘的霍乱让英国的医生束手无策。《医学时代》在 1847 年末的一篇评论中认为："在关于霍乱的几个最重要的点上，科学调查的正确知识毫无作为。"6 年后，《柳叶刀》仍对此持一种悲观论调："霍乱是什么？它是一种菌类，一种昆虫，一种瘴气，一种带电的干扰，或者一种病态的废物？这个问题仍悬而未决，是一种没有结果的推测。"[1] 这种观点未免过于悲观，因为早在 1849 年一位名叫约翰·斯诺的医生就找到了霍乱的传播方式，揭开了霍乱传播的神秘面纱。

一、斯诺发现霍乱传播的媒介

（一）斯诺生平简介

1813 年 3 月 15 日，约翰·斯诺出生于约克郡的一个普通工人家庭，6 岁起就读于当地的主日学校，完成基础教育后，14 岁成为纽卡斯尔的一

---

① F. B. Smith, *The People's Health*, 1830-1910, p. 166.

位医生兼药剂师——威廉·哈德卡索（William Hardcastle）的学徒。哈德卡索是一位具有进步思想的师傅，他鼓励斯诺阅读医学书籍，对药方提出自己的见解，一有机会就对他进行医学训练，这为斯诺随后的医学学习打下了坚实的理论基础。

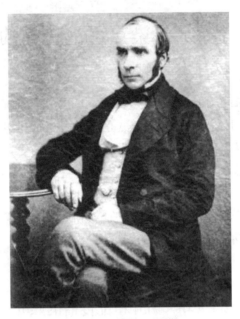

图 3-1　约翰·斯诺

1832 年，纽卡斯尔的几位医生开办了一所医学学校，开设 5 门医学课程并提供医学实习，年方 19 岁的斯诺入选。这时的斯诺已是一位有着 5 年医学学徒经历的高级学徒，还学习了正规医学训练所需要的拉丁文和希腊文知识。半年的正规训练使他具备了成为医学助理的资格。1833 年 4 月至 1836 年间，为了筹钱去伦敦系统学习医学知识，考取医生执照，斯诺先后当过三位药剂师的助手。1836 年斯诺只身来到伦敦学医，经过 18 个月的训练，于 1838 年 5 月参加了皇家外科医生学院（Royal College of Surgeons，RCS）的考试。这年 10 月斯诺取得了药剂师资格，遂决定在伦敦悬壶济世。行医期间，他对乙醚和氯仿产生浓厚兴趣，成为出色的药剂师和麻醉药专家。他使用氯仿麻醉出于多重目的，包括缓解生孩子的疼痛。① 正是在研究氯仿的过程中，1848 年再次暴发的霍乱使斯诺开始关注这一疾病。

———————————

① 他在这方面声名显赫，1853 年受命在维多利亚女王生育第 8 个孩子时使用氯仿。

坚持不懈的调查和深入细致的研究使他于 1849 年公开了研究结论——霍乱通过饮用含有霍乱病菌的水而传播，揭开了饮用水与霍乱之间的关联。不过，斯诺的结论也是建立在前人研究的基础之上的。

（二）前人的发现

其实，在斯诺医生发现霍乱传播的途径之前，已经有人隐约发现饮用水与霍乱之间存在某种微妙的关系。

1848、1849 年卫生总会收到了一份来自索尔福德的霍乱报告：

> 索尔福德的霍普街（Hope Street）突然而迅猛地暴发霍乱，居民从一个特别的抽水机井中取水。这口井已被修理过，从其边缘 9 英寸内流过的下水道突然被塞住，渗入井中。30 户居民从此井中取水，在他们中间出现 19 起腹泻，26 例霍乱，25 例死亡。附近的 60 户村民使用别处的水，他们中出现 11 例腹泻，但没有 1 例霍乱，也无人死亡。[①]

1849 年卫生总会公布了伦敦因饮用水造成霍乱的报告：

> 在伦敦西区（West End）的哈普斯泰德街区（Hampstead District），每天有马车经过布罗德街到伦敦西区。一位老太太喜欢饮用布罗德街的水，马车从布罗德街的抽水井中取出一大瓶水是很平常的。8 月 31 日（星期四），水运到后，老太太晚上饮用了它，星期五继续饮用。当天晚上她就被霍乱抓住，星期六死去。她的侄女拜访她时也饮用了此水，结果回到家（位于伊斯林顿的一个很卫生的地方）后，也被霍乱侵袭，死了。她侄女的住所附近都没有霍乱发生。[②]

这两个事例都说明了霍乱与特定的饮用水有密切关系。可是，这些事例都是个案，不具有代表性，还难以让人信服。

下水道委员会的助理观测员约翰·格兰特（John Grant）负责调查下水道情况，这使他特别关注水问题。1849 年 8 月 9 日他将调查的结果写成《豪勒顿的塞利庭院的状况》（*The Condition of Surrey Court，Horsleydown*）一文，其中写道：

> 庭院里有 13 所房子，都位于道路的末端，通风很差。在最末尾有一个公共排水沟，房屋的后面有一个小的公共厕所。这个庭院的附

---

① John Snow, *On the Mode of Communication of Cholera*, London: John Churchill, 1855, pp. 19-20. 此书以下缩写为 *MCC*。

② John Snow, *MCC*, p. 28.

近有个特拉斯科特大楼（Truscott Building），它有 12 间小厕所，也有化粪池。五天之内，塞利庭院十之八九的人死于霍乱，而在特拉斯科特大楼上，仅有 1 例（是个婴儿）。造成这种不同的唯一明显的原因可以归结为，在塞利庭院，居民使用街道上的井水，井口和人行道、排水沟或一侧的下水道相通，污浊的水通过这些途径流入井中。[①]

虽然这口井当时已被教区当局清理，井口也被抬高，但是格兰特认为居民应暂时重新安置，直到公共排水沟被下水道取代为止。他还认为，修下水道期间，溢出的管道水能够造成更多的霍乱病例。[②] 从事公共卫生的官员在挨户调查时也发现供水的变化会影响霍乱的发病率，卫生派把污染的水放在有可能造成霍乱的 10 大因素中的第 7 位。康沃尔郡的麦维基塞镇（Mevagissey）有 2 100 人，因霍乱死亡 136 人。卫生总会的检查员把一些人迁移到附近的一个帐篷营中，"提供优质的水，特别纯净"。营房内无一起霍乱病例出现，但是留在镇上的人都被霍乱感染。[③]

这几个来自不同时间、不同地点的报告都暗示了饮用水与霍乱之间存在一种关系。至于为什么会有这样的结论，没有具体说明。

医学界人士的努力也为斯诺的研究提供了借鉴。第一次和第二次霍乱期间，在瘴气理论继续在医学观点中占有一席之地之时，威廉·布德（William Budd）医生对斑疹伤寒和伤寒的病因进行过广泛的研究，试图通过研究发烧而找到霍乱（霍乱最初的症状也是发烧）传播的根源。1849年布德得出结论，认为霍乱这种水生有机体的实质是属于"霉菌部落"，"由吞咽而起作用，它在肠内通过自我繁殖而数量增加"。斯诺后来也接受了这种解释，并在他的《论霍乱的传播方式》（*On the Mode of Communication of Cholera*）中宣扬这一观点。[④] 虽然布德把霍乱视为一种霉菌是错误的，但是他关于如何预防霍乱传播的结论是正确的，只要他正确地辨别这种有机体。他承认饮用水"是这种有毒物质进入人体的主要渠道"，尤其提到船员从泰晤士河中提取他们的饮用水，这种行为无疑与船只是霍乱扩散的"巨大工具"这一事实联系起来。[⑤]

---

① ②　　Peter Vinten-Johansen, *Cholera, Chloroform and the Science of Medicine: A life of John Snow*, p. 207.

③　　S. E. Finer, *The Life and Times of Sir Edwin Chadwick*, pp. 342–343.

④　　Anthony S. Wohl, *Endangered Lives: Public Health in Victorian Britain*, pp. 124–125.

⑤　　*The Times*, September 26, 1849.

(三) 约翰·斯诺的霍乱传播观点

斯诺生性谨慎，在未能找出有说服力的证据之前不轻易发表关于霍乱的看法，也不随意附和任何一方的见解。1831 年 11 月，纽卡斯尔发现霍乱病例。1832 年 7 月，身兼济贫医疗官的哈德卡索派遣斯诺前往某地治疗霍乱。斯诺隐约感觉到霍乱似乎与饮用水有关。当时"纽卡斯尔没有供水系统，但是饮用的泉水——储藏在蓄水池或公共液体储存器中——可能被污染了"[1]。但第一次霍乱后他致力于麻醉药的研究，没有继续研究霍乱与饮用水的关系。

1845 年 8 月，伦敦出现小范围的霍乱疫情后，斯诺也加入霍乱研究的队伍之中，试图通过对饮用水的分析找到霍乱传播的蛛丝马迹。剑桥区布罗德街（Broad Street）的街角处有一口水井，住在附近的几百户居民都从这里汲水，斯诺抽取了水样，发现水里有米粒状的颗粒物，那显然是霍乱患者的排泄物。在接下来的一周里，斯诺发现离水井不远的居民不断有人染上霍乱而死亡，4 天内死亡 344 人。而这口水井旁的一家啤酒厂的工人却无一人感染霍乱，因为该厂的工人饮用免费的啤酒，或从自己工厂的水井汲水，从未从公共水井取水。这使斯诺注意到霍乱与饮用水的来源有关，他建议市政当局关闭这口水井。当斯诺的建议得到采纳后，霍乱很快就在这个地区销声匿迹了。[2] 这就是著名的"布罗德实验"，它有力地证明了霍乱与饮用水的关系。

这个实验使斯诺把研究的重心从麻醉药转到霍乱上来，他开始寻找支持自己见解的证据和病例，为此他查阅政府的公开出版物，包括议会委员会的报告和医疗杂志上的病例报告；还与各地的友人交流信息，以搜集相关资料。例如，他从纽卡斯尔的一个朋友兼同行那里得知纽卡斯尔附近纽伯恩的霍乱情况，并与纽伯恩的牧师和医生联系，直接了解情况。他还与约克和巴斯的熟人书信往来，掌握这些地方的霍乱情况。威斯敏斯特医学会的同事们也积极提供信息或潜在信息人的名字。[3] 为了获得更多、更广泛的信息，他还通过邮寄问卷进行调查。这样，多种多样的信息来源使得

---

① Peter Vinten-Johansen, *Cholera*, *Chloroform and the Science of Medicine*: *A Life of John Snow*, p. 248.

② ［美］霍华德·马凯尔：《瘟疫的故事——瘟疫改变人类命运和历史进程的悲惨史话》，96 页。

③ Peter Vinten-Johansen, *Cholera*, *Chloroform and the Science of Medicine*: *A Life of John Snow*, p. 213.

他的论据充分，由此增强了论点的说服力。

斯诺根据自己的研究，认为 1848—1849 年冬，最严重的霍乱暴发于苏格兰，因为英格兰人不习惯在寒冷的天气饮用大量未烧开的水，而苏格兰人在任何季节都把酒类和未烧开的水混合饮用。他预言，随着天气转暖，伦敦霍乱的死亡人数将开始上升。事实证实了斯诺的观点。①

到 1849 年夏，斯诺的霍乱传播观点基本成形，但是否公开发表，他犹豫不决。他认为"支持它们成立的证据零散，不可能做出一个无懈可击的表述"②。然而两个突然事件促使他公开他的见解。1849 年 7 月末 8 月初，伦敦旺兹沃思路（Wandsworth Road）的阿尔比恩·特雷斯（Albion Terrace）出现严重霍乱。另外，他阅读了格兰特对塞利庭院的调查报告，该报告的病例和观点都与他的看法不谋而合，这给了他莫大的勇气。1849 年 8 月末，斯诺公开发表他的小册子《论霍乱的传播方式》。

在这本小册子中，斯诺首先从医学的角度分析霍乱的病因，"从作者的观察来看，在霍乱中食道第一个受影响"③，食道的黏膜是由当地的毒药而不是"吸入的"毒气造成的④。在他看来，霍乱病菌"从病人体内释放入周围的空气中，通过呼吸进入其他人的身体，再通过肺，被血液吸收"⑤。为了驳斥疾病仅仅以恶臭的感染形式传播的观点，他用了三个段落论述这一点，并一针见血地反驳瘴气论者的见解。⑥ 也许他对通过吸入气体的麻醉特性的研究使他确信，仅仅大气中的气体，无论是一般的还是地方性的，都不会引起特别的传染性疾病。因为据他所知，体内吸入一种特别的毒物时，会显示出那种毒物的特别影响，而不是只有发烧的症状。⑦

斯诺对瘴气论者的驳斥说明他不承认空气具有传播霍乱病菌的作用，那么，到底是什么充当了人与霍乱病菌之间的媒介呢？食物，水，还是其他？"布罗德实验"使斯诺确定饮用水与霍乱具有某种关联，他还需要其

---

① R. A. Lewis, *Edwin Chadwick and the Public Health Movement*, *1832-1854*, p. 202.
② Peter Vinten-Johansen, *Cholera*, *Chloroform and the Science of Medicine*：*A Life of John Snow*, pp. 206-207.
③ John Snow, *MCC*, p. 7.
④ Peter Vinten-Johansen, *Cholera*, *Chloroform and the Science of Medicine*：*A Life of John Snow*, p. 200.
⑤⑥ John Snow, *MCC*, p. 6.
⑦ Peter Vinten-Johansen, *Cholera*, *Chloroform and the Science of Medicine*：*A Life of John Snow*, p. 202.

他证据来证明这一点。阿尔比恩·特雷斯的霍乱情况成为他的证据。1849年7月末8月初此地曾出现一次大暴雨，几天后，在使用公共供水的其他几户内，立即出现许多起霍乱病例。当斯诺对这里的饮用水进行调查时，他一眼就发现水的不纯，随后发现井水被下水道污染了。虽然共处一地，但由于饮用水来源不同，住在附近其他房屋的人群中没有出现霍乱。这个事实再次说明，霍乱病毒的传播与大气没有关系，而与饮用水的来源有关。此外，格兰特的报告也为他提供了有力的证据。①

饮用水为什么会传播霍乱？水中的霍乱病毒来自哪儿？斯诺把原因归咎于霍乱病人的排泄物。霍乱病人的排泄物又是如何进入健康者体内的呢？斯诺研究后发现，霍乱患者的排泄物进入居民的饮用水源，健康者饮用了含有霍乱患者排泄物的水后就会感染霍乱。

找到霍乱传播的方式后，斯诺还总结出霍乱的两大特性。第一，霍乱是一种单一性疾病，由霍乱病菌引起霍乱症状，霍乱繁殖像任何动物或植物物种繁殖一样真实。出现霍乱之地的不卫生状况（无论是他们个人的行为还是与之相应的大气状况，不管多肮脏）并不会产生霍乱，这也就直接解释了公共卫生运动、住房改革运动在消除霍乱上的无能为力。第二，霍乱具有单一的传播路线。除了极少数和罕见的例外，霍乱媒介被引入体内的唯一方式是吞食含有霍乱病菌的食物或水。② 据此，斯诺认为霍乱在特定的情况下才具有传染性。如果把传染视为直接接触传播，那么霍乱不具有传染性。一般情况下，如果霍乱病人的护理员和食物管理员注意保持卫生，确保饮用水没有被霍乱患者的排泄物感染，就不会感染霍乱。③

为此，在《论霍乱的传播方式》的倒数第二段，斯诺列举了一些"能够遏制霍乱"的措施。比如，他建议"所有照顾或服侍病人的人要认真、频繁地洗手，在接触食物前，不要忽视这一点。对每一个人来说，要避免饮酒，或者禁止把烹饪用的水倒入空的下水道和排水沟中，在使用井水前，把水过滤，或煮沸"④。在他看来，不管霍乱微粒溶于水还是渗透进家庭日用品中，这些建议都将阻止吸收霍乱微粒⑤，从而避免感染霍乱。

---

① Peter Vinten-Johansen, *Cholera, Chloroform and the Science of Medicine: A Life of John Snow*, p. 208.

② Ibid., p. 341.

③ Ibid., p. 212.

④ John Snow, *MCC*, p. 30.

⑤ Peter Vinten-Johansen, *Cholera, Chloroform and the Science of Medicine: A Life of John Snow*, pp. 211-212.

单就这些措施来说，并没有什么新奇之处，霍乱暴发之初就有人提出这些做法。斯诺的高明之处是从霍乱病菌传播的角度看待这一问题，改变了过去盲目隔离病人的做法。

　　那么，霍乱患者的排泄物是怎样进入饮用水中的？斯诺认为下水道充当了霍乱病菌和饮用水之间的纽带。① 也就是说，霍乱病人的排泄物通过下水道进入居民的水源中，居民从水源中取水饮用，从而感染霍乱。不过，他的观点也存在一个漏洞——如果霍乱在一个居民家中传播，这个居民非常仔细地洗手，并且饮用纯净的水，但他仍然得了霍乱，那么他的理论将无法自圆其说。② 许多人给医学杂志提供相反的病例，极力认为他的结论有误。③ 再者，居民的水源来自哪里？为什么流经下水道的水会成为居民的饮用水呢？面对责难和质疑，斯诺开始从水源方面寻找证据来完善自己的观点。

二、饮用水源与霍乱的关系

（一）斯诺理论的完善

　　斯诺在《论霍乱的传播方式》中提出了霍乱与饮用水有关的命题，接下来他开始完善和丰富这个命题。1853 年斯诺在威斯敏斯特医学会上公开发表《论霍乱的病理学和传播方式》（On the Pathology and Mode of Communication of Cholera，缩写为 PMCC）一文，提供了英格兰范围内与霍乱的死亡率、供水和下水道处理有关系的证据，进一步阐释他的观点。在这篇论文中，他保留了《论霍乱的传播方式》的组织框架，沿用了一些重要段落，提出许多新的证明和假设。与《论霍乱的传播方式》不同的是，这一次他把研究的重点放在伦敦，因为它是"恶臭的伦敦，肮脏的伦敦"，也是霍乱暴发比较严重的城市，具有代表性。④ 此外，他还保留了对其他地方霍乱的调查研究结果，比如，论述了埃克塞特、诺丁汉等地的霍乱与水源的关系。斯诺在找到霍乱与饮用水之间的关系后，进而深入探究为什么饮用水会引发霍乱、居民的饮用水来自何处等深层问题。

　　1855 年斯诺出版《论霍乱的传播方式》第二版，内容是第一版的 3

　　① John Snow, MCC, pp. 11-12.

　　② Peter Vinten-Johansen, Cholera, Chloroform and the Science of Medicine: A Life of John Snow, pp. 204-205.

　　③ Ibid., p. 213.

　　④ S. E. Finer, The Life and Times of Sir Edwin Chadwick, p. 306.

倍，罗列了清晰而具有说服力的证据。他也记录了自己的经历，1831—
1832 年霍乱期间被派去照顾矿工，发现"英国的采矿业感染霍乱的人口
远远多于其他职业的任何人"，"在煤矿区这不是什么秘密"，矿工被迫长
时间工作，不得不随身携带食物。他还引用矿工的一封信来说明让人震惊
的工作状况："我们矿工早上 5 点下井，6 点准备工作，从 1 点到 3 点半离
开矿井。在矿井里的平均时间是 8—9 个小时。矿工都自带食物，主要是
蛋糕，偶尔有肉；还携带一个瓶子，装 1 夸脱喝的。很难说我们的矿工在
清洁方面比其他人好。煤矿是一个大厕所，当然人们总是不洗手而直接拿
他们的食物。"[1] 斯诺指出："很显然，一名矿工工作时感染霍乱，霍乱就
有机会在他的工友中传播。这种情况在 1831—1832 年冬季的诺森伯兰的
一些矿井中出现过。"[2] 斯诺进而寻找被下水道污染的水或食物和霍乱暴
发之间的关系。他发现，不是因为穷人的脏兮兮和不道德导致霍乱在他们
中间快速传播，而是因为他们居住在"拥挤的状况下"，尤其是当一个或
更多的穷人家庭可能都共居一室时。工人阶级通常不得不在有病人的房间
进餐，因而在这个阶层中，有成千上万的例子说明，一个家庭中的一个成
员感染霍乱，其他起病例接踵而至。

　　此外，他还进一步补充了其他证据。第二次霍乱流行期间，他根据《出
生和死亡率周报》(*Weekly Returns of Births and Deaths*) 做了一份表格，列
出了大伦敦各个地区的死亡数字。西部、北部和中部地区死亡百分比最低，
那里的许多居民从商业公司获得管道饮用水，这些商业公司的水源位于下水
道排水口之上的泰晤士河河段，水质较为纯净。最高的死亡率出现在伦敦南
部（是伦敦北部的 7 倍），这里的供水公司提供的水来自泰晤士河的潮汐地
带，靠近市政下水道的出口。伦敦东部是平均死亡率的 4 倍，这让斯诺大吃
一惊。因为东伦敦供水公司 (the East London Water Company) 把它的水源
转移到一个高于里河 (Lea River) 的潮汐点，那里的水应该不会有问题。他
怀疑此公司仍从老福特 (Old Ford) 的水库中取水。而老福特水库周围被里
河外渗的下水道严重污染[3]，极有可能含有霍乱病菌。

　　1854 年伦敦霍乱突然在各区同时暴发，尤其在索霍 (Soho) 教区的
情况引起极大关注。在圣安妮 (St. Anne)、戈尔登广场 (Golden Square)
贝里克街 (Berwick Street) 等小区，拥有人口 42 000 人，其中许多人家

---

[1][2]　John Snow，*MCC*，p. 15.
[3]　Ibid.，p. 25.

境良好，结果 537 人死于霍乱，死亡率约为 12.8‰，而伦敦则为 6‰。霍乱的攻击和死亡在一两天内尤为众多，几乎占一半左右。布罗德街有一口井，位于小区的中心，被认为是传播霍乱的污染水源，因这口井而感染霍乱的人比从其他处取水感染霍乱的人更多。①

伦敦 1854 年霍乱与 1832、1849 年的很类似，也是从南部（如苏斯沃克等地）向东区和南区扩散。但是稍有不同的是，例如对苏斯沃克和兰巴斯来说，供水获得方式是有差异的。伦敦南部有两家供水公司，兰巴斯公司（the Lambeth Company）及苏斯沃克和沃豪尔公司（Southwark and Vauxhall Company，缩写为 S&V 公司）。② 基督教堂（Christ Church）教区、兰巴斯的教区主要由兰巴斯公司供水，1854 年的霍乱死亡率仅为 0.43‰，而圣救世主（St. Saviour）教区由苏斯沃克和沃豪尔公司供水，1854 年的霍乱死亡率为 2.27‰。1849 年它们之间并没有这类差别，基督教堂的死亡率几乎比二者都高。在两次霍乱的间歇期，兰巴斯公司把他们的取水处从亨格福德市场（Hungeford Market）对面挪到了泰晤士河的迪顿（Ditton），而苏斯沃克和沃豪尔公司仍然坚持从靠近沃豪尔的泰晤士河中抽水。在基督教堂教区之内，人们试图说明霍乱沿着旧供水线路而来，并没有遵循来自泰晤士河迪顿段的主线路。1854 年之后苏斯沃克和沃豪尔公司也从迪顿取水。根据霍乱的水假说，正如我们将发现的，南伦敦所有教区都是 1832、1849、1854 年霍乱暴发的主要地区，但是在 1866 年只是轻微出现，对此我们毫不奇怪。纽卡斯尔是霍乱通过供水传播的另一个例子，但是正如我们看到的，这未必是真的。另一个例子是埃克塞特，1832 年此地是霍乱的受害深重地区，供水不纯净，1849 年它的供水大大改善，霍乱死亡率只是上一次的 1/10，而 1854 年，霍乱只造成 10 人死亡。③

随后斯诺以伦敦的两大供水公司兰巴斯及苏斯沃克和沃豪尔为例，详细说明了供水和霍乱死亡率之间的关系。（见表 3 - 1）兰巴斯地区因霍乱死亡 44 人。在这些死者中，有 38 位饮用苏斯沃克和沃豪尔公司的水，4

---

① Charles Creighton, *A History of Epidemics in Britain: From the Extinction of Plague to the Present Time*（1891-1894），p. 854.

② 苏斯沃克和沃豪尔供水公司成立于 1850 年，是由苏斯沃克供水公司和南伦敦供水公司（The South London Water）合并而成的一个新公司，全名曰"the Southwark and Vauxhall Company"。该公司的成立使伦敦桥附近的水厂被撤销，增强了它的市场竞争力。参见 John Snow, *MCC*, p. 37。

③ Charles Creighton, *A History of Epidemics in Britain: From the Extinction of Plague to the Present Time*（1891-1894），pp. 853-854.

位由兰巴斯公司供水，2 位饮用从抽水机中抽出的水。[1] 1849 年滑铁卢路
（Waterloo Road）的霍乱之害与圣救世主的一样严重，但在 1853 年仅有 1
人死亡，它几乎毫无例外地使用兰巴斯公司的供水。肯特路（Kent Road）
和伯勒路（Borough Road）使用苏斯沃克和沃豪尔公司的供水，深受霍乱
之害。[2] 很显然，饮用苏斯沃克和沃豪尔公司的水的死亡率比饮用兰巴斯
公司的高。斯诺研究后发现，这种差别与这些公司的水源有密切关系。苏
斯沃克和沃豪尔公司从巴特西原野处的泰晤士河段取水，此处位于沃豪尔
桥（Vauxhall Bridge）以西半英里处，是伦敦污染比较严重的地区，城市
下水道的水大多流经此处。而兰巴斯公司从亨格福德市场的对面取水，并
且在布里顿（Briton）建立了一个小型的蓄水池，以净化水质。[3] 这样一
来，它的水源变得相对较好。

表 3 - 1　　　　　　　　　两大供水公司不同的死亡率

	人口	户数	死亡人数	每 1 000 人中的死亡率
兰巴斯公司 （1848—1849 年）	151 732	22 594	1 925	12.7
兰巴斯公司 （1853—1854 年）	166 906	24 854	611	3.7
苏斯沃克和沃豪尔公司 （1848—1849 年）	243 791	21 776	2 880	11.8
苏斯沃克和沃豪尔公司 （1853—1854 年）	268 171	23 976	3 476	13.0

资料来源：Bill Luckin, *Pollution and Control：A Social History of the Thames in the 19th
Century*, p. 81.

对于那些混合供水地区，很难知道居民的水源及霍乱的死亡人数，居
民也不知道向他们供水的公司的名字。为克服这一困难，斯诺做了一个试
验。他取出兰巴斯公司的样品与苏斯沃克和沃豪尔公司的样品，用硝酸银
测试它们，结果出现了重大差别。来自兰巴斯公司的 1 加仑水含 2.28 毫
升的硝酸银，而苏斯沃克和沃豪尔公司同样数量的水含硝酸银为 91 毫升。
如此大的差别使斯诺感到，只要他测试一下水中的硝酸银含量就能够找出
供水源。[4] 这个方法使他易于区分水质所在的公司，更能够准确确定居民

---

[1]　John Snow, *MCC*, p. 44.

[2]　Ibid., p. 42.

[3]　Ibid., p. 37.

[4]　John M. Eyler, "the Changing Assessments of John Snow's and William Farr's Cholera
Studies," *History of Epidemiology*, Vol. 46, No. 4, 2001, p. 228.

使用哪一家的供水。

来自其他地方的证据也说明了河流污染越严重，霍乱死亡率越高。1849年纽卡斯尔新的供水公司从远处的泉水中取水，霍乱病例很少。在1849年的一次调查中，供水公司用位于泰恩河（Tyne River）上游1英里的水作为它的"定期供应"。由于潮汐后退了几米，结果下水道流经的地方成了取水的地方。1849年9月初霍乱在纽卡斯尔出现时，下水道把排泄物排放到河里，被供水公司的水管吸收，污染了居民的饮用水源。结果霍乱"在社区的各个阶层中总体上扩散开来，直到对水质的抱怨促使供水公司不再从河中取水为止"①。诺丁汉位于特伦特河（Trent River）的上游，1832年时穷人大多从附近的河水中取水饮用，结果霍乱在穷人中盛行，从全镇人口53 000人中带走289人。后来诺丁汉决定把过滤后的河水作为饮用水供应全体居民，1849年仅有13人死于霍乱，1853年只有7人死于霍乱。当地的卫生委员会把供水的变化视为此地免遭霍乱的主要原因。②1849年，卫生委员会的报告提供了许多例子证明霍乱可能喜欢被污染的井水，同时有机垃圾通过地面进入地表水。梅瑟蒂德菲尔每10 000人中死亡260人，伦敦最低，为60人。③1854年艾尔郡的赛明顿（Symington）村240人中110人感染霍乱，30人死亡，几乎所有的病例都出现在村庄一侧街道的房屋中，此地从一个公共水井中取水，而另一侧的房屋从私人水井中取水，基本上免遭霍乱。④

1854年，伦敦东区伯蒙兹霍乱死亡率为18.5‰，伦敦为5‰。⑤狄更斯在《雾都孤儿》中也提到雅各布岛是伦敦臭名昭著的贫民窟，同时也是伦敦供水污染最严重的地区，书中主要人物比尔·席克斯（Bill Sikes）死于雅各布岛的霍乱。

斯诺的理论从另一个侧面解释了伯明翰、巴斯、切尔滕纳姆（Cheltenham）和莱斯特等地未受霍乱影响或影响较少的原因⑥——这些城市的

---

① Peter Vinten-Johansen, *Cholera, Chloroform and the Science of Medicine: A Life of John Snow*, pp. 248-249.

② John Snow, *MCC*, p. 59.

③ Charles Creighton, *A History of Epidemics in Britain: From the Extinction of Plague to the Present Time (1891-1894)*, p. 848.

④ Ibid., p. 856.

⑤ Bill Luckin, *Pollution and Control: A Social History of the Thames in the 19ᵗʰ Century*, p. 175.

⑥ 需要说明的是，这几个城市也有霍乱病例，不过仅有的几起霍乱病例主要是从霍乱盛行地刚来到此地的人，以及与他们有来往的人，当地的居民没有感染霍乱。

供水系统没有与下水道和排水沟相连接，流经这些城市的小河太脏，不能作为饮用水。① 这样，通过霍乱—下水道—河流—供水这样的顺藤摸瓜，斯诺找到了霍乱与饮用水、河水之间的关联。河流不但是饮用水的来源，还成为霍乱传播的天然温床。在考察了英国各地的河流状况后，斯诺认为，来源于潮汐河流的水总体上是不好的，这就是泰晤士河、亨伯河（Humber River）、泰恩河、内斯河（Nith River）、特伦特河和克莱德河（Clyde River）在 1854 年霍乱期间成了霍乱病菌传播媒介的症结所在；而地表水，特别是来自山上或者泉水的水，质量较好，能够避免霍乱的暴发和蔓延。不过他也认为，沉淀河水后再加以过滤有可能改善水质。

（二）斯诺与卫生派的差别

斯诺和卫生派都认为霍乱会传染，但消除霍乱的理论基础有别，在如何预防和消除霍乱问题上，斯诺给出了与卫生派迥然有别的解释和对策，并从霍乱传播的角度评价了公共卫生运动造成的意想不到的后果和影响。这样，斯诺的霍乱理论也为探究公共卫生运动在消除霍乱上的功过提供了一个视角。

斯诺通过比较 1831—1832 年和 1848—1849 年伦敦的霍乱死亡率，得出了一个不容置疑的结论。1832 年大约 140 万伦敦人口中 4 736 人死于霍乱，死亡率是 3.41‰。1849 年伦敦地域扩大，人口达到 230 万人，死亡人数扩大 3 倍（14 137 人），死亡率翻了将近一番，达到 6.2‰。尽管新下水道建设清空了许多厕所，运走了堆积成山的垃圾，改善了城市的卫生，但是霍乱的总体死亡率不降反增。② 可见，公共卫生运动在减少霍乱的发病率和死亡率上令人失望。

接下来斯诺用他的霍乱理论解释了为什么查德威克的改革没有遏制霍乱的蔓延。查德威克等卫生派较少关注居民使用的水质如何，而是关注家庭、街道和下水道的排水状况。他们认为每个城镇都应该有一个大体积的供水系统和良好的下水道处理系统，二者将把城市生活中的污染源转移到周边的河流里，最终流入大海。在这种观念的支配下，伦敦城的污水通过下水道一股脑儿流入了泰晤士河。由于泰晤士河是伦敦的饮用水源，当卫生改革家成功地说服人们用厕所取代污水池之后，地面卫生的改善实际上

---

① John Snow, *MCC*, p. 56.

② Peter Vinten-Johansen, *Cholera, Chloroform and the Science of Medicine: A Life of John Snow*, p. 272.

增加了下水道污水混入饮用水的机会。

当时英国的厕所主要有两种，一种是普通厕所，大多存在于穷人区和农村；一种是先进的冲水马桶（现代抽水马桶的原型）。冲水马桶是约瑟夫·布莱纳（Joseph Branah）在 1778 年发明的，1820 年代在中上层社会广为流行，随后在大城市逐渐推行。到 1830 年代，抽水马桶已经在伦敦广泛使用。1844 年，虽然公众还没有准备好接受立法的强制要求每户安装抽水马桶，但每栋新建大楼已经安装 10 个抽水马桶。① 这两种类型的厕所都是通过冲刷的方式把排泄物排出。卫生派认为厕所的存储物不需要用马车运出城市，堆积在住宅周围的粪坑又污染周围的空气，把它排入河流既方便又快捷。② 殊不知，含有霍乱病菌的霍乱患者的排泄物也随之进入河流，并使河流成为霍乱病菌潜滋暗长的温床。斯诺似乎意识到了厕所存储物的问题。他在一篇关于厕所的专题论文中，公开指出厕所是公共卫生的一大威胁，用河水冲刷下水道，很容易使霍乱患者的排泄物流入河流，从而助长霍乱病菌的传播。③ 针对厕所造成河流污染的问题，斯诺建议如果继续使用这种排泄物冲刷方式，应该发展互相独立的供水系统——一个用于冲刷厕所，另一个用于饮用。可以说这是今日抽水马桶和饮用水分为两条管道的雏形。④

当时，卫生改革家并没有意识到城市清理会污染河流。他们信誓旦旦地向公众保证，所有的垃圾经大面积河水的清洗会变得无害。然而，1848 年第二次霍乱暴发后，公众要求"改善伦敦供水质量的压力日渐上涨"。1852 年议会通过《大都市水法》（Metropolitan Water Act），要求伦敦的私人供水公司过滤所有的水，不要从泰晤士河泰丁顿水闸（Teddington Lock）以下河段取水，把它们的水源移到高于泰晤士河和里河潮汐的流经处，因为上游没有被伦敦的下水道系统污染。这促使苏斯沃克和沃豪尔公司改变取水地点，然而水质并没有明显改善。穷人无钱购买供水公司的高

---

① Anne Hardy, "Water and the Search for Public Health in London in the Eighteenth and Nineteenth Centuries," *Medical History*, Vol. 28, No. 3, 18984, p. 263.

② Dale H. Porter, *The Thames Embankment: Environment, Technology and Society in Victorian London*, pp. 55−56.

③ Peter Vinten-Johansen, *Cholera, Chloroform and the Science of Medicine: A Life of John Snow*, pp. 351−352.

④ 1870 年，英国城市的马桶有了漏斗似的阀门，一些住户向下系上链条，让水不断地流过管道——这就是现代的抽水马桶。它改变了传统的冲水马桶的冲刷方式，实现了斯诺所说的两个供水系统的主张。

价水，只得继续直接从泰晤士河中汲取免费水，因此在 1853 年深受霍乱之苦就在所难免。而且，斯诺的霍乱理论并未很快引起政府的重视，他的双向排水理论也被束之高阁。

除了批评卫生派的下水道和厕所处置不当之外，斯诺在对待穷人与霍乱的关系上也与卫生派有别。斯诺出身于工人阶级，这使他比出身于中产阶级的卫生派更能够了解穷人深受霍乱之害的苦与痛。作为一名训练有素的医生，斯诺主要从医学和实地调查的角度探究霍乱的传播方式，而不是从贫穷或城市卫生等方面寻找答案，更不会以自身的好恶做评判。当斯诺的同事及卫生派喋喋不休地指责穷人"邪恶的习惯"，并认为资本主义制度下的贫穷、疾病理所当然时，斯诺绝口不提贫穷这个因素在霍乱中的作用。他承认霍乱通过贫民窟快速传播，不过从不把这一事实归咎于患者的道德堕落而大加指责。在医学会议上，他并没有表达与查德威克相似的看法，即恶劣的环境（贫穷）造成成年人短命、鲁莽、不计后果、放纵，以及习惯于感官满足的贪婪。相反，他对穷人的遭遇深表同情。在他看来，低等阶层糟糕的住房和卫生使他们难以注意到污染。他们缺少起码的卫生设备，更没有多余的收入购买干净的水，只能从肮脏的河流中获得免费水。他们是贫穷的受害者，而不是贫穷的制造者。霍乱像野火一样在矿井中传播，不是因为矿工穷，而是因为矿主不为他们提供完备的卫生设施。长时间的轮班迫使他们在矿坑中随便吃点食物，干净卫生无暇顾及。①

当然，斯诺也没有像激进人士那样把传染病原因归结为工厂工作和资本主义工业革命的其他罪恶，爱丁堡的威廉·艾里森是此观点的代表。他在《苏格兰穷人管理及其对大城市卫生之影响的调查》一书中，对发烧的纯粹的瘴气解释深表怀疑，"提出了对资本主义和工业主义的一种医学批评"。斯诺的思想还没有走这么远，他对卫生派的批判仅仅建立在医学的基础上，只是对穷人的遭遇深表同情，从未对工业主义进行系统的批判。② 这更凸显出斯诺是一位医术高超的医生，而非一位政治嗅觉灵敏的社会改革家。

三、社会各界对斯诺观点的看法

1853 年斯诺提出了完整的霍乱传播理论，揭开霍乱传播的神秘面纱，

---

① Peter Vinten-Johansen, *Cholera*, *Chloroform and the Science of Medicine*: *A Life of John Snow*, p. 352.

② Ibid., p. 354.

然而，1853—1854 年霍乱过后，大部分医生、公共卫生官员、教士继续支持瘴气理论，尽管他们也认为下水道污染水是许多易感染因素之一。[①]毒气专家阿尔弗雷德·泰勒（Alfred Taylor）明确否认霍乱与水的关系。他指出盖伊医院（Guy's Hospital）在 1849 年从苏斯沃克和沃豪尔公司获得并没有过滤的水，在 3 772 个病人中仅出现 4 起霍乱病例。"我们不能在世界任何地方都把霍乱肆虐与水质联系起来。"[②] 1853—1854 年霍乱暴发时，人们仍然按照传统的方式预防和治疗霍乱，当英国士兵于 1854 年被送往克里米亚时，霍乱已经先他们而在。南丁格尔并不相信传染理论，而是关注医院环境清洁，但这未能阻止护士、士兵和军官死于霍乱。[③] 阿克兰是牛津大学教师和霍乱医生，就 1854 年霍乱的后果，他这样写道："对每一个深思熟虑的内科医生来说，霍乱这种传染病的'拜访'迸发出深层次问题，人们不得不严肃探讨整个社会生活和政治生活的所有事情。"[④]关于斯诺的理论，他认为："我们无法从理性上怀疑水和疾病之间的直接联系，也无法质疑特殊情况下霍乱暂停的原因。"[⑤]

亨利·怀特黑德（Henry Whitehead）是圣詹姆斯（St. James）教区的牧师，也是斯诺的好友。1849 年当他在霍乱调查委员会（Cholera Inquiry Committee）调查霍乱暴发的可能原因时，怀特黑德写道："几乎没有人深信他的理论。"[⑥] 随后，斯诺把《论霍乱的传播方式》的第二版送给怀特黑德，依然没有引起他的重视。1854 年 9 月 1 日，他拜访附近的街区，在一所房子里，他发现 4 个人在那天晚上身染霍乱，正气息奄奄。类似景象随处可见。当他偶然遇到他的"兄弟教区牧师"和一个来自圣詹姆斯的读经者时，他们也都有同样震惊的经历。怀特黑德花费了一整天的时间来拜访那些感染霍乱的房子，随后他沮丧地报告，那天他所拜访的所有

① Nicola Tynan, "Nineteenth Century London Water Supply: Processes of Innovation and Improvement," *The Review of Austrian Economics*, Vol. 26, No. 1, 2013, p. 85.

② *Select Committee* 1851, q. 12152, 转引自 Anne Hardy, "Water and the Search for Public Health in London in the Eighteenth and Nineteenth Centuries," *Medical History*, Vol. 28, No. 3, 1984, p. 265。

③ Mary Wilson Carpenter, *Health, Medicine and Society in Victorian England*, Santa Barbara: Abc-clio, Llc, 2010, pp. 52-53.

④ Christopher Hamlin, *Cholera: The Biography*, p. 97.

⑤ Henry Wentworth Acland, *Memoir on the Cholera at Oxford, in the Year 1854, with Considerations Suggested by the Epidemic*, London, 1856, pp. 14-20, 50-52.

⑥ Henry Whitehead, "The Broad Street Pump: An Episode in the Cholera Epidemic of 1854," 转引自 W. F. Bynum, *Science and the Practice of Medicine in the Nineteenth Century*, p. 47。

人中，仅有 1 人康复。[①] 一面黄旗悬挂在伯维克街（Berwick Street），提醒人们这个街区突然的霍乱暴发。天气炎热（前一天 98.5 华氏度）使霍乱病例在伦敦附近地区也逐渐上升。霍乱调查委员会希望找到霍乱突然暴发的一些大气因素。但是怀特黑德的调查使他相信斯诺对布罗德街的怀疑。

根据统计总署的统计，纽卡斯尔在 1853 年 9 月出现的霍乱可能是由于城镇与下水道相连的水突然被污染而引起的。事情是这样的：1848 年之前，纽卡斯尔在埃尔斯维克（Elswick）用管道连接泰恩河水，随后进入沉淀池和过滤床。1848 年，惠特尔·迪恩供水公司（Whittle Dean Water Company）开始在新水源取水，老供水公司及供水装置被搁置。新水源在内陆，并且有泥煤沉淀。随着对供水的需求扩大，1853 年供水时间延长了 2.5 倍。因天气干旱，该供水公司为扩大取水源，不得不使用搁置多年的老供水设备。每天大约 1/3 的水源从主下水道流入取水管道。用户开始抱怨管道水的泥煤气味和浑浊颜色，水井的水也变得浑浊。8 周后，霍乱出现。纽卡斯尔并没有意识到二者之间的联系，在统计总署看来，供水质量似乎和霍乱存在某种联系。[②]

1854 年，牛津大学的阿克兰博士出版了他对牛津霍乱的调查报告《1854 年牛津霍乱实录》（*The Memoir of the Cholera at Oxford in the Year* 1854）。他本人是一个修正派瘴气论者，调查结果反而证明斯诺观点的正确性。1854 年 9 月，牛津郡监狱出现 5 起霍乱病例，4 人死亡，他发现该监狱整洁，饮食良好，从卡斯尔磨坊（Castle Mill）取水，此地正好是监狱的排水口。他建议监狱改变取水地，10 个霍乱患者逐渐康复。此后，阿克兰继续从医学角度探究霍乱防治方法，这表明斯诺的发现推动了医学实践的发展。[③]

作为统计总署的统计学家，法尔不仅直接为霍乱病因的阐释做出贡献，而且他的统计最终有助于推动斯诺的观点。1853 年法尔知道斯诺的理论，态度模棱两可，依然认为霍乱与海拔有关。[④] 法尔在整理霍乱数据时，对其他可变因素，如季节、降雨、风向、温度等感兴趣。这些因素，

---

① ［美］威廉·F. 拜纳姆：《19 世纪医学科学史》，44 页。

② Charles Creighton, *A History of Epidemics in Britain*：*From the Extinction of Plague to the Present Time*（1891-1894），pp. 850-851.

③ R. J. Morris, "Religion and Medicine：the Cholera Pamphlets of Oxford, 1832, 1849 and 1854," *Medical History*, Vol. 19, No. 3, p. 265.

④ J. M. Eyler, "William Farr on the Cholera：The Sanitarian's Disease Theory and the Statistician's Method," *Journal of the History of Medicine*, Vol. 28, 1973, p. 91.

与海拔一样，类似于我们所称的风险因素。① 法尔根据 1849 年霍乱记录研究霍乱死亡率与海拔之间的关系。他认为，海拔与"任何其他众所周知的因素"相比，是一个更好的霍乱死亡率预言家，归纳出伦敦的霍乱死亡率与教区的海拔成反比，这一规则适用于全英格兰。② 就地方而言，霍乱似乎偏爱地势低洼的地方，例如海岸和河岸。他认为霍乱是一种山谷海岸病：海岸地区的平均死亡率比一般地区高 3 倍。如果集中于大城市，霍乱在港口城市要比在内陆的制造业城市严重得多，虽然制造业城市的人口更稠密。伦敦的霍乱是一个河岸杀手，泰晤士河两岸海拔较低的教区再一次成为主要中心，随着人们移往伦敦盆地，死亡率逐渐下降——如此稳定，以致法尔画出了曲线的一种方程式。③ 泰恩河附近的几个村庄因位于地势较高之处躲过了霍乱，尽管一两英里之内的其他村庄受害深重。④

然而，诸多事实与法尔的观点相左，霍乱并不局限于低洼之处，也出现在建在斜坡上、高耸处或山谷的城镇或村庄，如盖茨黑德、纽伯恩等地，其中比尔斯顿是 1832 年英格兰霍乱的最大中心，此地地势高耸，周围众多的煤矿、铁矿和石灰石在水下开采。⑤ 梅瑟蒂德菲尔可能是除了赫尔之外英格兰霍乱最严重的地方，该地比加的夫高出 500 英尺，但霍乱死亡率比加的夫高很多。⑥ 索尔兹伯里（Salisbury）也处于地势较高处，但是底层土潮湿，下水道糟糕，供水糟糕，1849 年两个月内各阶层共有 200 人死于霍乱。爱丁堡附近的洛恩海德（Loanhead）是一个海拔高、空气好、整洁干净的村庄，在冬季的几周之内 1 200 人中 46 人死于霍乱。邓迪虽然位于陡峭斜坡上，也成为霍乱中心。⑦ 纽卡斯尔安德莱姆（Newcastle-under-Lyme）距离特伦特河不远，是该河流域地势最高的城镇，此地的霍乱比从河流到入海口所有其他城镇还要严重。位于达特穆尔（Dartmoor）高地的塔维斯托克（Tavistock），也因霍乱在 1848 年的"一周之内带走许多人"。⑧ 可见，对是否出现霍乱起决定作用的似乎不是海拔高度，

---

① Christopher Hamlin, *Cholera：The Biography*, p. 193.

② William Farr, "Influence of Elevation on the Mortality of Cholera," *Journal of Statistic Society*, XV, 1852, p. 155.

③ Christopher Hamlin, *Cholera：The Biography*, p. 192.

④⑤ Charles Creighton, *A History of Epidemics in Britain：From the Extinction of Plague to the Present Time* (1891−1894), p. 830.

⑥ Ibid. , p. 847.

⑦⑧ Ibid. , p. 848.

盆地、高耸地势、潮湿的天然草地和土壤中的有机物，都可以成为霍乱的所在地，不管它是低于或高出海平面几百英尺。

通过调查 1848、1853 年的霍乱死亡率，法尔意识到海拔和地形都对霍乱不起作用，只需考虑它的居住和排水模式是否满足需要，并制出一张表（见表 3－2），逐渐证实了斯诺的观点。他发现伦敦西部和东部的霍乱死亡率差别巨大，而苏斯沃克和沃豪尔公司的供水存在严重的质量问题，"可能是有教养的社区曾经饮用过的最为肮脏的垃圾"[1]。这有力地说明供水对霍乱死亡率具有重要影响。他进而思考霍乱病菌的传播方式。到 1854 年，他在卫生总会中对当地瘴气理论发表解释时说："科学委员会最后的报告最终证明水作为一种媒介的广泛影响，水以它最致命的形式扩散疾病……斯诺医生的观点——霍乱以它的方式被传播——得到证实。"[2] 这一说法意味着法尔此时同意了斯诺的观点。他巧妙地把斯诺派的新细菌理论与继承下来的地方派的观点调和起来。1858 年，约翰·西蒙总结出斯诺的霍乱"特殊学说"：

> 这一学说是霍乱通过"病态物质"繁殖自身，这种"病态物质"在它经过病人的排泄物时，偶然地被其他人通过污染的水或食物吞下，吞下的病菌存在于胃和肠内，数量增加，引起霍乱。[3]

表 3－2　　　　　　　　　**伦敦 45 个街区的霍乱死亡率**　　　　　　单位：‰

供水来源	1848—1849 年	1853—1854 年
兰巴斯公司	16.4	5.7
苏斯沃克和沃豪尔公司	9.5	16.4
不明供水	2.6	2.1

资料来源：Bill Luckin, *Pollution and Control: A Social History of the Thames in the 19ᵗʰ Century*, p. 81.

1859 年一些霍乱病例出现在伦敦，也许由于不利的天气条件，霍乱没有扩大。《柳叶刀》评论说："现在似乎霍乱成为这个国家的定期灾难。"[4] 1866 年，霍乱第四次出现在英国，诸多无可辩驳的事实证明了斯诺的理论，才使霍乱防治迈入正轨。

---

[1] Bill Luckin, *Pollution and Control: A Social History of the Thames in the 19ᵗʰ Century*, p. 81.

[2] Peter Vinten-Johansen, *Cholera, Chloroform and the Science of Medicine: A Life of John Snow*, p. 394.

[3] Margaret Pelling, *Cholera, Fever and English Medicine, 1825–1865*, p. 204.

[4] Anne Hardy, "Cholera, Quarantine and the English Preventive System, 1850–1895," *Medical History*, Vol. 37, 1993, p. 253.

1858 年，年仅 45 岁的斯诺因病去世，未能见到他的理论应用于霍乱防治，成为永久的遗憾，但他的功绩却被后世所铭记。如今，斯诺可能是公共卫生史上最受尊崇的人物之一。美国公共卫生协会（American Public Health Association，缩写为 APHA）的成员参加皇家麻醉学院（Royal College of Anaesthetists，缩写为 RCA）一年一度的约翰·斯诺讲座，缅怀这位功勋卓著的人物。波士顿一家公共卫生咨询公司起名约翰·斯诺公司；当一种疾病问题需要一种快速直接的解决办法时，亚特兰大的美国疾病控制中心（U. S. Centers for Disease Control and Prevention）的雇员就会被反问："布罗德街的抽水泵的解决方案在何处？"实际上，在现代传染病学的课本中，不给斯诺一个显赫的位置是不可能的。[1] 斯诺认为，找到疾病的传播方式比找到产生这种疾病的病因更为重要。对今日的传染病学家来说，斯诺描述的传染方式成为科学和公共卫生政策的基础，这种方式在一定程度上证实了霍乱的起源理论。正如 P. E. 布朗（P. E. Brown）指出的，斯诺在霍乱领域的工作提供了关于传染方法的一种总结，这使他成为传染病领域老师和学生的守护神。[2] 对于当时的英国人来说，只有当他们接受斯诺的霍乱理论，并以此来防治霍乱并取得成效时，他们对斯诺的贡献和感激才会展现出来。不过，在斯诺关注供水和河流污染之时，英国人也注意到这一状况，并采取了一些措施，为随后防治霍乱提供了宝贵经验。

第二节　英国水污染状况

根据斯诺的分析，一些供水公司提供的日常用水含有霍乱病菌，成为霍乱传播的重要途径。那么，这些供水公司的水来自何处？如果不使用供水公司的水，是否会感染霍乱？事实上，不管是穷人使用的井水和河水，还是富人使用的供水公司供水，其水源都来自附近的河流。河流不但是众多人口的生活用水水源，也是下水道的天然排水处。日积月累之下，河流污染的状况触目惊心，成为霍乱滋生的最佳场所。

[1] Peter Vinten-Johansen, *Cholera, Chloroform and the Science of Medicine: A Life of John Snow*, p. 392.

[2] Margaret Pelling, *Cholera, Fever and English Medicine, 1825-1865*, p. 204.

一、日常用水来源与霍乱

水是生命之源，可以用于饮用、做饭和洗洗刷刷，热腾腾的水可以沏茶——这是英国生活的特色和慰藉，是穷人日常生活中至关重要的必需品和奢侈品。① 水的短缺会造成生活的郁郁寡欢。水是社会之根，可以用于清洁、灭火、工业原料，具有公共用途，用水短缺也是最早的城市问题。② 斯诺以两大供水公司为例说明了霍乱与日常用水之间的关系。除供水公司外，19 世纪英国人的日常用水还来自井水、河水等免费水，这与他们的生活水平、居住地等具有密切关系。

19 世纪上半叶，英国的供水公司大多是私营的，受规模限制，水质、水量都无法令人满意，供水量不足还常常导致消防救火工作不灵，使生命财产蒙受损失；此外需要铺设供水管道输送到私人住宅，交纳水费，代价较高。1828 年，伦敦 9 家公司服务于约 164 000 户房客，供应约 150 万人口。③维多利亚早期市政供水依然不足。1840 年代，伯明翰仅有大约 20％的房屋使用供水公司的水，曼彻斯特和索尔福德只有 21％的住户是供水公司的客户，纽卡斯尔仅为 10％④，伦敦约有 30 万居民使用管道供水。供水时间固定，通常时断时续（每周两三次），有的地方每隔两小时供水一小时。伦敦人口密集的大杂院的居民只能在凌晨 4 点 35 分至 4 点 55 分，或者上午 7 点 10 分至 7 点 25 分等时间段取水，1870 年之前一直实行周日不供水。⑤ 这意味着家家户户需要准备储水物什，重复使用水，成为家庭污染的一个来源。供水公司水质也堪忧，从水管流出的水经常是肮脏的，当水源是泰晤士河或其支流里河时尤其如此。

从经济承受能力来说，能买得起供水公司水的只有社会中上层，贫穷阶层只能使用免费的水，主要来自公共蓄水池、私人和公共的水井、池塘、小溪、河流、泉水、雨水等。其中水井通常是浅表层水井，位于公共区域和私人住宅的庭院和花园中，很受欢迎，其水源是来自化粪池、屠宰

① John Burnett, *Plenty and Want*, Edinburgh: Thomas Nelson, 1966, p. 98.
② E. E. Lampard, "The Urbanizing World," in H. J. Dyos and M. Wolff, *The Victorian City: Images and Realities*, p. 21.
③ Anne Hardy, "Water and the Search for Public Health in London in the Eighteenth and Nineteenth Centuries," *Medical History*, Vol. 28, No. 3, 1984, p. 252.
④ *Manchester Guardian*, Nov. 27, 1850.
⑤ Anne Hardy, "Water and the Search for Public Health in London in the Eighteenth and Nineteenth Centuries," *Medical History*, Vol. 28, No. 3, 1984, p. 271.

场、墓地的排水。水井经常处于破败不堪的状态，"质地黏稠，气味和手感都让人厌恶"，卫生医官警告水质可疑，当地人却认为水可口、纯净。[1]不临河城镇的穷人有时还得把雨水作为用水来源。"如果雨水流过的土壤是几百年的垃圾堆积的，"圣吉尔斯区一位医官在 1850 年代这样写道，"如果它东有一些污水池而西又有一些污水池的残遗，东有一些漏气的煤气管而西又有一些漏水的阴沟，如果它曾经是埋尸所而有几世纪之久……它就决不能产生一点净水。"[2] 达灵顿街的穷人通常会用大水桶存储雨水。有一次人们发现这里的一个大水桶特别难闻，由于时间较长，桶里的水浑浊得让人看不到桶底，人们只好把水桶打翻在地，结果在水桶里发现了一具正在腐烂的婴儿尸体，估计这具尸体已经在水桶里泡了一个月。[3]

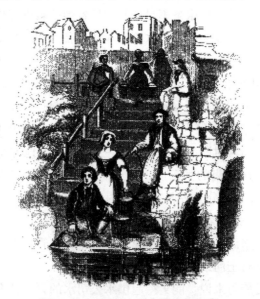

图 3 - 2　兰巴斯人从泰晤士河取水

资料来源：Amanda J. Thomas, *The Lambeth Cholera Outbreak of 1848-1849：The Setting, Causes, Course and Aftermath of an Epidemic in London*, p. 119.

许多沿河居住的穷人直接从河流中取水，泰晤士河成为伦敦穷人天然的大水库。伦敦的圣约翰教区（St. John Parish）严重缺水，穷人步行 2 英里到泰晤士河中取水。兰巴斯坐落在伦敦泰晤士河南岸，与下院和米尔

---

① Anne Hardy, "Water and the Search for Public Health in London in the Eighteenth and Nineteenth Centuries," *Medical History*, Vol. 28, No. 3, 1984, p. 272.

② ［英］克拉潘：《现代英国经济史》（上卷），第一分册，254 页。

③ Anthony S. Wohl, *Endangered Lives：Public Health in Victorian Britain*, p. 62.

班克（Millbank）相对。兰巴斯地区的生活状况是泰晤士河岸上下富勒街（Upper and Lower Fore Street）和王子街（Princes Street）附近最糟糕地区。1848 年 7 月 24 日《泰晤士报》的一篇文章认为："大约 800 家贫穷家庭居住在这个临时窝棚里，水靠管子获得，也没有蓄水池，当人们被迫把容器装满时，不足以支撑到下次水再来。"[1] 这地区人口稠密，工厂工人和各类商业承办人大约 8 个人住在一间房间，没有流动的水，厕所和化粪池四溢，附近也没有抽水马桶。[2] 整个地区也没有充足的下水道处理系统和工业垃圾、生活垃圾的处理系统。[3] 下水道排列在街道上，流入泰晤士河。街上由手摇泵供应的流动的水来自泰晤士河，供应也不定时。

1849 年梅休在伦敦东区调查霍乱状况时，曾把雅各布岛称为"霍乱恰当的首都"[4]，9 月 24 日他描述了"霍乱之都"让人震惊的日常用水状况：

> 这个岛被一条受潮汐影响且已经变成了一个巨大的污水道的沟渠环绕，这条街道的一端 17 年前暴发了霍乱，但是今年却在街道的另一端出现了霍乱，并且以同样的速度向下流蔓延。当我们沿着发臭的下水沟前进时，太阳照射在一片狭窄的水域上，光线使其呈现出一种很浓的绿茶的颜色。然而，确定无疑的是，这里是附近可怜的居民不得不饮用的唯一水源。正当我们胆怯地盯着它时，附近的排水沟和下水道正将其肮脏的内容倒入其中，岸边空旷的路上建造了整整一排没有门的男女公用厕所。我们听到一桶接一桶的污物泼在其中，与之形成鲜明对比的是，在其中洗澡的流浪男孩的四肢看起来像帕罗斯岛的大理石一样白。然而，当我们伫立其上怀疑这可怕一幕的时候，从街道的另一边走过来一个比马口铁罐头盒还要矮的小孩，他用拴有一条绳子的水桶来这里打水。在沟渠之上的每个阳台里，我们可以看到居民用来盛放肮脏液体以使之沉淀的浴盆。这样放置一两天后，他们从肮脏、污浊、有毒液体中撇去固体悬浮物。当这个小家伙正在尽可能轻轻地摇晃他的水桶时，一桶人粪从下一个地道口被倒了进来。[5]

---

① Amanda J. Thomas, *The Lambeth Cholera Outbreak of 1848–1849: The Setting, Causes, Course and Aftermath of an Epidemic in London*, p. 134.

② Ibid., p. 133.

③ Ibid., p. 33.

④ Erin O'Connor, *Raw Material: Producing Pathology in Victorian Culture*, p. 31.

⑤ Henry Mayhew, *The Morning Chronicle Survey of Labour and the Poor*, Vol. 1, Firle: Caliban Books, 1980, p. 1.

　　居民使用如此糟糕的水，很容易使含有霍乱病菌的水进入体内，雅各布岛成为霍乱之都也就毫不稀奇了。卫生学家主张关闭此前作为水源但严重污染的浅井，但遭到当地穷人的反对。

　　1850 年《庞奇》刊发了一幅图片（图 3-3），形象地说明伦敦的一滴水在显微镜下的真实样子——各种病菌的大集合。

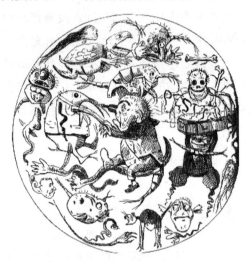

图 3-3　伦敦的一滴水

资料来源：*Punch*，Jan-Jun，1850.

　　这样的水作为饮用水，不可避免地成为疾病丛生的温床。在 1848—1849 年、1853—1854 年和 1866 年霍乱暴发时期，伦敦霍乱死亡率比英格兰其他地方和威尔士的高，尤其是 1853—1854 年（见图 3-4）。

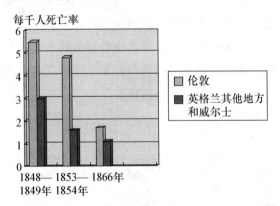

图 3-4　后三次霍乱期间伦敦和英格兰其他地方、威尔士的霍乱死亡率

资料来源：Bill Luckin，*Pollution and Control：A Social History of the Thames in the 19th Century*，p. 75.

当斯诺把霍乱传播的途径归结为供水公司的水质时，其水质到底如何？

二、供水公司的供水状况

英国用水的历史悠久，水工业发展却非常缓慢。[①] 1608 年新河公司（New River Company）成立，开启了英国供水公司供水的历程。随后两百年间，私人供水公司不断涌现。作为私营公司，扩大供水范围、争取更多客户、争取利益最大化是他们的追求。在资金有限、技术有限的情况下，重视供水数量而非质量也成为他们共同的选择。社会各界通过各种方式对水质提出批评和要求。

（一）其他城市的供水公司情况

19 世纪前四十年，议会"依靠市场力量和潜在竞争的运转来捍卫公共利益"[②]。许多公司从城镇公司中接管现有的公司，利兹和利物浦皆是如此。到 1846 年，190 个地方机构中只有 10 个设有自己的供水公司（见表 3-3）。

表 3-3　　1711—1860 年间英格兰、苏格兰、威尔士合法供水公司数量

1711—1720 年	1	1761—1770 年	5	1811—1820 年	3
1721—1730 年	1	1771—1780 年	2	1821—1830 年	21
1731—1740 年	1	1781—1790 年	1	1831—1840 年	19
1741—1750 年	2	1791—1800 年	2	1841—1850 年	32
1751—1760 年		1801—1810 年	12	1851—1860 年	30

说明：1751—1760 年数据原缺。
资料来源：J. A. Hassan, "The Growth and Impact of the British Water Industry in the Nineteenth Century," *Economic History Review*, Vol. 38, No. 4, 1985, p. 535.

1831—1851 年间许多城镇一度出现供水公司的部分私营化，由公司供水比例扩大到 54%。[③] 私人供水公司在满足需求方面发展缓慢，它们缺乏完备的知识，更追求利益而不是满足客户的需求。例如，曼彻斯特和索尔福德供水公司（Manchester & Salford Waterworks Company）在 1830 年代和 1840 年代拒绝把供水范围扩大到城郊，郊区的新房子建成后他们才提供管道水，无法及时满足居民的需要。德文港供水公司（Devonport

---

① J. A. Hassan, "The Growth and Impact of the British Water Industry in the Nineteenth Century," *Economic History Review*, Vol. 38, No. 4, 1985, p. 531.

② M. Falkus, "The Development of Municipal Trading in the Nineteenth Century," *Business History*, XIX, 1977, p. 140.

③ J. A. Hassan, "The Growth and Impact of the British Water Industry in the Nineteenth Century," *Economic History Review*, Vol. 38, No. 4, 1985, p. 535.

Water Company）采用"灵活的权宜之计"来应对他们遇到的水源问题，从无人的河流或运河中取水。①

　　到 1840 年代，地方市政当局有意改革那些声名狼藉的私人供水公司，因为"水是公共卫生问题的关键"②。1848 年哈利法克斯接管私人供水公司，源于私人供水公司认为按照居民的需要供水无利可图。利物浦、利兹分别于 1847、1852 年耗费巨资购买私营供水公司，供水质量有所改善。③地方政府干预供水事务被看作是放弃自由放任的表现，原因在于有产者和商人阶层意识到这关乎他们的个人利益，而地方政府则认为这样做好处多多。比如，他们认为水、大气、电力、城市运输这些有利可图的事业在私人企业手中效率低下，对经济会造成无法接受的高花费；从长远来看，政府统筹供水更有助于减少火灾，降低工业花费，提高财产价值，提供更卫生的工作环境等。④

（二）伦敦的供水状况

　　学术界对伦敦供水存在两种观点：第一种观点通过分析伦敦供水状况、作用、供水与水源的关系等方面，强调公共卫生改革家的正义性斗争和供水公司的种种不足。⑤ 这类著作大多认为供水公司的种种不足使之难以满足居民的需要，主张在市政管理之下建立一个让人满意的供水体系。⑥ 例如，有学者认为供水公司出于自身经济利益的考量而抵制连续供水的呼吁，甚至认为供水公司坚决反对向伦敦提供充足的供水。⑦ 第二种观点承认供水公司在改善供水诸方面的贡献，例如，哈代认为伦敦的供水

---

① D. Hawkings, "The Early Water Supply of Plymouth: An Introduction," *The Devonshire Historian*, XXII, 1982, p. 13.

② J. A. Hassan, "The Growth and Impact of the British Water Industry in the Nineteenth Century," *Economic History Review*, Vol. 38, No. 4, 1985, p. 543.

③ Carter Harold, Lewis C. Roy, *An Urban Geography of England and Wales in the Nineteenth Century*, p. 208.

④ J. A. Hassan, "The Growth and Impact of the British Water Industry in the Nineteenth Century," *Economic History Review*, Vol. 38, No. 4, 1985, p. 538.

⑤ B. Rudden, *The New River, a Legal History*, Oxford: Oxford University Press, 1985; M. Ball and D. Sunderland, *An Economic History of London, 1800 - 1914*, London and New York: Routledge, 2001; C. Hamlin, *Health and Social Justice in the Age of Chadwick: Britain, 1800-1854*; Bill Luckin, *Pollution and Control: a Social History of the Thames in the 19th Century*.

⑥⑦ J. Hillier, "The Rise of Constant Water in Nineteenth-Century London," *London Journal*, Vol. 36, No. 1, 2011, p. 39.

公司"对伦敦供水的经济保证和管理职责起到重要作用"[1]；桑德兰认为供水公司的水量足而价低，比史学家所设想的更纯净[2]。实际上，19世纪以来，随着伦敦人对供水公司水质的质疑，供水状况出现一些改善，但这些改善不足以满足社会的需要和客户的需求。

1. 对水质的质疑

自17世纪初以来，伦敦的水务并无大变化。使用管道水的家庭经常获得未处理的水，因水压低而时断时续，不得不依靠公共水泵取水。家家户户有私人化粪池，许多动植物垃圾直接流入公共的街道排水沟。[3]

19世纪初，伦敦主要有四家供水公司，除新河公司建在新河上，从赫特福德郡向伦敦供水外，其他三家公司都从泰晤士河取水，伦敦人对供水公司水质的抱怨"即使有，很少见，抱怨的原因各式各样"[4]。到1817年，伦敦各供水公司因激烈竞争都濒临破产，随后划定供水区域。随着各公司的分化组合，到19世纪中叶，各公司的地盘基本确定：切尔西公司（Chelsea Company）供应伦敦中心和西部，西米德塞克斯公司（West Middlesex Company）供应伦敦西部，大枢纽公司（Grand Junction Company）供应伦敦西南部，南伦敦公司和苏斯沃克（二者合并后为苏斯沃克和沃豪尔公司）供应伦敦南部到克拉彭（Clapham）地区，兰巴斯公司供应肯宁顿（Kinnington），新河公司负责伦敦中部和北部，东伦敦供水公司（The East London Water Company）供应绍地契（Shoreditch）到西汉姆（West Ham）之间的地区，肯特供水公司（Kent Water Company）负责伦敦东部和东南部。随后，各公司在各自的供水地盘内先后提高水价，引起许多客户的不满。他们组织反供水垄断联盟向议会请愿，要求把私人供水公司的资产转交地方教区管理。[5] 下院在1821年成立一个调查委员会进行调查，调查委员会发现伦敦的供水比欧洲任何城市都好，建议成立

---

[1]　Anne Hardy, "Parish Pump to Private Pipes: London's Water Supply in the Nineteenth Century," in W. F. Bynum, ed., *Living and Dying in London*, *1700-1900*, London: Routledge, 1989, p. 93.

[2]　D. Sunderland, "'Disgusting to the Imagination and Destructive of Health?' The Metropolitan Supply of Water, 1820-1852," *Urban History*, Vol. 30, No. 3, 2003, pp. 359-380.

[3]　Nicola Tynan, "Nineteenth Century London Water Supply: Processes of Innovation and Improvement," *The Review of Austrian Economics*, Vol. 26, No. 1, 2013, p. 75.

[4]　Anne Hardy, "Water and the Search for Public Health in London in the Eighteenth and Nineteenth Centuries," *Medical History*, Vol. 28, No. 3, 1984, p. 252.

[5]　A. K. Mukhopadhyay, *Politics of Water Supply: The Case of Victorian London*, Calcutta: The World Private Press, 1981, p. 5.

一个法庭来限制价格，并且设立仲裁人来听取客户的抱怨。这些建议没有达到批评者的预期，也没有得到公司的支持，最终没有实施。①

除新河公司和东伦敦供水公司从里河和泉水、肯特公司从雷文斯伯恩河（Ravensbourne River）取水外，其他供水公司都从泰晤士河取水。② 1815 年，伦敦 8 家供水公司允许客户的排水沟直接与下水道联系起来，一起流入泰晤士河，泰晤士河的水质开始恶化，随之用户也开始质疑供水公司的水质。③

1827 年 3 月 19 日，一本名为《海豚》（The Dolphin）的小册子在威斯敏斯特区居民中传播。小册子认为"卫生之水是健康的第一要义，使用糟糕的水是罪恶之源"④，抨击大枢纽公司的种种做法：1810 年成立时曾保证不提高水价，按消费者意愿提供服务，从未被污染的科恩河（Colne River）和布伦特河（Brent River）取水，结果都食言。现在的水价是新河公司水价的两倍，七天中只有三天供水，而取水地距离大拉内勒夫公共下水道（Great Ranelagh Common Sewer）的排水口仅有几码，各种垃圾随输水管流入客户家中，对居民健康有害，并得到十五位医生的证言。⑤小册子建议议会讨论这一问题，最好由政府接管供水公司或成立新公司，表现出要求改善供水质量和管理方式的政治意图。⑥

大枢纽公司立即在《泰晤士报》刊登声明，坚称此乃诽谤，取水口虽然位于下水道附近，但并没有混入下水道的污水，而且泰晤士河水"水面平静清澈明亮，和日常生活中最纯净的泉水一样无害，是世界上最优质之水"⑦，并且声称预备耗资 50 000 英镑改善供水。小册子的作者约翰·怀特匿名在《泰晤士报》刊登广告，预计"几日内筹集呈送上下两院的请愿

---

① F. Clifford, *A History of Private Bill Legislation*, London: Butterworths. Vol. I, 1885, 1st edition; 1968, 2ed edition, pp. 145-151.

② J. Graham-Leigh, *London's Water Wars: The Competition for London's Water Supply in the Nineteenth Century*, London: Francis Boutle, 2000, pp. 52-61.

③ Leslie B. Wood, *The Restoration of the Tidal Thames*, Bristol: Adam Hilger Ltd., 1982, pp. 17-21.

④ 作者为约翰·怀特。John Wright, *The Dolphin*, London: J. L. Cox, 1827, p. 9, 转引自 D. Lipschutz, "The Water Question in London, 1827-1831," *Bulletin of the History of Medicine*, Vol. 42, No. 6, 1968, p. 513。

⑤ D. Lipschutz, "The Water Question in London, 1827-1831," *Bulletin of the History of Medicine*, Vol. 42, No. 6, 1968, p. 513.

⑥ W. M. Stern, "J. Wright: Pamphleteer on London Water Supply," *Guildhall Miscellany*, Vol. 2, 1953, pp. 31-34.

⑦ *The Times*, March 21, 1827, p. 3.

书"[1]，建议所有人到泰晤士河走一遭，眼见为实。

为了平息公众的各种猜测，5月25日，下院组成一个调查委员会调查全伦敦的供水公司。委员会有权确定伦敦供水公司的"水源和途径"及水质，有权提出改善供水的新方法或新来源。委员会从供水公司的代表、医生、雇主、渔民、管子工、收税员、医院代表和工程师等人那里搜集证据。一年以后，委员会的调查报告承认供水状况糟糕，水经常是褐色的，气味糟，口感差，不仅大枢纽公司是这样，其他供水公司也是如此。这样的水是否有害健康，调查报告没有给出明确答案。

供水公司固执己见的态度更引起社会对供水质量的担忧，医学界要求加快供水改革。威斯敏斯特的议员建议由政府管理供水，却"因违背自由贸易原则"被否决。[2] 大枢纽公司建议由委员会寻找最佳水源，政府建水厂把水输入伦敦，现有的供水公司负责把水分配给居民，还有的供水公司要求政府提供经费。到1828年，涌入泰晤士河伦敦段的下水道数量达到139—145条之多。伦敦的供水水质再度引起关注。[3] 7月，下院任命一个新专门委员会调查伦敦可供选择的水源。新委员会的调查报告也承认存在水质不佳的情况，但水价合理。这份调查没有引起广泛的社会反响，伦敦的水质也没有明显改善。实际上，只有那些付得起管道供水的社会中上层才关心供水公司的水质，从沟渠或共用的水龙头取水的穷人对此几乎漠不关心，再加上许多人相信伦敦的卫生（慢性痢疾和其他种种流行病被认为是正常的）状况相对较好，没有改革的必要。此后，改革者和供水公司的对立延续下来，改革者继续以公共集会和议会请愿为主要诉求方式。改革者预言，除非采取措施，否则可怕的传染病很快出现。1832年霍乱到来后，伦敦人疲于应付，只有一本匿名小册子怀疑供水，没有人建议就这个课题展开调查，供水问题逐渐淡出公共关注的视野。[4]

有学者认为这一时期的供水焦虑意味着卫生改革运动的开端[5]，实际

---

① *The Times*, March 24, 1827, p. 3.

② D. Lipschutz, "The Water Question in London, 1827-1831," *Bulletin of the History of Medicine*, Vol. 42, No. 6, 1968, p. 522.

③ Nicola Tynan, "Nineteenth Century London Water Supply: Processes of Innovation and Improvement," *The Review of Austrian Economics*, Vol. 26, No. 1, 2013, p. 80.

④ Bill Luckin, *Pollution and Control: A Social History of the Thames in the 19th Century*, p. 13.

⑤ D. Lipschutz, "The Water Question in London, 1827-1831," *Bulletin of the History of Medicine*, Vol. 42, No. 6, 1968, p. 524.

上是卫生改革意识的萌生阶段。不过，要求政府应对供水事务负责的观点，展现出要求政府扩大对社会公共事务管理的职能，推动了供水由私营到官营的转变。如果说这一时期的供水焦虑表明要求卫生改革的意识在1831—1832 年霍乱之前就已出现，那么，卫生改革运动，包括水改革，在首次霍乱暴发后有了进一步的改善。① 此后公共卫生思想的发展趋势是再度关注水，把水问题整合进更广泛的卫生关注框架中，把它与下水道改造、住房改革、贫穷和疾病等问题联系起来。

2. 改善水质的早期努力

19 世纪以来，供水公司也在改善供水，设置隔离物或用管道连接他们的河流取水口，防止垃圾通过，1808 年开始建立蓄水池，在分配之前净化水。大枢纽公司采用石制管道输送水，认为优于铁质管道。石制管道在实际输送水时无法应对水压，1813 年改为铁管，并聘请工程师设计马力更强的水泵。② 1825 年，切尔西公司的工程师詹姆斯·辛普森（James Simpson）开始尝试沙土过滤水技术，得到公司的支持。到 1829 年 1 月，切尔西公司率先实现沙土过滤。此后辛普森被兰巴斯公司聘用，并于 1841 年完成首个过滤系统。③ 此后沙滤"一直延续 60 多年，直到巴斯德发现沙土成为不纯净的一种生态障碍，也是一种物质阻碍"④为止。

1830 年代和 1840 年代初，虽然公众对供水的关注度降低，但伦敦大部分供水公司为了提高服务，积极投资滤网、设置蓄水池，尽量将上游作为取水口，目的是从源头提高水质。此时，一些供水公司转向更纯净的水源。例如，东伦敦供水公司在高于泰晤士河潮汐到达之处的里河上增加了入口管道，1838 年大枢纽公司把水源从切尔西转到了泰晤士河伦敦段以西几米处的布伦特福特（Brentford）。⑤ 由于河水的净化不到位，水源的改变并没有改善水质。议会分别于 1834、1840 年成立专门委员会调查水源，试图建立"大都市纯净水公司（Metropolis Pure Soft

① D. Lipschutz, "The Water Question in London, 1827—1831," *Bulletin of the History of Medicine*, Vol. 42, No. 6, 1968, p. 510.

② J. Graham-Leigh, *London's Water Wars: The Competition for London's Water Supply in the Nineteenth Century*, London: Francis Boutle, 2000, pp. 40—41.

③ Bill Luckin, *Pollution and Control: A Social History of the Thames in the 19th Century*, p. 36.

④ Stephen Halliday, *The Great Stink of London: Sir Joseph Bazalgette and the Cleansing of the Victorian Capital*, p. 25.

⑤ Peter Vinten-Johansen, *Cholera, Chloroform and the Science of Medicine: A Life of John Snow*, pp. 254—255.

Water Company）"，但没有成功。①

19世纪中叶以来贫穷与不卫生、卫生与充足干净之水之间似乎存在某种关系。查德威克调查时发现贫穷地区下水道、供水问题的重要性，在《报告》中把水列为卫生观念的一部分，并关注穷人的供水质量和数量，唤起城市供水问题的一种意识。他还认为实行连续供水是开展公共卫生运动的关键，其用意不仅仅是为了饮用和清洁，而是有效冲刷下水道和排水沟。② 城镇卫生协会甚至把水看作具有道德纯净的能量。③ 1844年，供水调查问及阿伯丁的化学教授托马斯·克拉克（Thomas Clarke）的意见时，他诚恳表示对此没有准确信息。然而，他在伦敦所有供水公司的水中用肉眼发现微生物，此前他从未注意到城镇水中任何这类物质。苏斯伍德也发现类似的事情：在每一个发烧流行的地区，供水状况与下水道一样糟糕，不断散发恶臭气味。几位医学专业人士做证人时建议，这类问题的解决之道是与富裕地区一样，向贫穷地区输送管道水。④ 约瑟夫·汤因比（Joseph Toybee）调查发现水质、运水模式、水中气味都对人口的健康产生影响，"在某种程度上比你能想象到的程度还严重"⑤。在公共卫生争论的带动下，改善卫生和供水成为共识，议会认为水和大气具有自然垄断特征，如果完全放任给市场，会产生糟糕的后果，需要政府立法予以规范。⑥

相关立法的出台推动了水质改革。1847年的《水务条例》（*Water-works Clauses Act*）禁止污染任何作为公共供水水源的河流、水库、供水系统的管道及其他部分，授权卫生管理机构有权对没有实施供水防污措施的机构停止供水。⑦ 但把连续供水系统扩展到整个伦敦的要求在当时并没有实现。1848年出台的《兰巴斯公司法》（*the Lambeth Company's Act*）成为第一个包含水过滤条款的法案。此后，几乎所有位于泰晤士河北岸的供水公司或者用沙过滤河水（即沙滤），或者把它的取水口置于河流上游，

① F. Clifford, *A History of Private Bill Legislation*, Vol. I, pp. 148-151.
②③ J. Hillier, "The Rise of Constant Water in Nineteenth-Century London," *London Journal*, Vol. 36, No. 1, 2011, p. 47.
④ Anne Hardy, "Water and the Search for Public Health in London in the Eighteenth and Nineteenth Centuries," *Medical History*, Vol. 28, No. 3, 1984, p. 265.
⑤ Ibid., p. 264.
⑥ J. A. Hassan, "The Growth and Impact of the British Water Industry in the Nineteenth Century," *Economic History Review*, Vol. 38, No. 4, 1985, p. 537.
⑦ 李宏图：《英国工业革命时期的环境污染和治理》，载《探索与争鸣》，2009（2），62页。

并且建造大型储水池。并非全部供水公司都把取水口设在上游来避免下水道污染，但是它们的移动有助于减少霍乱。1851 年兰巴斯公司在新取水口附近建了一个过滤厂，使水过滤更为系统。1852 年的《伦敦水法》（*London Water Act*）要求所有公司移动它们的取水口，并增大过滤水投入，但并没有强制要求连续供水。[①] 这些预防措施在 1854 年后带来供水质量的改善。[②] 管道输水和水过滤在今天依然在沿用。[③]

由于对河水的评估有误，也出现背离初衷的情况。1845 年苏斯沃克公司把取水口从泰晤士河的伦敦桥段移到巴特西段，并建了一个过滤厂，没想到，1848 年巴特西段的污染比 1832 年的伦敦桥还严重，造成较高的霍乱死亡率。1847 年，兰巴斯公司率先把他们的取水口挪到泰晤士河的迪顿。[④] 1847 年成立的大都市下水道委员会负责伦敦的下水道系统的建设。为了加快城市污水处理，它要求私人化粪池要与公共下水道连接，所有新建房屋都要包括一个下水道连接口，加快了泰晤士河污染，降低了供水公司主要取水口的水质（实际上也加快了霍乱传播）。因为供水公司不能随意改变取水口，需要得到相关部门[⑤]的许可。

1852 年的《大都市供水法》（*Metropolis Water Supply Act*）禁止供水公司使用泰晤士河潮汐带来的水[⑥]，要求它们从高于泰晤士河或里河的潮汐处取水，过滤水，建立蓄水池，以改善水质[⑦]。切尔西公司、大枢纽公司、东伦敦供水公司已经移动过它们的取水口，现在不得不再次移动。

---

① J. Hillier, "The Rise of Constant Water in Nineteenth-Century London," *London Journal*, Vol. 36, No. 1, 2011, p. 43.

② Christopher Hamlin, "Edward Frankland's Early Career as London's Official Water Analyst, 1865-1876: The Context of 'Previous Sewage Contamination'," *Bulletin of the History of Medicine*, 1982, Vol. 56, No. 1, p. 59.

③ Nicola Tynan, "Nineteenth Century London Water Supply: Processes of Innovation and Improvement," *The Review of Austrian Economics*, Vol. 26, No. 1, 2013, p. 82.

④ P. A. Scratchley, ed. *London Water Supply*, *Including a History and Description of the London Waterworks*, *Statistical Tables*, *and Maps*, London: William Clowes and Sons, 1888, p. 18.

⑤ 最初是伦敦市政委员会（London Corporation），1857 年后是泰晤士河管理局（Thames Conservancy Board）。

⑥ Herman J. Loether, *The Social Impacts of Infections Disease in England*, *1600 to 1900*, p. 231.

⑦ Dale H. Porter, *The Thames Embankment*: *Environment*, *Technology and Society in Victorian London*, pp. 65-66.

其他供水公司也在切尔西、兰巴斯、肯特已经建成的沙滤厂沿线建立新的沙滤厂。卫生改革家认为沙滤后的供水"达到洁净标准"，实际上水质依然堪忧。[①] 不过，与 1848 年霍乱相比，供水公司进行沙滤和移动取水口的做法，有助于降低 1853 年霍乱的传染性。[②]

有些改革派认为私人供水公司无法提供充足的水或优质的水来阻止霍乱传播[③]，英国在供水业中实行的自由放任被认为是一种失败[④]。供水公司和议会在伦敦供水的未来规划方面存在明显的差异，议会想扩大在供水事务上的权力，而供水公司希望在维护自身利益的前提下改善供水服务。[⑤] 双方就哪种体系更优越展开辩论，成为贯穿 19 世纪中叶涉及供水技术方面的主题。可见，英国议会、地方政府，供水公司、社会各界都希望解决供水和卫生问题，但缺乏行之有效的办法。[⑥]

在供水公司的水质糟糕问题上，大部分学者归因于供水公司的逐利本性[⑦]，泰南认为公共卫生运动期间家家户户的排水沟与公共下水道相通，是政府的失误，后果比私人供水公司没有更早过滤水的失误更严重[⑧]。因为居民的化粪池、排水沟与下水道相通，流入附近的河流，而河水又是供水公司的主要水源，这样的做法不但污染了河流，也使供水公司无法获得纯净的水源。可见，在净化水质技术和标准不确定的情况下，河水的水质恶化决定了供水公司的水质日渐糟糕，而河水水质的恶化说明河流被污染了。

[①] T. F. Reddaway, "London in the Nineteenth-Century; the Fight for a Water Supply," *Nineteenth Century*, Vol. 148, 1950, p. 130. 过滤虽然能够从河水中移出大约 95％ 的有机污染物，但是这类污染仍然值得关注。对当时的人来说，他们并不知道 19 世纪后半叶卫生医官的水分析，因而 1852 年后他们接受卫生改革家的观点，认为供水"达到清洁标准"。

[②] J. A. Hassan, "The Growth and Impact of the British Water Industry in the Nineteenth Century," *Economic History Review*, Vol. 38, No. 4, 1985, p. 533.

[③] J. Hillier, "The Rise of Constant Water in Nineteenth-Century London," *London Journal*, Vol. 36, No. 1, 2011, pp. 37−53.

[④] J. A. Hassan, "The Growth and Impact of the British Water Industry in the Nineteenth Century," *Economic History Review*, Vol. 38, No. 4, 1985, p. 533.

[⑤] J. Hillier, "The Rise of Constant Water in Nineteenth-Century London," *London Journal*, Vol. 36, No. 1, 2011, p. 42.

[⑥] Nicola Tynan, "Nineteenth Century London Water Supply: Processes of Innovation and Improvement," *The Review of Austrian Economics*, Vol. 26, No. 1, 2013, p. 82.

[⑦] W. M. Stern, "Water Supply in Britain: The Development of a Public Service," *Royal Sanitary Institute Journal*, LXX IV, 1954, p. 999.

[⑧] Nicola Tynan, "Nineteenth Century London Water Supply: Processes of Innovation and Improvement," *The Review of Austrian Economics*, Vol. 26, No. 1, 2013, p. 85.

三、英国河流污染

自古以来,英国人习惯于把垃圾和污水排入河流,中世纪时代英国的某些河流已经成为天然的下水道和排水沟。12 世纪时塔维斯托克的居民就把他们的垃圾扔进塔维河 (Tavy River)。当时人口稀少,垃圾也不多,再加上河流湍急,没有堵塞,垃圾随河水涌入北海,河水基本无变化。伦敦居民从很早的时代起就把垃圾投入舰队河 (Fleet River,又译"弗利特河"),并视之为当然。从前这条河流入布莱克弗莱尔 (Blackfriar) 桥附近的泰晤士河中。从 1307 年起,舰队河不再通航。[①] 这固然与河道变迁有关,但也与居民日积月累的垃圾堆积有关。16 世纪末约翰·斯托 (John Stow) 报告说舰队河最后一次彻底地清理污染是在 1502 年;再往后的一次清理是在 1598 年,也没能改善状况。到这时,这条河流变得比以前更为恶臭和拥塞。[②]

工业革命后,尤其是利用水力作为动力的制造业兴起后,英国人口和工业日渐集中在河流两岸,增加了河水的利用和河岸的垃圾,致使河流被污染。可以说,"制造业的增长,财富的积累,人口的增加……最终与河流的滥用和污染联系起来"[③]。从泰晤士河到小溪流,无不如此。

(一) 泰晤士河污染状况

1. 泰晤士河变迁

泰晤士河是英国仅次于塞温河 (Severn River) 的第二长河流也是最重要的水路,被英国人亲切地称为"老爹"。它发源于英格兰西南部格洛斯特郡的科茨沃尔德丘陵 (Cotswolds),沿着一条广阔的悬崖峭壁向东北流去,沿途容纳了众多支流后流入北海。全长约 340 公里,流域面积 1.5 万平方公里。在塞尔特语中,泰晤士河意为"宽河",从西向东流经伦敦桥时河面逐渐变宽。

泰晤士河水网较复杂,支流众多,包括彻恩河 (Churn River)、科恩河、科尔河、温德拉什河 (Windrush River)、埃文洛德河 (Evenlode River)、切维尔河 (Cherwell River)、雷河 (Ray River)、奥克河 (Ock River)、肯尼特河 (Kennet River)、洛登河 (Loddon River)、韦河 (Wey River)、里河、罗丁河 (Roding River) 以及达伦特河 (Darent Riv-

---

①② [英] 布雷恩·威廉·克拉普:《工业革命以来的英国环境史》,67 页。

③ Anthony S. Wohl, *Endangered Lives: Public Health in Victorian Britain*, p. 227.

er）等。泰晤士河流经 10 多个城市，河上共有桥梁 32 座，最著名的是塔桥，把伦敦分为南北两半，塔桥以西、河北岸的伦敦西区是英国重要部门的集中区。塔桥以东、河南岸是伦敦东区，此地的许多穷人靠捕鱼、行船等为生。

英国政治家约翰·伯恩斯（John Burns）曾把泰晤士河誉为世界上最优美的河流，"因为它是一部流动的历史"。泰晤士河沿岸恰好是英国经济、文化和历史的荟萃之地，再加上泰晤士河蜿蜒曲折，或平缓或湍急，河流周围成为英国著名的旅游胜地。19 世纪之前，泉水滋养的河流明亮清澈，碧波荡漾，鱼虾成群，是举世闻名的鲑鱼产地，也是令游人流连忘返的旅游胜地，泛舟河上，尽收美景，沿河漫步，心旷神怡。泰晤士河成为名门望族、文人骚客游玩吟诵的对象。诗人埃德蒙·斯宾塞（Edmund Spenser，1552—1599）赞叹"甜美的泰晤士河"流经沼泽河岸，岸边生长着灯芯草和黄色蝴蝶花，水生动物和鸟儿在水中安家。绿油油的草地遍布伦敦和威斯敏斯特两城之间，整洁的花园以田地和河流为界。① 乔治一世曾举办皇家水上晚宴，其间作曲家乔治·亨德尔（George Frideric Handel，1685—1759）的"水上音乐"（Water Music）首次在泰晤士河上回荡。② 1728 年诗人蒲柏（Alexander Pope，1688—1744）写下《愚人志》（The Dunciad）诗篇，将泰晤士河描绘成"银色的洪流"（silver flood），这是很多人关于泰晤士河的想象。③ 在泰晤士河流经的乡村，威廉·莫里斯（William Morris，1834—1896）找到了他的田园乌托邦。④ 然而，人们逐渐发现，美丽清澈的河流失去了往日的容颜，变得丑陋不堪，臭气熏天，英国人从甜美的河流睡梦中醒来发现——泰晤士河被污染了。

泰晤士河被污染始于何时难以找出具体的日期，许多史学家都认为工业革命后泰晤士河的污染加重。早在工业革命之初，已经有人注意到泰晤士河的污染问题。贝恩-鲍威尔（Bayne-Powell）描述了 18 世纪末泰晤士河的状况："靠近河的贫穷地区把所有的垃圾倒入泰晤士河，恶臭熏天，

---

① R. J. Mitchell and M. D. R. Leys, *A History of London Life*, London: Pelican Books, 1963, pp. 15–16, 154.

②③ Lawrence E. Breeze, *The British Experience with River Pollution，1865–1876*, New York: Peter Lang Publishing, Inc. , p. 4.

④ Dale H. Porter, *The Thames Embankment：Environment，Technology and Society in Victorian London*, p. 23.

下院的窗子一年到头紧紧关闭，当风朝那个方向吹时，在伦敦3英里外的地方都能闻到那股味道。"①

　　让英国人揪心的是，19世纪以降，泰晤士河被污染的证据层出不穷，从不同的角度论述其污染状况。一个证人于1828年在皇家委员会做证说："不到一个星期以前，一条或者数条狗的尸体堆积在离我住所不远处。几天来，这些尸体随潮汐而起伏漂流，有时高点，有时低点，这种现象我已看到10或12天了。"② 同年，科学家兼外科医生约翰·博斯托克（John Bostock，1773—1846）在一份题为《论泰晤士河水的自净》的报告中明确指出：通过适当的测试，发现河水中含有石灰、硫酸、盐酸和氧化镁，还有氧化铝和钾肥的痕迹，所有这些成分比先前检测的泰晤士河水标本里的含量都明显地多得多。③

　　1837年维多利亚女王登基之前，有人描述了泰晤士河的糟糕状况："上帝为了我们的健康、娱乐和利益而赋予我们的高贵河流，已变成伦敦的公共污水沟。每天，大量令人作呕的混合物随水而入，这水，就是欧洲最文明之都居民的日常饮料。"④ 到1840年代，甘甜清冽的泰晤士河水"不适合使用"成为一个不容否认的现实。伦敦实力雄厚的酿酒者凭感觉怀疑泰晤士河的水质，不敢再使用泰晤士河水，不惜重金从水井中获取酿酒用水。⑤ 医生和外行都认为当时的泰晤士河对健康有害，甚至马利勒布的一位制造商也意识到这点，1840年他大声疾呼："从所有家庭的厕所、盥洗室和排水沟中流出的进入泰晤士河的废水不能作为伦敦人不断饮用的那种水。"⑥ 托马斯·库贝特也认为"泰晤士河取代了以前各家各户的化粪池而成了一个大化粪池"，"仅仅适于冲洗水桶或冲刷厕所"⑦。浑浊的

　　① Rosamond Bayne-Powell, *Housekeeping in the Eighteenth Century*, London: Murray, p. 125.

　　② Bill Luckin, *Pollution and Control: A Social History of the Thames in the 19ᵗʰ Century*, p. 13.

　　③ John Bostock, "On the Spontaneous Purification of Thames Water," *Philosophical Transactions of the Royal Society of London*（1776 - 1886），1829 - 01 - 01, Vol. 119, pp. 287 - 288. 转引自梅雪芹：《英国环境史上沉重的一页——泰晤士河三文鱼的消失及其教训》，载《南京大学学报》（哲社版），2013（6），24页。

　　④ Lawrence E. Breeze, *The British Experience with River Pollution*, 1865 - 1876, p. 10.

　　⑤ Bill Luckin, *Pollution and Control: A Social History of the Thames in the 19ᵗʰ Century*, p. 12.

　　⑥⑦ Ibid., p. 13.

水好像已经"腐烂，经常包括 1 英寸长的虫子"①，据说，有时从水龙头中流出大量的苔藓和微生物，蔬菜和肉质的食物，如鳗、小虾和鱼，活的或死的都有。饮用水是稀释的下水道水，人们实际饮用的是自己的粪便残余物。"每个人平均一生中要吃掉一夸克的污物，但是我们相信每一个饮用泰晤士河河水的人在一两个星期内就吃掉了他的那一夸克污物。"② 此言非虚，以喝水为例，有人这样形容："从字面上讲，充满了你自己的创造成果，充满老鼠以及小鹿、草履虫和名字可怕的生物。你可以在工艺学校的显微镜下看到它们，你会冲回家，寻找白兰地（没有水）。"③

　　素以讽刺现实著称的《庞奇》也戏谑泰晤士河。1848 年霍乱期间，它刊登了第一篇有关泰晤士河的漫画——《肮脏的"泰晤士老爹"》（见图3-5），将泰晤士河描绘成一个外表污秽的流浪汉的形象，用打油诗哀叹泰晤士河之悲惨境地：

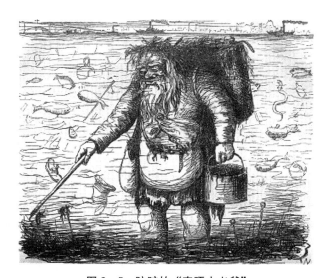

图 3-5　肮脏的"泰晤士老爹"

资料来源：*Punch*，June 23，1848.

　　　　污秽怎堪此河流
　　　　污秽怎堪此河流
　　　　伦敦诺尔一路臭

①　Erin O'Connor，*Raw Material：Producing Pathology in Victorian Culture*，p. 41.
②　Leslie B. Wood，*The Restoration of the Tidal Thames*，1982，p. 24.
③　Erin O'Connor，*Raw Material：Producing Pathology in Victorian Culture*，p. 41.

你为何物?

一道宽宽的沟

臭名昭著的岸?

面前流淌污浊水

浑身披挂腥臭泥

多少基督徒呼吸

冒泡河面散发臭。①

　　泰晤士河在狄更斯笔下变成了一条排放废水、倾倒垃圾,罪犯、消极者葬身的死亡之河。尸体漂浮在污浊发黑的河水上,恶臭的河水让人窒息:"泰晤士河上夜雾弥漫……河滨暗沉沉的建筑物也显得更暗、更加朦胧。两岸货栈给煤烟熏黑……愠怒地俯视着黑得连它们这样的庞然大物也映照不出来的水面。"②《我们共同的朋友》一开场,丽齐和父亲划着破烂肮脏的小船在污秽的泰晤士河里搜索值钱的东西。丽齐由于恐惧而不愿触到河水,她的父亲教训她:"你哪能够对你最要好的朋友这么忘恩负义,丽齐?你还在吃奶的时候,你烤的火就是从这条河上,从那些运煤船旁边拣来的。你睡觉的那个篮子,就是潮水冲上岸的。那把摇椅,我把篮子放在上面凑成一个摇篮的,就是我用人家船上漂下来的一块木头削成的。"③泰晤士河的状况更让那些试图欣赏泰晤士河美景的人梦想破灭。据说参观伦敦的游客避免饮用供水公司提供的水,害怕得痢疾和腹泻。一位来自德国的参观者抱怨,自从他在泰晤士河洗过澡之后,他的衣服上一直散发出一股难闻的味道,最后他不得不把衣服扔掉。④ 1850 年代初,泰晤士河的状况和河水的变化让周遭的人敬而远之,不再饮用泰晤士河的水。海员以前总是在长途航行之前,装备泰晤士河的河水,现在对那种做法也感到害怕了。⑤

　　1855 年夏,化学家迈克尔·法拉第（Michael Faraday, 1791—1867)

　　① *Punch*, Jun-Dec, Vol. XV, 1848,转引自 Leslie B. Wood, *The Restoration of the Tidal Thames*, p. 24。

　　② [英] 查尔斯·狄更斯:《奥立弗·退斯特》,荣如德译,417 页。

　　③ [英] 查尔斯·狄更斯:《我们共同的朋友》,智量译,66 页,上海,上海译文出版社,1986。

　　④ R. J. Mitchell, *A History of London Life*, Harmondsworth: Penguin Books, 1958, p. 131.

　　⑤ Bill Luckin, *Pollution and Control: A Social History of the Thames in the 19th Century*, pp. 15-16.

游历泰晤士河后，深感失望，决定将亲眼所见公之于众。7月7日，他致信《泰晤士报》的编辑，详细描述了泰晤士河的现状：

先生：

今天下午 1:30 至 2:00，我乘船游览了伦敦和汉戈福特桥（Hangerford Bridge）之间的地区；水位很浅，我想快要涨潮了。河水的外观和气味立即引起了我的注意。整条河流就是晦暗不明的淡褐色液体。为了测试河水不透明性的程度，我把一些白色的卡片撕成条状，弄湿，以便它们更容易沉下水面，然后在船抵达的每一个码头向水中扔下一些纸条；尽管当时阳光明媚，但是在纸片沉入水下1英寸之前，就变得无法辨别它们了，并且当纸片斜着下沉、在上面的部分沉入水下之前，就看不见下面的部分了。这种情况发生在圣保罗（St. Paul）码头、黑修士桥（Blackfriars Bridge）、坦普尔（Temple）码头、索斯沃克桥等地；……桥梁附近，污物成团翻滚，非常密集……甚至在水面上也可以看到它们。

气味非常糟，整个河面都是如此；气味与现在街道上的排水沟散发的气味一样。当时，整条河就是一条真正的臭水沟。刚呼吸完乡村的空气返回城里，我可能比其他人更有感触。但是，我认为我不能够靠近兰巴斯地区和切尔西地区，走在街道上，我发现，除了渗水坑附近，空气比河流上空的空气更加清新。我认为记录这些事实是一项责任，它们或许会引起掌握权力或者管理河流的人士的关注；在我的措辞中，没有任何修饰或者夸大其词；它们就是事实。如果有充分的根据把一个臭水塘从只有几户居民的地区移走，当然更不应允许流经伦敦这么长一段距离的泰晤士河变成一个散发恶臭的下水道。

可能有人认为我所看到的泰晤士河的状况是例外，是不可能的，但是我担心，它将很快发展成为普遍的状况。如果忽视了这一问题，我们不能期望免受惩罚。如果多年后一个炎热的夏天充分证明我们的粗心大意，我们也不应太惊讶。[1]

周刊《家常话》（Household Words）直接以泰晤士河的口吻表达愤怒："我愤怒不已，你们别指望我默默流泪而不报复那些侮辱我的人。死猫烂狗流入我的胸中，屠宰场、鱼市、墓地、斑疹伤寒病人出现在我的岸

---

[1]　Leslie B. Wood, *The Restoration of the Tidal Thames*, p. 23.

边，还有数十个——甚至数百个猩红热病人——因为主下水道流入我，气候适宜时也出现霍乱病人。我深受伤害，我要报复。"①

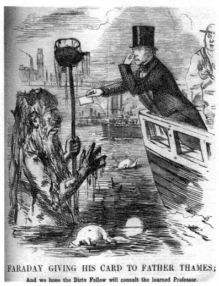

图3-6　法拉第递给"泰晤士老爹"名片

资料来源：*Punch*，July 21，1855.

"年复一年，河流的状况越来越坏，当炎热的天气席卷而来时，人们纷纷抱怨；当气温降低时，苦难就会被人们遗忘。炎热的夏天再次来到时，夹杂着河流中产生的令人憎恶的臭味 。"② 最终，法拉第的预言成为现实，泰晤士河果然向那些侮辱损害它的人进行了报复，这就是众所周知的因泰晤士河污染而造成的"大恶臭"（the Great Stink）。"大恶臭"也成为泰晤士河史上的一个专有名词。

2. 1858 年"大恶臭"③

1857 年，女王沿泰晤士河游览时发现了"粪堆和垃圾堆"，认为从那里"发出了浓烈的气味和其他难闻的恶臭"④。1858 年夏又干又热，"对来自泰晤士河的令人讨厌的事物的抱怨变得普遍，在伦敦，它危害公共健康

---

① Lynda Nead，*Victorian Babylon*：*People*，*Streets and Images in Nineteenth-Century London*，New Haven：Yale University Press，2000，p. 446.

② *The Times*，June 23，1858.

③ 关于 1858 年"大恶臭"的详情，请参见北京师范大学历史学院 2007 届硕士毕业生郑成美的硕士毕业论文《从报刊报道看 1858 年泰晤士河"恶臭"引发的社会反响及其意义》。

④ Bilsky J. Lester，*Historical Ecology*：*Essays on Environment and Social Change*，p. 127.

的传言也引起了普遍的惊慌"①。

1858 年 6 月，伦敦的天气异常炎热，温度极高，"6 月 16 日上午 9 点，81 华氏度（相当于 27.2℃——笔者注）；中午，93 华氏度（相当于 34℃——笔者注）；晚上，60 华氏度（相当于 16℃——笔者注）"②；"将近 300 万人口产生的废物在炙热的太阳照耀下，在大城市中心露天下水道里沸腾、发酵"③。6 月 21 日，《泰晤士报》报道了因太热而出现的画面："难看的浅滩、腐烂的黑泥、令人反感的码头、摇摇欲坠的仓库、不方便的浮码头、低潮时的沙洲。"④《泰晤士报》漏掉了一点——泰晤士河散发出异常的臭味，如同法拉第的预言一样。泰晤士河散发的臭味遍及伦敦，上至英国女王，下至平民百姓，都感受到了泰晤士河与众不同的味道。

6 月下旬，维多利亚女王为了尽地主之谊、展示伦敦风采，专门陪同比利时国王、布拉班特公爵以及国内外的其他达官显贵游览泰晤士河，准备从代普福特（Deptford）出发泛舟泰晤士河，在饱览河岸风景之后去视察新轮船，即后来众所周知的大东方号。结果，当达官显贵们泛舟泰晤士河上时，干燥的风从河中吹来一股臭气。女王被迫用花束掩面，以避开臭味，所有人也以赶快上岸为幸事。《庞奇》对此戏谑道：

> 河流的香味如此可憎，
> 至高无上的女王，当她靠近道格斯岛时，
> 欣然停留——没有拒绝微笑，
> 她的鼻子靠着花束。⑤

此时，英国议会正在泰晤士河畔的议会大厦中开会，扑鼻而来的臭气使议员们大为不悦，议会大厦房间的窗户上不得不悬挂浸过消毒剂的床单，以消除恶臭的影响，使议会可以正常召开。⑥ 可是当议员们用手绢捂鼻发言时，辩论的热情和清晰的思路骤然下降。7 月 3 日的《泰晤士报》如实报道了议员们从下院逃离的狼狈相：

> 一群人突然从房间里冲出来，为首的是英国的财政大臣（格莱斯

---

① W. M. Frazier, *A History of English Public Health*, *1739-1834*, pp. 132-133.

② *The Times*, June 18, 1858.

③ H. J. Dyos, Michael Wolff, *The Victorian City: Images and Realities*, p. 637.

④ *The Times*, June 21, 1858.

⑤ *Punch*, July 10, 1858, p. 20.

⑥ Leslie B. Wood, *The Restoration of the Tidal Thames*, pp. 23-24.

顿），他一手拿着厚厚的一叠纸，另一只手用他口袋里的手帕捂着鼻子，身体半弯着，惊慌急切地摆脱致命的恶臭，紧随其后的是詹姆士·格雷厄姆爵士，他似乎突然地一阵呕吐；格拉斯通先生也特别小心地不吸入恶臭，而凯莱先生却寻求安慰，一杯咖啡也无法缓解嗅出恶臭引起的痛苦。①

《泰晤士报》的描述不乏夸张、想象成分，也委实道出了议员们面临恶臭的形态举动，一度引发"国会迁移会址的问题"②。《庞奇》以泰晤士河的名义向议会请愿，讲述它的苦恼："我的幸福之源被玷污，我曾经拥有的甜美整洁的气质完全被弄脏弄臭，孩子看到我都捏鼻子。"③ 早在女王感受到泰晤士河的大恶臭之前，《泰晤士报》就刊登了一封署名"划桨者"的来信，信件日期是 6 月 15 日，其内容简洁明了：

> 现在，我们曾经高贵而且令人尊敬的"父亲河"——泰晤士河发出的恶臭如此令人作呕，令人无法忍受。星期六，我划船从威斯敏斯特到位于普特内地区的库瑞普垂（Crabtree），泰晤士河成为一个无边无际的、致命的、恐怖的、露天的、死气沉沉的臭水沟。④

报刊争相报道、评论、谴责泰晤士河大恶臭的同时，认为大恶臭有助于泰晤士河污染问题的解决，其中《柳叶刀》的观点比较有代表性："我们把恶臭当作对现在正在发出毒气的腐烂变化的一种仁慈的自然警告，例如：传染病可能秘密损毁我们的家庭。当我们听说财政大臣格莱斯顿用手帕捂住鼻子，被迫从委员会的房间不光彩地退出的时候，有一种心满意足的感觉。如果不亲自体验，体面的绅士和尊贵的贵族永远都不会知道情况是多么的糟糕。"⑤也就是说，如果没有河流气味的提醒，议会不可能在全力应付印度兵变之时拨冗处理大恶臭事件。

"大恶臭"是怎样出现的呢？"冰冻三尺，非一日之寒"，这是泰晤士

---

① *The Times*，July 3, 1858，p. 9.

② 马姆兹伯里伯爵：《一个前阁员的回忆录》，1858 年 6 月 23 日的日记。在 6 月 27 日下面有这样一个脚注："虽然里斯托里夫人……欢喜闻这种味道，说这种味道让她想起了她亲爱的威尼斯。"（［英］克拉潘：《现代英国经济史》（中卷），560 页）

③ Clare Horrocks, "The Personification of ' Father Thames': Reconsidering the Role of the Victorian Periodical Press in the 'Verbal and Visual Campaign' for Public Health Reform," *Victorian Periodicals Review*, Vol. 36, No. 1, 2003, p. 15.

④ *The Times*：*The State of the Thames*, June 15, 1858, p. 5.

⑤ *The Lancet*, July 31, 1858, p. 48，转引自 Lester J. Bilsky, *Historical Ecology*：*Essays on Environment and Social Change*, p. 133。

河长期污染的大暴发。

工业革命时期是一个垃圾负荷过重的时代，地表上厕所密集，下水道、排水沟的污水直接排入河流，无法直接冲入河流的固体垃圾或其他垃圾也用船运到泰晤士河中倒掉，试图让污水和垃圾随水流流走。然而，伦敦段泰晤士河是感潮河，受海水潮汐的影响。潮汐妨碍了河流把污物带走，河流中的污水和垃圾越来越多，严重削弱了河流的自我清洁能力。《柳叶刀》认为大海"拒绝接受令人讨厌的贡品，每一次涨潮都把它们抛回去"[1]。垃圾越积越多，最终导致泰晤士河臭气熏天。《肮脏的泰晤士河老爹是如何被粉刷的》这幅漫画（见图3-7）形象地揭示了泰晤士河被污染的原因。白刷子和净化下水道的排水口遮掩了问题的外观，为问题的解决提供了一种假象，而戴礼帽的绅士正监督着粉刷，并无其他举措，这暗示零敲碎打地解决问题，却缺乏长远规划。

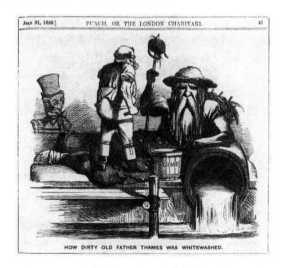

图3-7 肮脏的泰晤士河老爹是如何被粉刷的

资料来源：*Punch*，July 20，1858.

当时的英国人已经意识到这一点，不遗余力地提出解决之道。在《泰晤士报》报道泰晤士河的"大恶臭"之前，《英国医学杂志》（*The British Medical Journal*）已经在《议会信息》栏目之下刊登了两篇关于"泰晤士河状况"的新闻，一篇发表在6月5日，另一篇发表在6月12日。[2] 这

---

① Bill Luckin，*Pollution and Control：A Social History of the Thames in the 19th Century*，p. 16.

② J. D. Thompson，"The Great Stench or The Fool's Argument," *The Yale Journal of Biology and Medicine*，Vol. 64，1991，pp. 529–541.

两篇文章都向工程部最高委员会首席委员询问泰晤士河问题，因为工程部最高委员会有权提出解决"大恶臭"的方法。《泰晤士报》尤其关注"大恶臭"，开辟了一个专栏，标题为《泰晤士河状况》，每一期都介绍泰晤士河的污染情况，引起全国读者的关注，也为随后的相关研究提供了大量资料。比如，《泰晤士报》的一篇社论曾写道："我同意那些人的说法，即泰晤士河在最近两周以来气味最难闻。我直率地承认这种臭味在很大程度上归因于倾倒进泰晤士河的垃圾。在水流冲刷力减弱和天气异常炎热的综合作用下，此时泰晤士河已经不堪重负。"[1] 这说明当时的人们已经认识到1858 年"大恶臭"暴发的原因。

报刊的报道和描述有助于唤起社会对河流污染的关注，而对"大恶臭"图文并茂的报道，展现出要求河流污染治理的"视觉和文字斗争"。[2]1858 年的"大恶臭"改变了泰晤士河在英国人心中的形象，让英国人震惊不已，"上帝赐予的……一条最高贵的河流，蜕变成了最卑贱的臭水沟"，沦为"呈现在全欧洲的一大丑闻"[3]。更糟糕的是，被污染得面目全非的不仅仅是泰晤士河，英国的河流都不同程度地改变了昔日碧波荡漾的容颜。

（二）英国其他河流的污染状况

艾尔河（Aire River）及其支流的污染出现较早，一位下院议员回忆说，1826 年之前艾尔河仍是一条清澈的河流，盛产鲑鱼，1830 年代下游日趋污染。当艾尔河流经利兹时，利兹的一位卫生检查员给出了相似的证据：年幼时他在利兹的艾尔河边捡到成篮子的小鱼儿，1827 年也是如此；10 年以后河流变得污秽不堪。到罗瑟勒姆旅游的一位游客认为艾尔河"河水黑如墨汁，犹如冥河"[4]。恩格斯则转述道："这条河流像一切流经工业城市的河流一样，流入城市的时候是清澈见底的，而在城市另一端流出的时候却又黑又臭，被各式各样的脏东西弄得污浊不堪了。"[5] 人们戏

---

① *The Times*, June 18, 1858.

② Clare Horrocks, "The Personification of 'Father Thames': Reconsidering the Role of the Victorian Periodical Press in the 'Verbal and Visual Campaign' for Public Health Reform," *Victorian Periodicals Review*, Vol. 36, No. 1, 2003, p. 16.

③ Bill Luckin, *Pollution and Control: A Social History of the Thames in the 19ᵗʰ Century*, p. 18.

④ Asa Briggs, *Victorian Cities*, p. 89.

⑤ 恩格斯：《英国工人阶级状况》，76 页。

谑艾尔河为"精心保存的一个毒气蓄水池，目的是饲养城镇的瘟疫"①，是不折不扣的藏污纳垢之所："死去动物的躯体漂浮在水面上，直到被浅水滩和河岸拦截，在这些地方它们仍然变得腐烂不堪，臭不可闻。不管是城区之内还是周边，都没有充分的保护河水的措施。"②据说，每天都能从艾尔河中捞出50具狗、猫甚至猪的尸体。③

城镇卫生协会的一位成员把布拉福德称为"联合王国内最肮脏、最龌龊、最缺乏管理的城镇"，勃里格斯认为此评价绝非妄语。④布拉福德位于艾尔河的支流布拉福德河（Bradford Beck）上，"河水里有一堆黑乎乎的、污秽的、泥泞的泥炭混合物，还有人们丢掉的腐烂动物和蔬菜"⑤，约克郡把"像布拉福德河一样被污染"当作一句俗谚。1860年代在几乎没有哪条河的污染可以与泰晤士河比肩时，布拉福德河成为例外："虽然通常认为焚烧泰晤士河是不可能的，但是人们发现，焚烧布拉福德河是可行的。这种做法有时还成为附近男孩娱乐的一部分。他们点燃放在木棍末端的火柴，木棍燃烧时一直延伸到河上，河流也燃烧起来。火焰上升到6英尺，并且顺着河水移动，像鬼火；河上的船只被火焰包围，船上的人与岸上的人一样受到惊吓。"⑥城市内的居民则向附近的水域扔垃圾，海牙街（Hague Street）附近"有一个大而深的坑，呈不规则的三角形，边长各为130、130、100英尺，雨季形成一个池塘，无论何时，人们都向池塘里扔鱼刺、鱼头和鱼内脏，以及动植物的垃圾"，日积月累，池塘被填满，到处乱流的"液体和固体的垃圾"形成一道巍峨高耸、恶臭肆虐的景观。⑦

艾尔河附近的另一条河考尔德河（Calder River）也污染严重，1866年皇家河流污染委员会对考尔德河一个特别不受欢迎的地点——韦克菲尔德（Wakefield）的下水道进行抽样检测，检测结果是河水很黏稠，看似上等的灰色墨水。有人遗憾地说，寄这样的河水样品倒不如直接寄墨水的样品。⑧皇家河流污染委员会据此认为考尔德河呈现了"一条黑乎乎并且基本上被污染的河流"⑨的面貌。

---

① Anthony S. Wohl, *Endangered Lives：Public Health in Victorian Britain*，p. 235.

②③ Ibid.，p. 237.

④ Asa Briggs, *Victorian Cities*，p. 147.

⑤ Anthony S. Wohl, *Endangered Lives：Public Health in Victorian Britain*，p. 236.

⑥⑦ Erin O'Connor, *Raw Material：Producing Pathology in Victorian Culture*，p. 39.

⑧ ［英］布雷恩·威廉·克拉普：《工业革命以来的英国环境史》，71页。

⑨ Anthony S. Wohl, *Endangered Lives：Public Health in Victorian Britain*，p. 235.

　　流经人口稠密的工业区的任何河流都存在污染现象，其中兰开郡的河流是最糟糕的。曼彻斯特的艾尔克河（Irk River）变成"一条狭窄的、黑乎乎的、发臭的小河"，臭气泡经常不断地冒上来，散布着臭气，甚至在高出水面四五十英尺的桥上也使人感到受不了。"河本身每隔几步就被高高的堤堰所隔断，堤堰近旁，淤泥和垃圾积成厚厚的一层并且在腐烂着。"① 而曼彻斯特的另一条河——梅德洛克河（Medlock River）"河水也是漆黑的，停滞的，而且发出臭味"②。曼彻斯特之下的埃维尔河（Irwell River）的平均温度是 20℃，比周围的温度高，空气中充满了"气体散发"的恶臭，传播至许多码之外。这条河流还被垃圾堵塞，据说在 1860 年代河床每年以 2—3 英尺的速度抬高，有人认为它"算不上一条河，而是一条污水明沟"③。克罗尔河（Croal River）是埃维尔河的支流，也被博尔顿的下水道污染。④ 圣海伦斯（St. Helens）的一条河流被形容为"充满有害气体的露天坟墓"。梯河（Tee River）为达灵顿、斯托克顿、米德尔斯布勒（Middlesbrough）和其他大城镇的 250 000 人提供饮用水，地方管理委员会则把它斥为一条露天下水道。⑤

　　沃灵顿（Warrington）附近的默西河（Mersey River）被形容为"在大多数时候黑如墨汁，气味难闻"，难以寻觅鲑鱼的踪迹；达汉姆郡的威尔河（Wear River）"只是一个硕大无比的化粪池……发出熏人的一种恶臭，繁殖瘟疫……"；伯恩河（Bourne River）在汇入威尔河时，河水"有时候……黄如赭石，稠如糨糊"；"除了极少数例外"，1867 年皇家委员会悲哀地总结说："约克郡西区的河流像液体一样流动，看起来更像墨水而不是水。"⑥ 1870 年沃斯河（Worth River）的河床比 40 年前抬高了 5—6 英寸，滋生的老鼠以河流中的动物尸体为食，臭味传至半英里开外。⑦

　　苏格兰河流的情况可能稍微好点。它拥有一些英伦岛上最干净的河流——迪伊河（Dee River）和上泰河（Upper Tay River），但它也拥有最肮脏的河流——迪特河（Dighty River）、埃斯克河（Esk River）、杏仁河

---

①②　恩格斯：《英国工人阶级状况》，98 页。

③　[美] 刘易斯·芒福德：《城市发展史——起源、演变和前景》，340 页。

④　[英] 布雷恩·威廉·克拉普：《工业革命以来的英国环境史》，71 页。

⑤　Anthony S. Wohl, *Endangered Lives: Public Health in Victorian Britain*, p. 235.

⑥　[英] 布雷恩·威廉·克拉普：《工业革命以来的英国环境史》，71 页。

⑦　Anthony S. Wohl, *Endangered Lives: Public Health in Victorian Britain*, pp. 235-236.

（Almond River）、盖拉河（Gala River）、开尔文河（Kelvin River）和下克莱德河（the Lower Clyde River）。格拉斯哥和爱丁堡都有被污染的河流。[1] 一位居住在特维德河（Tweed River）附近的人曾说："河水一直散发出一股难闻的臭气，尤其是夏天，在家里都可以闻到。即使住在离特维德河上游 250 米的地方……如果一条狗跳进河里，当它上岸的时候，就像从染缸里捞出来一样……"[2]

威尔士河（Welsh River）如果与英格兰的河流有什么差别的话，那就是更糟糕。埃布维尔河（Ebbw Vale River）附近的排水沟直接把污水排放到河里。斯旺西的泰伍河（Tawe River）被各种"制碱厂、铜厂、煤矿、硫酸液、涂锡厂的铁矿硫酸和城镇的下水道、矿渣、煤渣和小块的煤"及其他堆积物所污染。加的夫的塔夫河（Taff River）也被城镇的下水道和化工厂、铁厂和其他工厂的液体垃圾弄得污秽不堪。布里金德（Bridgend）的奥格卯河（Ogmore River）也没有逃脱被污染的命运。幸好，大部分的威尔士城镇还能把山上的溪流作为饮用水来源。[3]

可见，其他河流的污染程度与泰晤士河不相上下。只是泰晤士河河道漫长，支流众多，沿途居民和工业众多，相比之下，它的污染更为突出和严重。无论哪条河流被污染，其后果都大同小异，那就是臭气熏天，渔业减少，疾病横生。

四、河流污染的影响

（一）河流污染的危害

污染的河流不适于鱼类的存活和繁殖，鱼儿的种类和数量大为减少。泰晤士河向来以盛产鲑鱼著称，鲑鱼是反映河水水质是否优良、生态系统是否健康的一个有用的重要指示物。19 世纪初，泰晤士河上鲑鱼渔业繁荣，1794—1814 年间，在靠近特普罗（Taplow）的波尔特船闸（Boulter's Lock），每年差不多有 15—66 条鲑鱼被捕获。[4] 夏季是捕捉鲑鱼的旺季，据比林斯格特市场（Billingsgate Market，英国伦敦的一个鱼市场）一个

---

[1] Anthony S. Wohl, *Endangered Lives*: *Public Health in Victorian Britain*, p. 238.

[2] Ibid., p. 237.

[3] Ibid., pp. 237-238.

[4] Charles E. Fryer, *The Salmon Fisheries*, London: William Clowes and Son Limited, 1883, pp. 3-4. 转引自梅雪芹：《英国环境史上沉重的一页——泰晤士河三文鱼的消失及其教训》，载《南京大学学报》（哲社版），2013（6），18 页。

名叫约翰·古德汉（John Goldham）的职员说，19世纪初，400多名渔夫在泰晤士河上捕鱼，还有众多的学徒协同作战，除了鲑鱼，还能捕获大量的欧鲽、雅罗鱼和比目鱼，平均每艘船每周能挣6英镑，这在当时是一笔可观的收入。18世纪20年代，鱼的种类减少，捕获量也减半，河流生物中生存能力最顽强的鳗鲡也因缺氧而死亡。1821年乔治四世加冕典礼用餐想要鲑鱼而不得。[①]"普特尼桥（Putney Bridge）和格林尼治之间的河段内，渔民贸易完全毁坏"，许多渔民难以靠捕鱼为生，不得不卖掉船和渔网，另谋他途。[②]

1824年和1836年的议会委员会先后调查鲑鱼的情况，基本上把鲑鱼数量的减少归结为技术方面的限制，例如限制用网捕鱼，确定禁渔期。化学家汉弗莱·戴维（Humphrey Davy，1778—1829）也注意到鱼类的减少，他在议会委员会做证，承认鲑鱼在泰晤士河中消失，在塞温河、特伦特河和埃文河（Avon River）中也变得稀缺。他没有注意到鱼类的减少与河水有关，认为是捕鱼技术造成的，主张改善捕鱼方法。1824年的议会委员会却清醒地认识到发生在鲑鱼生存与商业利益之间难以调和的矛盾，因为"那些流经大商业城市的河流，同时也是制造商们投入了大量资本而谋利的河流，我们无法期待那里的鲑鱼业兴旺繁荣，那里的许多因素使得鲑鱼几近灭绝"，也就是说，当河流成为工业发展的天然垃圾场时，维持鲑鱼的数量和产量是不可能的。[③] 到1840—1850年代，鲑鱼从泰晤士河绝迹了。

垂钓者也注意到其他河流中鱼儿的种类和数量的变化。考尔德河流经约克郡西区的毛纺区，1852年前河流一直与鱼类相处融洽，此后二者的关系逐渐恶化。韦克菲尔德的一名店主是一个敏锐而又忠诚的垂钓者，在日记中记录了他的垂钓清单：1852年是他的最后一个丰收年。在12次的探险中他钓到了80磅的鲑鱼和鲦鱼，1853年同样数量的探险只为他挣得48磅，1855年他仅获得14磅，1856年和1857年一无所获。1866年他向河流污染皇家委员会如实讲述了他的垂钓历程。其他证人也记录了1840年代末和1850年代初河流恶化的情况，证实考尔德河的鱼

---

① R. B. Marston, "The Thames as a Salmon River," *The Nineteenth Century: A Monthly Review*, Vol. 45, No. 266, 1899, p. 580.

② Bill Luckin, *Pollution and Control: A Social History of the Thames in the 19th Century*, p. 13.

③ ［英］布雷恩·威廉·克拉普：《工业革命以来的英国环境史》，68页。

类大为减少。①

污染的河流还给其他水中生物带来了灾难。《庞奇》上刊登了一首《全伦敦都欺辱我》的控诉诗：

> 泰晤士老爹说：
> 全伦敦都欺侮我，全伦敦都玷污我，徒增侮辱与伤害。
> 汽船搅得波浪翻，石灰烧我浑身烫，未有河流受此灾。
> 各种污水和废水，害死我的香睡莲。
> 特丁顿闸到诺尔，天鹅日益不鲜亮，再不愿来水中逛。
> 百鸟弃我河岸飞，唯有雀儿恋我长。
> 莎草悉受污水泡，岩礁尽被污水包。
> 污水灌满我浴缸，眼睛鼻子全遭殃，双眼失明鼻不灵。
> 发臭蒸腾加闷热，此乃声声怎了得！②

该诗文所提及的动植物和其他物质包括睡莲、天鹅、鸟儿、莎草、岩礁等，它们与鲑鱼一样，无一不成为河流污染的受害者。

污染的河流还成为诸多疾病的繁殖基地。到 1840 年代，泰晤士河的严重污染使人们关注污染的河水是否适合使用。严重的污染使人们意识到它不能饮用。一位强烈批评泰晤士河水的人认为："常识使我确信，河水流入千家万户，水中夹杂着死猫烂狗和各种垃圾……除了疯子，没有人要求检验河水是否可以被罐装成饮料供大英帝国的城市居民使用。在传染病时期，河流中流动的是死水般的汁液，边上布满数千霍乱患者的排泄物，按最低的要求这样的水也不能安全饮用。"③ 1844 年，一名权威人士被问道："你认为可以阻止伦敦穷人使用从中发现了令人讨厌的东西的水吗？"他的回答是："当然。"④

而残酷的事实则是"当然不"。居民，尤其是泰晤士河附近的穷人，仍然使用这样的水。1849 年《庞奇》刊登了一首配图诗，诗名为《约翰的饮用水》，图文如下：

---

① ［英］布雷恩·威廉·克拉普：《工业革命以来的英国环境史》，67 页。

② *Punch*，July 23，1859，后半段诗歌的译文转引自梅雪芹：《英国环境史上沉重的一页——泰晤士河三文鱼的消失及其教训》，载《南京大学学报》（哲社版），2013（6），25 页，并有所改动。

③ Erin O'Connor，*Raw Material：Producing Pathology in Victorian Culture*，pp. 41-42.

④ Bill Luckin，*Pollution and Control：A Social History of the Thames in the 19ᵗʰ Century*，p. 15.

THE WATER THAT JOHN DRINKS.

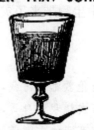

THIS is the water that JOHN drinks.

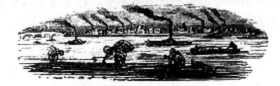

This is the Thames with its cento of stink,
That supplies the water that JOHN drinks.

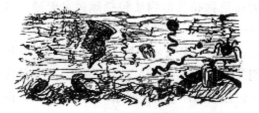

These are the fish that float in the ink-
-y stream of the Thames with its cento of stink,
That supplies the water that JOHN drinks

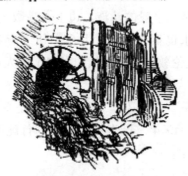

This is the sewer, from cesspool and sink,
That feeds the fish that float in the ink-
-y stream of the Thames with its cento of stink,
That supplies the water that JOHN drinks.

图 3-8　约翰的饮用水

这就是约翰饮用的水，

泰晤士河就这样藏污纳垢，

它供应着约翰的饮用水。

鱼儿在漆黑而臭气熏天的河中浮游，
它供应着约翰的饮用水。

从粪坑和阴沟里流淌出来的污水，
滋养着浮游在漆黑而臭气熏天的河中的鱼儿，
它供应着约翰的饮用水。①

伦敦穷人的住所大多位于"河畔非常肮脏之处"，他们明知"河中有大量的烂泥和垃圾"，仍然从泰晤士河中取水饮用。② 斯诺也无奈地写道："河流总是汇集岸上人们的垃圾，几乎同时它们成为居住于此的社区的饮用水。"③ 1858 年炎夏，穷教区人口稠密地方的人在周日拿着锅和其他厨房用具到处寻找水。④

人如果长期饮用污染的河水会怎样？答案是诸病缠身。面目全非的河流成为疾病的滋生地和天然温床，泰晤士河由英国人的"老爹"变身为"刽子手"，受霍乱之害最重的是那些把河水作为日常用水的人。伦敦东区的怀特切佩尔教区生活着众多的水手、挑煤工和其他穷人，他们在泰晤士河附近工作，日常用水来自泰晤士河，1848 年 139 人死于霍乱，是伦敦霍乱死亡人数较多的地区。⑤ 旺兹沃思（Wandsworth）和巴特西最早的霍乱病例也总是出现在从泰晤士河或其支流取水的人中。这说明霍乱在这些人中比在那些饮用供水公司水的人中传播得更快。⑥ 许多有远见卓识之士凭直觉认识到了这一点，格林尼治的医务官曾论及这个现象："目前的传染病主要存在于临近泰晤士河的地方，离河越近，霍乱病例越多，受到

---

① Philip Sauvin, *British Economic and Social History*, *1700–1870*: *A New Certificate Approach*, London: Stanley Thornes, 1987, p. 217.

② Bill Luckin, *Pollution and Control*: *A Social History of the Thames in the 19th Century*, p. 15.

③ Ibid., p. 81.

④ *Medical Officer's Second Quarterly Report*, St. George-the-Martyr, 1856, p. 3，转引自 Anne Hardy, "Water and the Search for Public Health in London in the Eighteenth and Nineteenth Centuries," *Medical History*, Vol. 28, No. 3, 1984, p. 272。

⑤ John Snow, *MCC*, pp. 36–37.

⑥ Ibid., p. 40.

的袭击越严重。随着离河的距离变远，患病人数逐渐减少。"① 1857 年纽卡斯尔公爵（Duke of Newcastle）警告说："泰晤士河像一个巨大的下水道，除非采取措施净化它，否则它将在居于大城市的 250 万人中间引起可怕的疾病。"②

河水的恶臭也使河畔居民产生诸多不适。《泰晤士报》上的一篇文章反映了伦敦居民的两难处境：

> 我们日夜呼吸的每一口维持生命的空气都受到了它（指泰晤士河——笔者注）散发的有毒气体的污染。如果我打开窗户，臭味涌进室内，我就会吸进大量的有毒气体；如果关上窗户，室内的温度就会太高，我几乎窒息，仍然会中毒，尽管不是如此明显。我完全意识到这一事实，即我正一步步地被谋杀。③

在此期间，圣托马斯医院（St. Thomas Hospital）的外科医师威廉·莫德（William Mord）向《泰晤士报》介绍了他的调查报告。他调查近 200 名驳船夫、码头工人、船夫和其他在泰晤士河上及附近工作的人后发现：以泰晤士河肮脏腐臭的现状来说，除了少数身强体壮的人外，其他人都遭遇以前未曾有过的痛苦，出现许多症状：

> 他们描述道，自己起初浑身无力，不久就恶心、疼痛，通常从太阳穴开始蔓延到头部。一段时间后，他们感觉眼花，许多人出现暂时性失明或视觉损伤，眼前出现黑斑，以及经常性的精神错乱。当然，不同个体的上述症状因人而异，但是他们或多或少全都经历过。④

莫德凭借多年的行医经验认为这是新症状，在大恶臭发生之前没有出现过，更严重的是，"泰晤士河肮脏的状况对伦敦健康的影响仍在继续"，"这是一个公共利益问题"⑤，有必要引起社会和公众的注意。

漂荡在泰晤士河上的医院船（一艘停泊在泰晤士河上的医院废船）上的病人，由于泰晤士河河水散发的恶臭，处境非常悲惨。常驻卫生官员说到，"大恶臭"的前一周，泰晤士河河水散发的恶臭最令人作呕，把该船称之为"邪恶的挪亚方舟"（见图 3 - 9）。

---

① Bill Luckin, *Pollution and Control: A Social History of the Thames in the 19ᵗʰ Century*, p. 87.

② Ibid. , p. 17.

③ *The Times*, July 18, 1858.

④⑤ *The Times*, July 6, 1858.

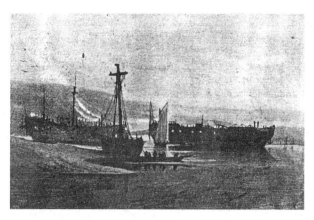

图 3 - 9　"邪恶的挪亚方舟"

资料来源：Jonathan Schneer, *The Thames：England's River*, p. 103.

　　《泰晤士报》的评论员几乎绝望地写道："流入下水道的东西最终转移到城市心脏地带的潮汐中。它没有消耗什么，只是产生了疾病。整个城市，不仅仅泰晤士河，现在受制于这无情的污染。"① 《庞奇》继续用它形象生动的漫画和讽刺诗，表现出对泰晤士河污染的担忧。1858 年 7 月《庞奇》连载了一组讽喻"恶臭"的漫画，7 月 3 日的漫画（见图 3 - 10）主题为"泰晤士老爹向伦敦城仙女介绍他的孩子们，其子女分别叫作'白喉、淋巴结核和霍乱'"。

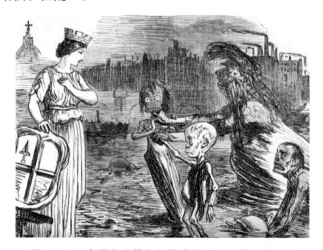

图 3 - 10　泰晤士老爹向伦敦城仙女介绍他的孩子们

资料来源：*Punch*, July 3, 1858.

----

①　Bill Luckin, *Pollution and Control：A Social History of the Thames in the 19th Century*, p. 18.

　　7 天之后,《庞奇》又刊载了题为《沉默的强盗:要钱还是要命?》的漫画,将死神描绘成泰晤士河上的划桨者,向那些尚未清理泰晤士河的人们索命,暗示一味追求金钱的后果将是"死亡"。①与上图联系起来看,其含义不言自明:当白喉、淋巴结核和霍乱沿着泰晤士河到达伦敦时,如果不采取措施予以制止,它将用船带走伦敦人的生命。正如 S. 沃尔所评论的:"工业增长和排污系统的发展使许多河流变成了公共下水道或令人恶心的浊溪,气味恶臭,伤眼刺鼻,对鱼儿有害,对人有毒。"②

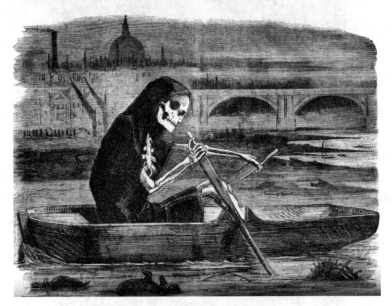

图 3 - 11　沉默的强盗:要钱还是要命?

资料来源:*Punch*,July 10,1858.

　　斯诺更是用他无可辩驳的实验说明霍乱与污染的水有关,格林尼治的医官亨利·N. 平克(Henry N. Pink)则恰如其分地道出了河流污染与霍乱的关系。由此可见,严重的河流污染造成饮用水肮脏不堪,疾病横行,要求治理河流污染的呼声也随之高涨。

(二) 要求治理河流污染的呼声

　　泰晤士河的恶臭和不断涌现的疾病引起社会各界的不满,"在泰晤士河河岸上为立法机构建造了一座华丽宏伟的建筑物,怎样把外国人的注意

①　*Punch*,July 10,1858.
②　Anthony S. Wohl,*Endangered Lives*:*Public Health in Victorian Britain*,p. 233.

力转移到其他事物上"①？答案是河流状况。空想家和艺术家约翰·马丁 (John Martin) 哀叹道："一个自诩为独一无二的国家，不应该仅仅重视看得见的财富。如果只这样做，它将导致额外的浪费，导致大城市中部分水不适于饮用。这难道不是令人难以置信的无知吗？"②

报刊则直言不讳地发表见解，要求治理污染。"大恶臭"发生之时，正值工程师在公共卫生运动中处于优势地位。《泰晤士报》早已厌倦查德威克忽视河流状况的做法，号召寻求工程学解决办法，"在卓越的铁器时代……我们请求为那些以铁器时代精神解决这一问题的工程师们举行听证会"，主张在河岸下铺设统一的、无限延伸的铁管，把垃圾从城市中清理出去，这种方法适用于水流运输，也可以应用于排水系统。③《柳叶刀》的"因祸得福"心情也许讲出了英国人的心声，面对 1858 年的"大恶臭"，它欣喜地评论道："很幸运，泰晤士河真实的可怕状况不仅引起普遍关注，还激起公众久久无法平复的愤慨之情。自从我们首次关注这一问题以来，许多年已经过去了……我们可以预见，如果注入泰晤士河的垃圾不导入其他渠道，它会变成一条臭水沟。"④ 6 月 21 日的《泰晤士报》上有一则报道说：

> 如果英国两院的成员突然得了亚洲霍乱，坐落在散发恶臭的泰晤士河旁边的委员会就会很快地报告，泰晤士河必须净化……
>
> 英国下院的一个委员会正在调查"泰晤士河的状况"。星期一，委员会成员包租一艘汽船，亲自视察声明的真实性，公共舆论只有通过体现在长篇蓝皮书的附录中的证据的形式，才能提交他们讨论这些声明。这是正确的一步，并且不用硬心肠，我衷心希望那个星期一会是炎热的一天，河水的水位非常低，发出的臭味就无法抵抗。⑤

1859 年 6 月《庞奇》刊登了一幅漫画（图 3 - 12）：浑身污秽不堪的"泰晤士老爹"请他的"孩子"到河中沐浴，可是他散发的臭味熏得这小孩不得不捏住鼻子，摆手拒绝。

---

① Bill Luckin, *Pollution and Control：A Social History of the Thames in the 19ᵗʰ Century*, p. 18.

② Ibid. , p. 15.

③ Bilsky J. Lester, *Historical Ecology：Essays on Environment and Social Change*, p. 138.

④ *The Lancet*, July 26, 1858, p. 632, 转引自 Bilsky J. Lester, *Historical Ecology：Essays on Environment and Social Change*, p. 133。

⑤ *The Times*, June 21, 1858.

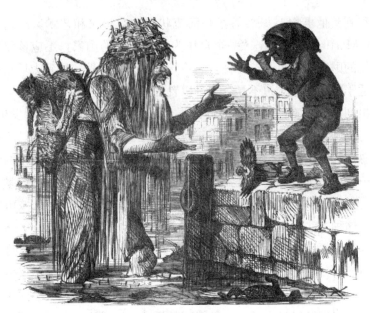

图 3 - 12　伦敦游泳季
——"来，我亲爱的孩子！到泰晤士老爹身边来，洗个好澡！"

资料来源：*Punch*，June 18，1859.

　　除了唤醒公众对河流污染的关注，《庞奇》还回应几年前法拉第的建议，主张用化学方法治理污染：

　　　　哦，法拉第，化学家，
　　　　我们必须清理泰晤士河，
　　　　泰晤士河，我们赖以解渴，
　　　　喝水，或者喝啤酒，
　　　　把它的罪带入海里，
　　　　天知道将会付出多少代价：
　　　　现在在这种困苦的情况下，
　　　　化学能否为我们提供帮助？……

　　　　泥炭太贵重，
　　　　石灰释放氨气。
　　　　胆碱——正是我们现在讨论的
　　　　与你不适宜！
　　　　如果科学可以，做你可以做的，

净化泰晤士河，

我们应该高喊，你们就是那些人！

这儿土壤肥沃。①

贝恩-鲍威尔也说道，对人们的健康和一般麻烦事的影响导致大声的抱怨和要求改革，并超出舰队街（英国报刊集中区，用来指英国的新闻界和文人）的范围。他们提出一些未被采纳的建议，"到19世纪中叶，某些地区甚至更晚，才着手处理"②。

政府态度的变化也能够说明污染问题严重到何种程度。1856年，大都市工程委员会（Metropolitan Board of Works）提出河流污染问题的解决办法，主张运走伦敦周边5英里内的垃圾，设立下水道拦截系统，拦截流入泰晤士河的污水。③ 1858年"大恶臭"时期，迪斯累利建议委员会马上开工。④ 1855年英国杰出的政治家帕麦斯顿出任首相，当时他年过古稀，视力不佳，身体状况极差，议会内阁开会时经常昏昏欲睡，在国家政策上他醉心于国际事务，为此有人批评他在政府机构建设上毫无建树。然而，1858年6月，"大恶臭"出现之后，他出任下院专门委员会的成员，调查泰晤士河的污染状况。当被苏格兰教会的一群牧师要求斋戒一天祈祷免遭霍乱时，传闻说他反而建议牧师们改善爱丁堡的卫生。⑤ 这样看来，对国内事务漠不关心的帕麦斯顿面对严重的河流污染，也不得不改弦易辙，治理河流污染也因此成为英国政府不得不面对和解决的一个问题。

五、1850 年代的水污染治理

英国人在接受斯诺的霍乱传播理论之前，已经注意到河流被污染。因无法拿出确凿的科学证据证实这种水可能会导致大量死亡，议会和政府不能确定污染的河水在多大程度上影响个人健康和公共卫生，再加上供水公

---

① *Punch*，June 31，1858，p. 48，转引自 Lester J. Bilsky，*Historical Ecology：Essays on Environment and Social Change*，pp. 134−135。

② Rosamond Bayne-Powell，*Housekeeping in the Eighteenth Century*，1956，p. 125，转引自 Herman J. Loether，*The Social Impacts of Infections Disease in England*，1600 to 1900，p. 181。

③ Stephen Halliday，*The Great Stink of London：Sir Joseph Bazalgette and the Cleansing of the Victorian Capital*，Stroud：Sutton Publishing Ltd.，1999，p. 68。

④ 下水道拦截系统耗时长，花费巨大，起初打算3年完工，1865年正式投入使用，实际上到1875年还没完工。

⑤ Dale H. Porter，*The Thames Embankment：Environment，Technology and Society in Victorian London*，p. 143。

司拥有强大的经济和政治实力进行反驳，结果，1840 年代之前水务问题并没有引起充分重视。到 1850 年代，化学家认为河流虽然被污染，但河流本身具有净化能力，不会导致疾病，无须人为干预，在化学在水分析方面拥有主话语权的情况下，此观点风行一时。围绕污染的河流能否自我净化问题，化学家和其他人士展开激烈的争论。1858 年"大恶臭"之后，伦敦的下水道改革对于缓解河流污染和水源污染起到了一定作用。

（一）污染的河流能否自我净化

1840 年代末，在卫生派的大力督促下，议会成立了由化学家和卫生派组成的调查小组，成员包括奥古斯都·霍夫曼（Augustus William Hoffman）、阿尔弗雷德·泰勒（Alfred Swaine Tayor）、托马斯·格雷厄姆（Thomas Graham）、威廉·奥德林（William Odling）等，其职责是调查伦敦的供水源头泰晤士河水的化学成分。在 1851 年呈递给议会的报告中，化学家们强调"有理由相信河流拥有净化自身的能力和自我康复的方式"——这是十年来化学家和工程师不断强调的一个主题。[1] 他们认为有机污染物能够"稀释，因氧化而受到破坏，直至消失"，通过沙滤和河流自然流程中的氧化可以把混杂物过滤出去，从而获得"完全没有漂浮的固体物质"的饮用水，特殊情况除外。另外，化学家们还通过化学分析认为河水中的矿物质对公共健康无害，水的硬度可以起到抑制腐烂的作用。对于泰晤士河夏季气味难闻的事实，化学家们也给出了他们的解释，即夏季的高温促进了河水中有机物的分解，河流的自我清洁能力削弱，易于受到城市垃圾以及施肥的田地里的流出物的污染；河水虽"不太爽口"，但仍然可以饮用。不过，"专业的"化学家们警告政府要小心下水道污染，因为下水道"随着人口的增长和城镇排水系统的普遍和高效，会变得不容忽视和令人讨厌"，不然"河流纯净被侵害的事实会促使公众决定放弃泰晤士河作为水源"[2]。

化学家们做出如此轻松的论断与当时流行的对水中微生物的看法有关，即认为水中生微生物是无害的，能够通过氧化而稀释河水。另外，化学家们似乎也感觉到"如果这些有机物不能尽快地被这些低级生物吸收，

① *Report on the Chemical Quality of the Supply of Water to the Metropolis*, BPP 1851 XXIII, pp. 8-9, 转引自 Anne Hardy, "Water and the Search for Public Health in London in the Eighteenth and Nineteenth Centuries," *Medical History*, Vol. 28, No. 3, 1984, p. 265。

② Lester J. Bilsky, *Historical Ecology: Essays on Environment and Social Change*, p. 130.

可能使液体变得令人讨厌，并且很可能对人体有害"①。不过在他们看来，危害健康的不是被污染的河水，而是河水中腐烂的有机物散发出来的瘴气。因而，他们主张向泰晤士河倾注石灰除臭，以消除空气中的致病物质，认为这样做既不会破坏河水中的微生物和有机物，还能达到消弭瘴气的目的。化学家们的这一观点得到了医生亨利·里斯比（Henry Letheby）的支持，他是霍乱病因的瘴气论者。"大恶臭"发生前夕（1858 年 3 月），他认为当大海的潮水与"充满腐烂的有机物的淡水"相混合时，就在泰晤士河中产生"瘴气"。② 但与化学家们不同的是，他认为下水道中的有机物自身会分解、氧化，在到达泰晤士河时已经变得无害，从而推论出"泰晤士河拥有自我净化的方法，完全可以解决它现在遭受的污染"③。这样，调查小组中的化学家和部分医生都倾向于通过过滤或向河流中加入某些可以沉淀有机残留物的试剂来去除河流中的瘴气，帮助泰晤士河改善自我清洁能力。④ 然而，正如《泰晤士报》指出的，"与此同时，政府正把一小撮石灰倒入河流来驱散河口的恶臭，但是实际上在纠正罪恶、扭转这种危险的瘟疫方面毫无作为"⑤。

　　并不是所有的科学家都同意化学家们的观点。当人们询问微生物学家阿瑟·希尔·哈萨尔（Arthur Hill Hassall）对化学家们的解决办法的看法时，他明确表示不赞同：

　　　　我认为易于污染水的最严重的污染物之一就是有机物；化学家对有机物所能做的就是用专业的小数数值予以衡量，或者以"微量"为题来描述它。相比之下，利用显微镜可以做更多的事情。它可以告诉我们水中的有机物是否是死的，如果是死的，是动物还是植物；它也可以告诉我们它是否是活的，如果是活的，它是动物还是植物，是什么物种。⑥

　　哈萨尔认为并不是所有的动物都能通过机械方式过滤出来。他用一种与化学家们明显不同的方式解释水中微生物的存在："当人们在水中发现一定数量的有机物时，它们的存在是一个明显的标志，说明水是不洁净

---

① Lester J. Bilsky, *Historical Ecology: Essays on Environment and Social Change*, p. 131.
②③　Ibid., p. 132.
④ Ibid., p. 133.
⑤ *The Times*, June 30, 1858.
⑥ Lester J. Bilsky, *Historical Ecology: Essays on Environment and Social Change*, p. 131.

的；如果它们的数量很大，水的不洁净就一定达到了严重程度。"① 他还发现，在泰晤士河中存在大量微生物的地方，正是主下水道倾注垃圾的地方。当被要求说明格雷厄姆、米勒和霍夫曼在他们的水样中没有发现动物垃圾的事实时，他认为如果要对这一问题做出一个令人满意的解释，原因就在于化学家们并没有使用显微镜，因而"人们有理由质疑他们到底在多大程度上细微地研究了水"②。

由此可以看出，英国的生物学家和化学家对水中微生物的看法存在巨大的差异。化学家认为，微生物对水有利；如果水真被污水污染了，微生物就会死亡；微生物清除了水中的有机物，释放氧气，改善了水的质量；甚至吞入少量的微生物对健康无害。③ 生物学家则认为，微生物是污染泰晤士河水最严重的污染物之一，它使得河水变得不洁净，对人的健康有害。就当时科技的发展水平而言，人们还无法就这一问题得出一致的结论。

化学家的观点也遭到其他人的质疑，报刊均对此有所评论。据 1858 年 6 月 5 日的《英国医学杂志》报道，当工程部最高委员会首席委员约翰·玛纳斯勋爵被问及如何看待化学家奥德林的观点时，他答复道："如果奥德林先生不能在泰晤士河水中发现硫化氢，他可以建议一位体面的绅士去调查是否在泰晤士河的大气中同样不能发现硫化氢。"④ 6 月 21 日《泰晤士报》借读者之口要求医生讲出"现在泰晤士河令人厌恶的气味的名称是什么"⑤。《英国医学杂志》认为"医学工作者试图使我们不相信我们的感官给出的证据"，并对此表示遗憾。⑥ 尽管《柳叶刀》没有明确指出奥德林的名字，但是也针对他的观点做了如下评论："根据几名作家的

---

① "Metropolis Water Bill 1851," *British Parliament Papers*, Urban Areas, Water Supply, II, pp. 230, 232, 238–239, 转引自 Lester J. Bilsky, *Historical Ecology*: *Essays on Environment and Social Change*, p. 131.

② "Metropolis Water Bill 1851," *British Parliament Papers*, Urban Areas, Water Supply, p. 239, 转引自 Lester J. Bilsky, *Historical Ecology*: *Essays on Environment and Social Change*, p. 131。

③ Lester J. Bilsky, *Historical Ecology*: *Essays on Environment and Social Change*, p. 132.

④ *British Medical Journal*, June 5, 1858, p. 463, 转引自 J. D. Thompson, "The Great Stench or The Fool's Argument," *The Yale Journal of Biology and Medicine*, Vol. 64, 1991, pp. 529–541.

⑤ *The Times*: *Letter*, June 21, 1858, p. 5.

⑥ *British Medical Journal*, June 19, 1858, p. 500, 转引自 J. D. Thompson, "The Great Stench or The Fool's Argument," *The Yale Journal of Biology and Medicine*, Vol. 64, 1991, pp. 529–541。

说法，整个危害都归因于堆积在河流两岸的淤泥……这种观点完全不正确……这样的声明对科学造成了最大的伤害，并且在公众意识中形成对专家教授的极大猜疑。"①

在当时的历史背景下，化学家们的观点具有普遍性，不乏支持者。英国历史上河流也曾出现轻微污染现象，只是通过河流本身的冲刷功能就修复了污染状态，故而这种观点在一定程度上给公众造成错觉，多数英国人也认为河流能够再生和"重新净化"，不需要专门的治理。② 1866 年，泰晤士河上游的一位居民告诉一个皇家委员会，"自然赋予所有流动的水自我清洁的功能"，河流当然包括在内，附近居民仍然大胆使用污染的河水。这种现实也在一定程度上使斯诺的霍乱通过污染的饮用水传播的理论难以获得广泛的认同和政府的认可。

不过，就当时的社会思潮来说，霍乱的出现仍使英国人逐渐把疾病与污染（城市糟糕的卫生、拥挤不堪的住房都可以看作城市环境被污染的表现）联系起来。当时广为传播的一个信条是，身体健康和环境洁净是在所有其他领域取得社会进步的根基。简言之，如果没有自然环境的改善，就不可能有道德上、宗教上或智力上的进步。③ 这一信条促使人们关注他们生活的自然环境。还有学者从更宽泛的角度理解疾病与污染之间的关系："作为一个结果，'污染'这个概念获得了多重含义。如果河流从本质上是纯净的，那么，下水道（起初认为是任何形式的下水道，但是从 1827 年开始，指人为垃圾集中的下水道——笔者注）污染了它们。如果城市秩序井然，那么，传染病造成的混乱也是一种形式的污染。如果出现的疾病猛烈进攻拥挤、嘈杂和经常乱糟糟的下层，那么，污染也是一个社会状况。"④ 这样，英国人逐渐明白，疾病与污染是相互作用的关系，污染引发疾病，治理污染是改善社会状况、防止疾病的必要措施。他们的城市不能只扮演污染的受害者的角色，还应该积极改变污染，充当污染治理的实施者。斯诺的霍乱传播理论恰好是这种信念的最佳解说，因而 1866 年英国第四次暴发霍乱时，举国上下都把河流污染治理作为消除霍乱的必要措施。

① *The Lancet*：*The Analytical Sanitary Commission Report on the Present Condition of the Thames*，July 10，1858，p. 43.
② Bill Luckin，*Pollution and Control*：*A Social History of the Thames in the 19th Century*，p. 11.
③ Anthony S. Wohl，*Endangered Lives*：*Public Health in Victorian Britain*，p. 6.
④ Dale H. Porter，*The Thames Embankment*：*Environment，Technology and Society in Victorian London*，p. 19.

（二）1850 年代末的下水道改造与河流污染治理

查德威克的下水道系统不利于快速倾倒垃圾，还加快了河流污染。1854 年的霍乱危机之后，描述河流污染的语言仍然非常悲观，有时近似于灾变。《泰晤士报》继续寻找某些或任何清洗下水道的方法，《柳叶刀》认为大海"拒绝接受令人讨厌的贡品，每一次涨潮都把它们抛回去。正是在厄运之城的中心，它日积月累，并且摧毁"①。政府现在较多地关注抽水马桶的推广和下水道的垃圾不受限制地流入城市内的河段。结果，正如1855 年《柳叶刀》所评论的："稀释的水流入蓄水池，而蓄水池已经被下水道、周围居民的垃圾所注满。"② 前述 1855 年化学家法拉第致《泰晤士报》的公开信导致了一定程度的惊慌，因为人们以为法拉第所指的"污物"是下水道的垃圾。其他的化学家不得不声明抗议，浑浊物仅仅是一般的悬浮淤泥和硅石，按照化学术语来说，就是它们对有机物产生了消毒和分解作用，浑浊物是污浊的有效治理方式。③ 1849 年的一份议会文件推断："每一种传染病尤其是霍乱最主要的传染原因是潮湿、污秽以及食物腐烂。"④ 1858 年的"大恶臭"暴发前夕，有人声称，河流和从中取出的水相对于几年之前的情况来说，不那么令人讨厌了。弗朗西斯·古德里奇（Frances Godrich）是肯金顿的卫生官员，发现 1857 年痢疾的传染有所下降，他把原因归功于供水公司的供水质量得到了改善。"大恶臭"的出现证明他过于乐观了。

19 世纪中叶伦敦的河流污染和防治比北部工业区更加复杂和棘手，英国的报刊一如既往地提出自己的看法和建议。虽然约翰·斯诺的霍乱传播理论没有被广泛接受，但诸多统计地理学的研究发现疾病与污水（下水道）之间存在某种联系。医学观点的代表《柳叶刀》反复警告人们这一迫近的危险，在 1857 年 7 月发表社论："发出警告是否已为时过晚？挽救伦敦的大气免于污染，伦敦的居民免于瘟疫和死亡，是否已经为时过晚？"⑤《庞奇》杂志联合化学家、工程师，仿效议会委员会委托的技术专家进行调查，得出的结论是"所有的气体都不易燃，下水道气体不可以用于街道

① Bill Luckin, *Pollution and Control：A Social History of the Thames in the 19ᵗʰ Century*, p. 16.
② Anne Hardy, "Water and the Search for Public Health in London in the Eighteenth and Nineteenth Centuries," *Medical History*, Vol. 28, No. 3, 1984, p. 273.
③ Lester J. Bilsky, *Historical Ecology：Essays on Environment and Social Change*, p. 135.
④ E. C. Midwinter, *Victorian Social Reform*, London：Penguin, 1986, p. 83.
⑤ *The Lancet*, July 25, 1857, p. 91, 转引自 Lester J. Bilsky, *Historical Ecology：Essays on Environment and Social Change*, p. 133.

照明"①。奥斯本（Lord Sidney Godolpin Osborne）则预言："如果公众能够看到从他们的下水道和化粪池飘出的气味中飘浮着什么，他们将会更认真地移走垃圾。"②

1857 年议会专门委员会调查下水道状况，发现每年从下水道获取的垃圾价值约为 138 550 英镑，建议"应该尽一切所能利用被搬运到远方的垃圾"③。从书面证据来看，似乎伦敦的医学机构相当支持把"人类的排泄物"用作肥料的做法。约翰·西蒙的报告里写道，当排泄物被搬运到某些"遥远的地方，在那一地区，它们非但没有导致疾病和死亡，而且变成了农业增产和自然财富的源泉"④。沃德（F. O. Ward）主张"丢弃伦敦污物散发的氨和磷，实际上就是丢弃钱财"⑤。《医学泰晤士报和政府公报》（The Medi-cal Times and Gazette）也大力支持，在一篇文章里说道："我们的观点一直是，如果失去了伦敦的垃圾，那么没有任何计划能令人满意。"⑥

工程师关心的是排泄物的排放问题，亨利·奥斯汀的观点代表了他们的立场。他确信，既然法庭已经能够裁决地方政府不得通过把自身的污物转嫁给邻近地区的方式处理掉垃圾，那么"排水系统的出水口是卫生问题中眼下最大最迫在眉睫的难题"。奥斯汀一直是把城市下水道垃圾应用于农业的热情鼓吹者。水是从城市中排出有毒废物的最佳途径，但是这种处理方法稀释了垃圾，减少了垃圾作为肥料的价值。⑦

《庞奇》甚至刊登了一首赞美垃圾用作肥料的打油诗：

> 成千上万肥滋滋的牛
> 放养在污水浸泡之地，
> 庄稼也生长于斯，
> 狡猾的农夫心满意足，
> 每英亩多收 10 英镑租金，
> 这就是沃土。⑧

---

①　*Punch*，June 31，1858，p. 22，转引自 Lester J. Bilsky，*Historical Ecology*：*Essays on Environment and Social Change*，p. 135。

②　Christopher Hamlin，*Cholera*：*The Biography*，p. 92.

③　*The Lancet*：*The Analytical Sanitary Commission Report*，July 10，1858，p. 45.

④　John Simon，*Public Health Reports of John Simon*，London：J. A．Churchill，1887，p. 8.

⑤⑥　*Medical Times and Gazette*：*Purification of Thames and Alimentation*，November 6，1858，p. 475.

⑦　Lester J. Bilsky，*Historical Ecology*：*Essays on Environment and Social Change*，p. 138.

⑧　*Punch*，August 14，1858，p. 71.

在把垃圾作为肥料卖掉之前，必须先把泰晤士河中的垃圾分离出来。1858 年 7 月 2 日的《泰晤士报》报道，有人提出了一种方法：修建大型蓄水池。与修建伦敦下水道解决泰晤士河污染问题的方法相比，这更简便易行，内容如下：

> 污水存放在一个巨大的、沉淀的蓄水池里是可行的，让它单独沉淀，其产物比任何其他建议产出的污水肥料更有价值。

> 如果能够建成这样的蓄水池而不是一个令人难以忍受的建筑，我们无须多虑即可得出结论，即修建这样的蓄水池是最简易、最便宜的污水解决方式，且产出的肥料最有价值。①

在这篇报道中，作者也说明了他之所以支持修建蓄水池净化泰晤士河的依据：

> 我的观点的证据，建议你阅读昨天《泰晤士报》上报道的盖尼先生的证据。盖尼先生说，倾倒进哈格福特市场附近河段的下水道的污水是比较干净的，他认为这是下水道内的深坑造成的，垃圾在里面沉淀。

> 现在，如果下水道内的几个深坑可以起到使污水变干净的作用，那么一个又大又深的蓄水池使表层水洁净、无味的设想就在情理之中了。②

但是，对于这一方法，有人提出不同的意见，认为修建蓄水池的方法花费还是太高，主张利用不费一毛钱的自然力——潮汐冲刷垃圾：

> 呈现在公众面前的泰晤士河净化计划有一个共同点，即集中处理污水。不是通过巨大的截流下水道把污水导入大海……就是把污水收集在巨大的蓄水池中，然后利用石灰混合物使固体物质沉淀，或者在下水道口，装进驳船或水袋漂浮到大海。

> 对这一争论不休的问题的最近的一次讨论确定了非常重要的两点：第一，任何一项计划的实行都需花费数百万，达到的效果仅仅比把罪恶从一个地方转移到另外一个地方好一点；第二，不管是污水还是固体沉淀物都不会像肥料一样具有商业价值。

> 我将采取的、希望通过您的帮助呈现在公众面前的计划是由与上述计划相颠倒的程序组成的。……即每次退潮时，在桥梁以上的地区

---

① ② *The Times*，July 2, 1858.

注入大量干净的水冲刷泰晤士河，同时清扫河流的污泥。

但是，我们从哪儿获得大量干净的水呢？我的回答是，从海里，利用最自然和廉价的媒介——潮汐。①

政府没有治理河流污染的经验可以借鉴，也表现出摇摆不定的态度，时而严厉苛刻，时而宽大仁慈——当情况变得糟糕，令人难以忍受时，他们的态度就会变得苛刻；当舆论压力下降，或别无其他选择时，他们宽大仁慈。② 泰晤士河沿岸的城镇发现它的供水被上游城镇和工厂的排放物污染，并且，反过来，他们把自己的垃圾倒入自己边界外的河流中。北部河流也是如此，约克郡的考尔德河和兰开夏郡的默西河也如出一辙。③ 下水道的水也仍然流入河流，助长了1853年霍乱的大流行。可以说，政府的政策摇摆、执行不力，客观上助长了河流问题的恶化。到1850年代中叶，社会各界在水源问题上几乎达成共识：下水道的出水口不能靠近供水公司的取水口，下水道必须移往别处。但是，移到哪儿呢？④

1855年的《大都市城区管理法》规定，伦敦的大都市工程委员会取代古老的下水道委员会，负责管理伦敦城的公共事务，如铺设街道、下水道，修筑堤坝，街道命名，住房编号等。其最大的成就是改造主下水道。⑤ 以前的下水道直通泰晤士河，而供应城市家庭用水的地表井不断因各式各样不规范的下水道设施的渗漏而污染，建立一个官方体系的主下水道是极为必要的。⑥ 1858年"大恶臭"后，伦敦市政当局放弃查德威克的小管道做法，采用约瑟夫·巴扎戈特（Joseph Bazalgette，1819—1891）的主下水道设计方案。巴扎戈特设计了一种截流下水道体系，建造5条相互衔接的下水道，泰晤士河以北3条，以南2条，把城市的污物排放到位于城市下方的河段。泰晤士河以北从汉普斯泰德（Hanmpstead）和肯塞尔·格林（Kensal Green）开始铺设，在老福特汇合，经里河到巴金克里克（Baking Creek）注入河流。在泰晤士河南岸，从布拉姆（Balham）开始的上层下水道，与以普特尼（Putney）为开端的下层下水道在德普福特

① *The Times*, July 8, 1858.

② Lester J. Bilsky, *Historical Ecology: Essays on Environment and Social Change*, p. 127.

③ Dale H. Porter, *The Thames Embankment: Environment, Technology and Society in Victorian London*, p. 221.

④ Ibid., p. 66.

⑤ Eric Hopkins, *Industrialisation and Society, 1830-1951*, p. 34.

⑥ Anne Hardy, "Water and the Search for Public Health in London in the Eighteenth and Nineteenth Centuries," *Medical History*, Vol. 28, No. 3, 1984, p. 266.

(Depford) 相接。① 排水地点远离城市人口最稠密的地区，处于泰晤士河
下游，饮用上游的水相对比较安全。这种做法虽然会造成河流污染，但是
巴扎戈特和其他的工程师认为这是一个机械方面的问题，通过过滤、稀释
和导流能够解决，并且认为，河水虽然气味难闻，并不会对公共健康造成
威胁。② 1859 年该系统动工，报刊竞相报道，把此举视为"卫生思想"的
一个窗口。为了体现政府对这一工程的支持，威尔士王子、萨克森-魏玛
（Saxe-Weimar）的爱德华王子、伦敦市长、坎特伯雷大主教、约克主教和
其他 500 多名各界名流参加了泰晤士河南部出水口的奠基仪式。③ 到 1850
年代末，71 个主要下水道的垃圾流入泰晤士河，泰晤士河每天容纳约 260
吨的垃圾。1865 年下水道工程完工，包括 450 英里（约 720 公里）主干
道，连接约 1.3 万英里（约 2.1 万公里）支道。全部下水道系统 1868 年
完工，花费 460 万英镑，比预期多花 160 万英镑。④ 1873 年《泰晤士报》
似乎忘记了它 5 年前愤愤不平的社论，充满赞赏地认为，"伦敦在较短时
间内转变成了，如果不是干净的城市，至少是一个比较卫生的城市"⑤。
到 1875 年，伦敦共建成 133 公里长的新交叉下水道，穿越整个城区。伦
敦的下水道工程在城市卫生治理史上做出了开创性贡献，后为其他城市所
效仿，解决了饮用水和污水分离的大问题。

　　下水道改造方案之初，斯诺预感到，如果改变主下水道的出口，泰晤
士河水可能会突然变得比较清澈，会给人河水洁净的假象，所知不多的人
们有可能再次直接饮用河水，更有可能感染霍乱。⑥ 更让人恐慌的是，
1850 年代初开始，英国时断时续地出现腹泻的大流行，腹泻被认为是霍
乱的另一种表现形式⑦，人们普遍认为河流的污染在腹泻的传播中起了决
定性的作用，卫生派也接受了这种观点。1859 年，枢密院主持了一系列

---

　　① 陆伟芳：《"首都公共事务委员会"与伦敦城市管理的现代化》，载《史学月刊》，2010
(5)，72 页。

　　② Lester J. Bilsky, *Historical Ecology: Essays on Environment and Social Change*, p. 129.

　　③ Anthony S. Wohl, *Endangered Lives: Public Health in Victorian Britain*, p. 107.

　　④ 1859—1865 年伦敦下水道的修建，参见陆伟芳：《"首都公共事务委员会"与伦敦城市管
理的现代化》，载《史学月刊》，2010（5），72 页。

　　⑤ David Edward Owen, *The Government of Victorian London: The Metropolitan Board of
Works, the Vestries, and the City Corporation, 1855 - 1899*, New York: Harvard University
Press, 1982, p. 65.

　　⑥ Bill Luckin, *Pollution and Control: A Social History of the Thames in the 19ᵗʰ Century*,
p. 16.

　　⑦ Ibid., p. 108.

的腹泻调查，得出的结论是腹泻造成的死亡与空气或水的污染有着密切关联。在同一份报告中，西蒙把这些结果总结为"腐败的系统污染"。这样，河流污染问题再次与疾病相联系，增强了议会和社会对这个问题的关注，也使疾病与污染的水源有关的观念日渐深入人心。[①] 当 1866 年有确凿的证据证明污染的水与霍乱的关系并被社会各界广泛接受时，水污染治理成为一个刻不容缓的社会问题。

---

① Bill Luckin, *Pollution and Control：A Social History of the Thames in the 19ᵗʰ Century*, p. 179.

第四章　治理水污染：霍乱防治的关键

1866 年后英国基本消除了霍乱（零星的霍乱病例除外），这与英国人采取了正确的霍乱预防措施密不可分。从斯诺的霍乱传播理论可知，预防霍乱的关键是治理水污染，包括使污染的河水成为无害的、可饮用的水源以及改善供水公司的水质等方面。为此，英国议会出台相关立法治理河流污染，各地也进行供水改革，在霍乱防治中起到积极而有效的作用。

第一节　1866 年霍乱与河流污染治理的博弈

1866 年的确凿事实证实了霍乱与水之间的关联，议会的相关调查也确认了这一点。然而，在多次的论证和博弈之后，河流污染治理才被提上议会的议事日程，走上了正确的霍乱防治之路。

一、1866 年伦敦霍乱与水源

（一）1866 年伦敦霍乱概况

1865 年，霍乱从埃及传入英国，经南汉普顿到达埃平森林（Epping Forest）。此地的一户房屋中在 9 月 28 日到 10 月 31 日之间先后有 9 人死亡，包括一位受人尊敬的医学人士。他品尝过一口水井的水，而这口井已经被患者的排泄物所污染。[①] 随后，其他地方也出现霍乱。其中，伦敦的霍乱最为严重。

伦敦霍乱死亡率最高的地区是穷人聚居的东区，许多赤贫和无家可归

---

① Charles Creighton, *A History of Epidemics in Britain：From the Extinction of Plague to the Present Time*（1891−1894），p. 857.

者死亡，工人和小店主中的许多体面人也位于受害者之列。[1] 怀特佩尔、贝斯纳尔·格林、东圣乔治（St. George-in-the-East）、斯蒂佩尼（Stepney）、格林尼治的霍乱尤为严重，死亡率不但高出伦敦的平均死亡率，还超过东区的苏斯沃克教区和泰晤士河南岸的其他教区。[2] 其中，斯蒂佩尼的死亡人数最多，死亡率接近 12‰，不过比 1849 年罗斯希思（Rotherhithe）的 20‰、1854 年伯蒙兹的 18‰低许多。[3] 1866 年伦敦霍乱死亡 5 596 人。

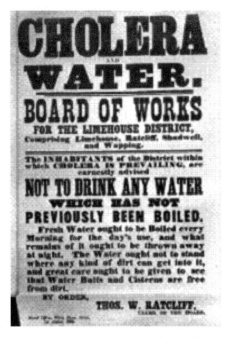

图 4 - 1　1866 年伦敦东区的霍乱海报

资料来源：Christopher Hamlin, *Cholera：The Biography*，p. 183.

　　1866 年霍乱在英国社会改革发展中具有重要影响，不仅斯诺的霍乱传播理论被证实并被官方所接受，也推动了河流污染治理和供水改革。

（二）斯诺理论被证实

　　此次霍乱之前，斯诺的好友亨利·怀特海德牧师（Rev. Herry White-head）在一份颇受欢迎的杂志上发表两篇文章，提醒英国人阅读斯诺的霍

　　① Charles Creighton, *A History of Epidemics in Britain：From the Extinction of Plague to the Present Time*（1891-1894），p. 841.

　　② Ibid. , p. 857.

　　③ Bill Luckin, *Pollution and Control：A Social History of the Thames in the 19th Century*, pp. 81-82.

乱调查和理论，以应对即将到来的霍乱。1853 年法尔对斯诺的理论心存
疑虑，但 1866 年伦敦东区的霍乱疫情使他"想起 12 年前的苏斯沃克屠
杀"①。他曾认为霍乱传播与四种方式有关，即个人接触、空气、下水道
蒸汽和水。而如何排列它们，他一时还不确定。1866 年霍乱使他发现，
前 3 种因素对伦敦仅有轻微影响，10 000 人中死于霍乱的不超过 5 人，霍
乱的严重与否由水源决定。这样，法尔通过自己的统计找到了霍乱传播的
主要媒介，他的看法也成为斯诺理论的佐证。法尔自己通过调查也发现，
直接饮用河水比饮用供水公司的水受害更深（见表 4 - 1）。这使他承认水
是霍乱传播的主要媒介，并成为斯诺理论的公开支持者。

表 4 - 1　　　　　　　　　伦敦东区和西区的霍乱死亡率　　　　　　　单位:‰

	1849 年	1853—1854 年	1866 年
全伦敦平均	62	46	18
伯蒙兹（东区）	161	179	6
苏斯沃克的圣乔治（东区）	164	121	1
纽灵顿（东区）	144	112	3
罗瑟希德（东区）	205	165	9
肯思顿（西区）	24	38	4
汉诺威广场的圣乔治（西区）	18	33	2
菲尔德的圣马丁（西区）	37	20	5
威斯敏斯特的圣詹姆斯（西区）	16	142	5

资料来源：F. B. Smith, *The People's Health*, *1830-1910*, p. 231.

　　法尔不但接受了斯诺的理论，还用确切的统计数据证实里河污染和
伦敦东区的霍乱死亡率有关。② 从表 4 - 1 可以看出，就一般情况而论，
伦敦东区的霍乱死亡率是西区的数倍。③ 在统计总署统计霍乱的死亡人
数和地区时，法尔发现从东伦敦供水公司获得饮用水的人的死亡率比较
高。④ 水化验员内特·拉德克利夫（Netter Radcliffe）和爱德华·弗兰克
兰（Edward Frankland，1825—1899）等人也真诚地相信斯诺的理论，

①　Bill Luckin, "The Final Catastrophe-Cholera in London, 1866," *Medical History*, Vol. 21, 1977, p. 34.

②　J. M. Eyler, "William Farr on the Cholera: The Sanitarian's Disease Theory and the Statistician's Method," *Journal of the History of Medicine*, Vol. 28, No. 2, 1973, p. 95.

③　伯蒙兹、苏斯沃克的圣乔治、罗瑟希德位于伦敦的东区，东区是工业区和工人住宅区，也是贫民窟集中地；肯思顿、汉诺威广场的圣乔治、威斯敏斯特的圣詹姆斯位于伦敦的西区，西区是英国王宫、议会、政府所在地，也是富人集中区。

④　J. M. Eyler, "William Farr on the Cholera: The Sanitarian's Disease Theory and the Statistician's Method," *Journal of the History of Medicine*, Vol. 28, No. 2, 1973, p. 89.

认为霍乱频发与供水关系匪浅。① 作为隶属于统计总署的官方水化验员，弗兰克兰积极化验伦敦 8 家供水公司的水质。在每月呈交给统计总署的报告中，他或直接或委婉地向公众表明供水公司的水不适合饮用。② 他认为自己有责任引导公众关注供水质量，削弱公众对现存供水公司的信任③，力图使供水问题成为一项政治事务，把议会受供水利益集团驱使而不根据最佳公众利益行事的做法看作"民族之耻"。④

用现在的观点来说，霍乱的传播途径如图 4-2 所示。

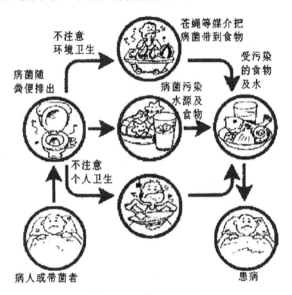

图 4-2 霍乱传播图

实际上，此时东伦敦供水公司已经把取水口移到里河上游，安装了蓄水池并实行沙滤，在里河取水口之下修建了 4 英里的下水道来运输污水。⑤ 根据水化验员弗兰克兰的化验结果，东伦敦供水公司的水质有了很

---

① Bill Luckin, *Pollution and Control: A Social History of the Thames in the 19ᵗʰ Century*, p. 86.

② Christopher Hamlin, "Edward Frankland's Early Career as London's Official Water Analyst, 1865–1876: The Context of 'Previous Sewage Contamination'," *Bulletin of the History of Medicine*, Vol. 56, No. 1, 1982, p. 58.

③ John Roach, "Liberalism and the Victorian Intelligentsia," *Cambridge Historical Journal*, Vol. 13, No. 1, 1957, p. 58.

④ Edward Frankland, "The Water Supply of London and the Cholera," *Quarterly Journal of Science*, Vol. 4, 1867, p. 319.

⑤ A. Hogg, P. Hogg, G. Rhodes, & V. Rhodes, *Fit to Drink*, London: Walthamstow Antiquarian Society, 1986, p. 19.

大改善。① 据此，东伦敦供水公司坚决否认它与传染病的传播有关系。8月2日，该公司的工程师查尔斯·格里弗斯（Charles Greavers）致信《泰晤士报》，一再保证供水绝对安全，"近几年来，不管出于何种目的，本公司没有提供过一滴未过滤的水"②。这促使议会任命特别调查团调查，发现该公司实际上有两个取水点——一个在老福特，一个在里河桥。老福特的三个蓄水池中有两个无盖，不但违反了1852年《大都市水法》所规定的圣保罗（St. Paul）周围方圆5英里禁止无盖蓄水池的条款，而且此地的水已经被附近的下水道系统完全污染③，从而拆穿了东伦敦供水公司的谎言。年轻的传染病学者内特·拉德克利夫读到怀特海德牧师的文章后，邀请他一起调查伦敦东区的霍乱。两人追根溯源，查出老福特的蓄水池是发病根源。这个地区在1866年7月已被含有霍乱病菌的排泄物所污染。④ 而法尔的霍乱统计用压倒性的证据来支持斯诺的理论，使水生理论"无法被反驳"。⑤

从现在的角度来看，1866年东区霍乱与伦敦的主下水道建设情况有关。自1859年以来，伦敦开始在泰晤士河两岸兴建一个高水位和一个低水位下水道。河两岸的两条下水道合起来长约82英里（约132公里），加上抽水站，预计花费420万英镑。最初预计1865年4月4日运营，当1866年霍乱暴发时，泰晤士河北岸的下水道已经建成，南岸尚有一部分未完工，还没有投入使用，而这部分地区恰好位于东伦敦供水公司的东区供水区域，也成为伦敦霍乱最严重的地区。

1866年霍乱在英国霍乱防治史乃至供水改革史上都具有重要作用，对19世纪最后30年的供水政策起到决定性影响⑥，具体表现在：其一，不论是否接受斯诺的霍乱传染理论，霍乱的再次暴发确认了水质的重要性，使污染的水和疾病之间的关系公开化，并引起社会的广泛关注，推动

① Nicola Tynan, "Nineteenth Century London Water Supply: Processes of Innovation and Improvement," *The Review of Austrian Economics*, Vol. 26, No. 1, 2013, p. 86.

② *The Times*, August 2, 1866.

③ J. M. Eyler, "William Farr on the Cholera: The Sanitarian's Disease Theory and the Statistician's Method," *Journal of the History of Medicine*, Vol. 28, No. 2, 1973, p. 95.

④ Peter Vinten-Johansen, *Cholera, Chloroform and the Science of Medicine: A Life of John Snow*, pp. 392-393.

⑤ *Lancet*, February 23, 1868.

⑥ Bill Luckin, "The Final Catastrophe-Cholera in London, 1866," *Medical History*, Vol. 21, 1977, p. 42.

政府进行水源状况的调查。其二，斯诺的贡献得到官方认可。1866 年伦敦霍乱之后，威廉·法尔和爱德华·弗兰克兰复活了斯诺的理论。霍乱与水之间存在联系，这一发现经常被归功于威廉·法尔、爱德华·弗兰克兰等人，甚至归功于首席医疗官员约翰·西蒙。[①] 而在当时，斯诺生前的好友——比较著名的是本杰明·理查德（Benjamin Richard）、威廉·法尔、埃德温·兰基斯特、内特·拉德克利夫和亨利·怀特海德牧师——不但宣传他的霍乱理论，还不断塑造他的种种传奇，从而确立起他杰出传染病学家的声望和地位。1867 年，地方管理委员会（the Local Administer Board）对斯诺大加赞扬，认为"斯诺医生通过审慎的调查，难以置信地描述了霍乱与饮用污染的水之间的关系，用新奇的理论震惊了医学界，开启了霍乱病源论研究的新时代"[②]。到 19 世纪末，英国公共卫生当局以神化式的语言描绘斯诺的工作。[③] 其三，促使政府干预供水问题。供水公司故意蔑视 1852 年《大都市水法》的相关规定，"对公共安全的漠不关心已经到了犯罪的程度"[④]，拒不改正的傲慢态度引起公众和专家的强烈不满。可以说，是供水公司的错误做法而非公众对霍乱传播理论的认可，推动政府对供水公司进行更严格的公共管理，将供水问题逐渐纳入政府管理范畴。[⑤] 1866 年后对供水质量的关注使英国事实上在 19 世纪的最后 30 年内免于霍乱。[⑥]

　　1866 年霍乱使部分英国人意识到，无论是使用供水公司的水还是使用河水，其水源都来自泰晤士河和里河等河流，河水的状况对水质好坏具有重要影响。而河流污染得到了河流委员会的证实。对泰晤士河的水质的调查证实，泰晤士河已经被严重污染，根本不适合做饮用水水源，更成为霍乱肆虐的温床（见表 4-2）。史学家托马斯·沃尔把污染的河流形容为"毒药的蓄水池"[⑦]。

————————

　　①　Christopher Hamlin, *Cholera*：*The Biography*, p. 191.

　　②③　Peter Vinten-Johansen, *Cholera*, *Chloroform and the Science of Medicine*：*A Life of John Snow*, p. 395.

　　④　[英] 克拉潘：《现代英国经济史》（中卷），560 页。

　　⑤　Bill Luckin, "The Final Catastrophe-Cholera in London, 1866," *Medical History*, Vol. 21, 1977, p. 42.

　　⑥　Anne Hardy, "Cholera, Quarantine and the English Preventive System, 1850-1895," *Medical History*, Vol. 37, 1993, p. 255.

　　⑦　Anthony S. Wohl, *Endangered Lives*：*Public Health in Victorian Britain*, p. 227.

表 4 - 2　　　　　　1832—1866 年泰晤士河水质与伦敦霍乱死亡率

	水质	霍乱死亡率（‰）
1832 年	污染	31.4
1849 年	严重污染	61.8
1854 年	较少污染	42.9
1866 年	更少污染	18.4

资料来源：Parliament Paper, *Rivers Pollution Commissioners Sixth Report*：*Domestic Water Supply of Great Britain*，1874，Vol. xxxiii, p. 472，转引自 Bill Luckin, *Pollution and Control*：*A Social History of the Thames in the 19ᵗʰ Century*, p. 77。

二、皇家河流污染委员会的调查

（一）官方确认河流污染

1864 年，卫生协会（Sanitary Associations）和渔业保护协会（Fisheries Protection Association）联合给帕麦斯顿写信，要求在全国范围内调查河流污染情况。迫于强大的舆论压力，1865 年议会同意成立第一届皇家河流污染委员会，负责河流污染的调查事宜。委员会认为现存的供水质量总体令人满意[①]，不需要专门治理，旋即解散。1866 年，英国第四次暴发霍乱，人们再次把霍乱与不断肆虐的腹泻看作河流污染的产物，要求政府采取措施。在强大的舆论压力下，1868 年，第二届皇家河流污染委员会成立，负责调查英国河流污染状况，弗兰克兰成为两名官方化学家之一。此后，他们每年都对英国的河流进行调查，提交冗长的年度报告，既让当时的英国人不断了解英国河流的状况，也留下了关于英国河流状况的大量一手资料。其中泰晤士河成为调查的重中之重。

泰晤士河上游位于英国西南部，此处风景秀丽，河水清澈，白垩、黏土、沙砾、岩石众多，人口稀少，很少人定居于此，只有偶尔的游客造访，展现了大自然的天然之美，河水一路沿悬崖峭壁向东北流去。

当泰晤士河流出西南部，在到达牛津之前，曲折向北，围绕着林木茂密的威萨姆山（Wytham Hill）和卡姆诺尔山（Cumnor Hill，从两山西侧可俯瞰牛津市）迂回环转。流过里奇蒙德，泰晤士河到达伍尔弗科特

---

① Christopher Hamlin, "Edward Frankland's Early Career as London's Official Water Analyst，1865-1876：The Context of 'Previous Sewage Contamination'," *Bulletin of the History of Medicine* ，1982，Vol. 56，No. 1, p. 63.

（Wolvercote），附近有座造纸厂。该厂自17世纪初至1943年一直为牛津大学出版社制造高级纸张。故而当泰晤士河到达牛津时，水质突然恶化，由清澈一变而为污浊。1850年的牛津是泰晤士河上游最大的城镇，人口约25 000人。该城镇居民的供水来自一个私人供水公司，该公司用管道从附近的一个人工湖把水输送给富有的居民，穷人则直接从泰晤士河的支流取水。此地的一条小河切维尔河向北汇入泰晤士河，河岸有工厂和作坊。与当时的大多数城市一样，牛津只有部分街道有下水道。工人阶级住宅区很少有厕所和下水道，家庭的排水沟直接与河流相通，工厂把它们的废物直接倾倒入河流，河流逐渐改变颜色。需要干净的河水来加工织布的磨坊主抱怨河流污染，无法漂洗羊毛，大学教授和地主也抗议河水不适合钓鱼。不过，有些科学家证实，牛津人口稀少，工业不旺，污染的河水在到达伦敦前就完全稀释和氧化，但是这也无法使位于两者之间的800 000城镇居民感到满意。①

离开牛津后，泰晤士河蜿蜒流向东南，流经相对平坦的乡村后到达沃灵福德（Wallingford），接着沿贝克郡南下，随后在里丁（Reading）与肯尼特河交汇，此地的河岸变得险峻。与泰晤士河的源头一样，肯尼特河也曾经碧波荡漾，但是到1850年，制革厂和造纸厂的污水彻底地污染了它，几个煤气厂的煤焦油残渣流入河流，释放毒害鱼类的有毒化学物质。从泰晤士河取水的较穷城镇的穷人遭受了频发的发热传染病。② 里丁的公共官员希望建立一个下水道系统，因担心遭到立法的拒绝而作罢，肯尼特河的污染与日俱增。

流过里丁之后，泰晤士河到达温莎，随后到达斯坦尼斯（Staines），斯坦尼斯是中世纪伦敦当局在泰晤士河航线的上游界限。金斯顿（Kingston）是伦敦城的入口和铁路枢纽，水边码头发展迅速，已经超过15 000个，但是直到1850年代后期才有下水道系统。当初金斯顿的地方当局试图与伦敦的新主干下水道系统连接起来，遭到拒绝后，改为建立一个不充分的拦截下水道系统。他们明智地把主要出水口安置在供水公司入口管道的下面，但是一层"黑黏土"遍布河流，这很有可能会把污染带到伦敦，伦敦人为此紧张不安。③

---

① Dale H. Porter, *The Thames Embankment*：*Environment*，*Technology and Society in Victorian London*，pp. 23-24.

② Ibid., p. 24.

③ Ibid., p. 25.

　　这样看来，宁静宜人的旅游城镇牛津、温莎、伊顿、里奇蒙德无不把沿途的泰晤士河污染。铁路的竞争已经使船运遭到了明显的打击，尤其是牛津以上河段更是如此，这种状况更因为一些工厂主对河流的污染而变得更糟。① 河里的垃圾阻塞了河道的畅通，臭气熏天的河水则降低了航运运输的效益。

　　更具讽刺意味的是，公共卫生运动期间，这些城镇都逐渐建立了下水道系统和排水沟，更有系统地把污水倾入河流。在牛津的一位教师看来，牛津在切维尔河犯下"极其残暴的行径"，源源不断地把污水排入河流；金斯顿"几千户居民的排水沟直通河流，日常排水量导致附近的河岸和河流在视觉上让人讨厌，不断发出让人恶心的气味"。在温莎，大雨过后城堡的排水沟溢出，沿河的草坪到处是污水，发出"让人恶心和腐烂"的气味；以前如果一个游览者站在里奇蒙德的山顶，就可以欣赏到曾让无数人陶醉的一览无余的美景，但是到 1865 年，尤其是在夏天，如果一个人站在这儿的高处向下游看，泰晤士河看起来就像一个泥浆污浊的沟渠。② 退潮的时候，河滩上会留下一大堆裸露的泥浆。一个划船俱乐部的成员十分厌恶地说，他不得不蹚过一摊臭气熏天的泥浆才能下到水里。污水和其他垃圾堆放在河岸边，经太阳曝晒，发出阵阵令人恶心的气味。家在泰晤士河边的一位教区牧师说："我必须说，这辈子我还从来没有闻过这种气味，真是太恶心了。"③

　　许多证人都证实说，河流的状况影响了这一地区在商业和娱乐业上的重要性。商业运输已经减少，游艇经常搁置在肮脏难闻的泥浆中，泰晤士河垂钓保护协会的一个会员说，河中不断分解的污物毒死了水中的鱼。④依托泰晤士河的旅游业也因此黯然衰落。长久以来，里奇蒙德的繁荣部分来自它的美景，它一直是王室、贵族以及腰缠万贯的伦敦商人青睐的避暑胜地，也是城市居民的乐园，一些有地位的人在此远足、钓鱼、划船、沐浴，享受各种休闲乐趣。那时，汽船旅游不再经过皇家植物园（Royal Botanical Garden）以远，对此，一个船夫解释说，他的顾客抱怨水的味道太难闻了，达官贵人们不得不另觅他处。污染成为影响经济繁荣的一个潜在因素。

---

① 　Lawrence E. Breeze, *The British Experience with River Pollution*, 1865–1876, p. 34.

② 　Ibid., p. 42.

③④　Ibid., p. 43.

伦敦的日常生活污水和垃圾不是排入下水道后进入专门的化粪池，而是直接流入泰晤士河，据说每 200 人就有一人的粪便投入泰晤士河，泰晤士河被下水道污染。公共卫生运动期间，大都市排水委员会按查德威克的信条行事，认为首先要快速解决排水沟和下水道的垃圾，因而主张有规律地把垃圾排入泰晤士河，把泰晤士河当作一个天然的排水沟。① 1859 年，在大都市工程委员会的监督下，巴扎戈特设计的主下水道系统开始动工，主下水道出水口位于伦敦下游的巴京（Barking）和克罗内斯，每天把 1.5 亿加仑的污水倾倒入河流，大约占河流总流量的 1/6。② 据统计，大约 150 万人以及 10 万多头马匹、1 万头牛和其他动物的粪便与雨水、制造业垃圾、制革和屠宰的副产品、土壤侵蚀物和船只泄漏物相混合。人的排泄物基本上保存在房屋下面的化粪池，但是其余的垃圾被冲入街道下水道或河流。1857 年，泰晤士河每天都会吸纳 250 吨左右的排泄物③，1859 年伦敦一个主下水道系统有 2 000 多米的下水道和排水沟，把污秽、垃圾直接排入泰晤士河。④

泰晤士河的冲刷力受到特丁顿拦河坝（Teddington Lock）的影响，特丁顿拦河坝和闸门建于 1811 年，在金斯顿以东 4.5 英里处，标志着潮汐行动的开端。潮汐每天从北海流动两次，给河流带来了一层盐水。⑤ 此外还有腐烂动物的毛皮、线轴和众多的尸体等悬浮物。⑥ 与其他河流一样，泰晤士河是弃婴和死婴的一个便利处，也是自杀的好去处。⑦ 这样一来，河水夹杂着形形色色的垃圾流经伦敦，散发出令人厌恶的气味。亨利·罗伯逊（Henry Robertson）是泰晤士河的一位定期观察家，1856 年他悲叹道："人人关心和立法关切这个工程，眼睁睁看着它的贸易被铁路夺走，它的美被污水损害，即使它横贯大城市的部分地区，在某种程度上不再是有价值的或观赏性的。在公众面前，这项工程再一次成为一个遗憾

① Lewis, R. A. *Edwin Chadwick and the Public Health Movement*, 1832-1854, p. 202.

② F. B. Smith, *The People's Health*, 1830-1910, p. 219.

③ Lawrence E. Breeze, *The British Experience with River Pollution*, 1865-1876, p. 10.

④ Herman J. Loether, *The Social Impacts of Infections Disease in England*, 1600 to 1900, pp. 229-230.

⑤ Dale H. Porter, *The Thames Embankment*: *Environment*, *Technology and Society in Victorian London*, p. 25.

⑥ Ibid., p. 52.

⑦ Anthony S. Wohl, *Endangered Lives*: *Public Health in Victorian Britain*, pp. 233-234.

和耻辱，并且沦为迫切需要清理垃圾的境地。"①

英格兰和威尔士鲑鱼渔业皇家调查委员会（Royal Commission of Inquiry into the Salmon Fisheries of England and Wales）曾在 1860 年调查英国主要地区的鲑鱼渔业状况。翌年 2 月 7 日，该委员会提交《英格兰和威尔士鲑鱼渔业报告》（*the Commissioners' Report in the English and Welsh Salmon Fisheries*），强调"泰晤士河上的堰坝对鲑鱼灭绝的影响甚至比伦敦的污染物还要大"②。它还强调，某个城镇的日常生活污水的影响问题，对鱼儿的损害并不像一般想象的那么大，最为致命的污染物则是煤气焦油、石灰、铅洗涤剂以及有毒物质，所有这些东西在每一条河里都是不容许存在的。③ 事实上，河岸林立的工厂也把各种工业垃圾（最典型是工业"三废"——废水、废气、废渣）倾倒入泰晤士河，对河流的污染尤甚。这些工厂散发的气味使空气污浊，鼻孔难受，排出的工业废水和废渣严重污染了河流，尤其是那些"有害健康的手工业"，例如煮血者、煮骨者、毛皮商、肥皂商、冶炼牛脂者、皮革商、制革工以及脂肪冶炼业、脂肪提取业、制胶水业、制浆糊业、刮内脏业。这些制造业制造出来的垃圾也是随意流入泰晤士河。1870 年代，由于这些小手工业作坊造成伦敦的空气污染严重，伦敦的大都市工程委员会迫使它们搬离伦敦市区。它们被迫沿泰晤士河向东搬迁，继续污染河流。更可怕的是，河岸附近的工厂也没有放过空气和河流，造成居民的忧虑和愤怒。这是因为泰晤士河附近还有众多的肥料厂、麦芽酒厂、焦油厂、油厂和制糖厂以及其他行业的厂房，即所谓的"有害健康的工业"④。例如，泰晤士河岸的造纸厂排出苏打和石灰的碳酸盐，还有来自旧抹布和漂白粉的冲洗剂⑤，这些臭气熏天的工业废水和废渣未经任何处理直接流入河流，泰晤士河成为一个大染缸。虽然这些工厂的厂房大多建在高处，能够欣赏到周围壮丽的风景，但在此工作的工人也无时不感受到来工厂烟囱排出的滚滚烟尘，以及汩汩而出的褐色废水。

---

① Henry Robinson, "On the Past and Present Condition of the River Thames," Institution of Civil Engineers（ICE），*Minutes of Proceedings* 15，January 22，1856，p. 195，转引自 Dale H. Porter，*The Thames Embankment：Environment，Technology and Society in Victorian London*，p. 52。

②③ 梅雪芹：《英国环境史上沉重的一页——泰晤士河三文鱼的消失及其教训》，载《南京大学学报》（哲社版），2013（6），22 页。

④ Anthony S. Wohl，*Endangered Lives：Public Health in Victorian Britain*，p. 214.

⑤ Ibid.，p. 234.

1843 年布拉福德成立监察员委员会（the Board of Surveyor），主要负责调查河流和运河是如何被污染的。监察员们用耸人听闻的词汇描绘布拉福德的河流污染根源："城镇的排水沟直达河流上游的闸门。溪流的两岸有为数众多的各式各样的制造厂等等，它们的土壤、垃圾和废物都流入小河。夏日，河水较低，所有的这些垃圾在闸门之上堆积数周甚至数月，散发出一种令人恶心的气味。这种有害的混合物通过水闸流入运河，当它被处理时，导致它散发更让人讨厌的气味。结果，水闸下游的磨坊主所需的供水不足，为了他们的锅炉正常运转，他们直接使用这样的供水。这样，水经管道被运输到锅炉，在经过蒸汽机的一番使用之后，蒸汽机释放出来的水再次投入运河。因此运河的水即使在夏日也罕见地冰凉，并且不断散发出讨厌的气味。"运河偶尔会"起火"，犹如鬼火在运河上燃烧。即使运河静止不动，"有毒气体"的气味也散布很远，河岸居民的抱怨声不绝于耳。

考尔德河流经约克郡的利兹时，城镇周围兴起的毛纺和精纺业工厂降低了河水的质量，19 世纪后出现严重的污染。河里"充满了来自染料厂、制革厂和各行各业的其他制造厂的废物垃圾"①。1840 年代流经利兹的另一条河流艾尔河，也带走利兹的形形色色的垃圾，河水中拥有你能想象得到的所有物体，"充满了来自各种厕所、化粪池、粪堆的污物，医疗废物，屠宰房的废物，化学肥皂，气体，染料房和制造厂的垃圾，河水被蓝色和黑色的染料、猪粪、尿液染得色彩斑斓，这里还有死去的动物、腐烂的蔬菜，偶尔还有一具被分解的尸体"②。

曼彻斯特由小渔村发展为英国第二大工业城市的要诀之一与它地处河流交汇处、水力发达、河网密布有关，"几乎所有的厂房都是沿着贯穿全城的三条河流和各种运河建立起来的"③。艾尔克河河畔有座杜西桥，"桥以上是制革厂，再上去是染坊、骨粉厂和瓦斯厂，这些工厂的脏水和废弃物统统汇集在艾尔克河里，此外，还要接纳附近污水沟和厕所里的东西"④。

其他城市也无不如此，凯雷镇（Keighley Town）、斯基普顿镇（Skipton Town）、哈利法克斯镇（Halifax Town）、哈德斯菲尔德市（Huddersfield Town）和韦克菲尔德为垃圾和工业废物找到了通向艾尔

---

① Anthony S. Wohl, *Endangered Lives: Public Health in Victorian Britain*, p. 237.
② Ibid., p. 235.
③ 恩格斯：《英国工人阶级状况》，85 页。
④ 同上书，88 页。

河、考尔德河和它们的支流的道路。根据早先的一份报告："每年来自蒸汽锅炉、铁厂和家庭燃烧物的成千上万吨的灰烬、熔渣、煤渣流过河流……"① 结果，从艾尔河和考尔德河的航道清出来的物质是无用的废料和工程灰渣。②

可见，污染河流的除了居民的生活垃圾，还有工业垃圾，二者的共同作用使英国的河流面目全非。

皇家河流污染委员会用触目惊心的事实揭露河流污染的现状，引起了相关地方部门和利益集团的辩解，即每个人都在指责别人污染。委员们在调查中也发现，现有的法律存在许多漏洞，无助于污染问题的解决，成为河流污染难以从法律上得到解决的一个根源。按照 1860 年代的法律，河流污染被认为影响的只是私人权利，法院或者枢密院只有在原告提起诉讼的情况下才予以干涉，通常还会要求原告证明垃圾全部或者部分是由被告造成的。这对原告来说是一个漫长而又代价昂贵的诉讼，许多个人眼睁睁看着周围河流被污染，却因无法证明是哪个工厂所为，或拿不出足够的证据与之抗争，或没有财力维持漫长的官司，而被迫忍气吞声。这种做法其实是对被告的一种保护甚至纵容，正如委员会所指出的："除了被告，可能还有许多在河流较高处不同地点的工厂也排出液体垃圾，这些混杂物被河流冲走，直到它们到达原告那里……它们已经杂乱无章地混合在一起，被告的罪过无法辨别，故原告没能胜诉。"③ 或者有时候污染是因下水道所致，原告可能也是下水道污染的排放者，成为被告中的一员。许多工厂还"把废水排放口移到"原告的下游，轻而易举地避免诉讼，更有制造商还会证明存在"一种公共垃圾"，自己并非垃圾的唯一制造者。按照"法不责众"的原则，他们也免于法律制裁，继续肆无忌惮地污染河流。

污染受害者也无法从地方政府那里得到支持，因为"最主要的罪犯是大城镇的统治团体。它们决不会相互起诉，原因是每一个团体都对它的邻居犯有同样的罪过。它们也极少被私人起诉，因为几乎没有人情愿作为一个私人起诉人承担费用和憎恶……因此，不管对公共如何不便，垃圾排放一如既往"④。

（二）谁是河流污染的主凶

从以上的分析可以看出，居民的生活垃圾和工厂工业垃圾肆无忌惮地

---

① Anthony S. Wohl, *Endangered Lives: Public Health in Victorian Britain*, p. 235.

② ［英］布雷恩·威廉·克拉普:《工业革命以来的英国环境史》，71 页。

③④ Anthony S. Wohl, *Endangered Lives: Public Health in Victorian Britain*, p. 245.

涌向河流，造成河流被严重污染。那么，在二者中，谁应该负主要责任呢？或者说，谁是河流污染的罪魁祸首？

1831年詹姆斯·菲力普斯·凯伊-舒特沃斯这样描述曼彻斯特："厄克河（即艾尔克河——笔者注）被建立在两岸的染坊的废弃物染黑了，来自这一带市区的一些水沟的排泄物——瓦斯厂的污水，骨粉厂、制革厂和胶料厂等最有害的污物——也流入河中。在迪西桥下，两边高高的堤岸中间有一片洼地，集中了市区最肮脏、最破烂的建筑物，河水就环绕着这些建筑物，急速地流过。河道在这里被一个堤堰隔断，有一座八层高的制革厂（其中三层堆满了暴露在空气中、处在加工程序某一阶段中的生皮）就屹立在这群破烂的迷宫似的建筑物近旁。这群建筑物叫作'直布罗陀'（形容建筑物的密度——笔者注），随便在别的什么地方盖房子都不会比在这里更有害于健康了。"①

19世纪中叶，英国工业飞速增长的速度让经济学家、政治家兴奋不已，可是排入河流的工业废物也让社会改革家忧心忡忡。在曼彻斯特，溪水和河道总是用来供应动力和排出污秽的。在人口稀少的时候，它们能同时完成这两项任务而不致给公众以太大的不便，尤其是在水流湍急和有潮汛的地方。新工业带来了新的污水，并且需要越来越多的堤堰和水闸②，而这使艾尔克河的污水无法及时排出。

1844年，为了缓解伦敦的工业压力，议会通过《大都市建筑法》（*Metropolitan Buildings Acts*），该法案"严格限制在伦敦和米德尔塞克斯郡经营许多有毒有害的工业"，把有毒害的工业限制在里河以东，但是并没有包括埃塞克斯、西汉姆、斯特拉特福（Stratford）和坎宁镇（Canning Town）等重要工业城镇。这样一来，许多有毒的产业在埃塞克斯和泰晤士河、里河沿线重新开张，这条沿线以前主要从事丝绸纺织、棉布印染和蒸馏及火药制造，当时新兴工业也在此安家落户，包括化学工厂、黑色涂料工厂、石板作坊、冶炼厂、地毯厂、酿酒厂、印度橡胶厂、肥料厂、油漆厂、印刷油墨厂、防水油布厂和生姜啤酒厂、防水厂、杂芬油厂、焦油厂，还包括把动物的尸体熬成油制作油脂、肥皂和胶水的工厂。③

虽然英国政府限制在泰晤士河岸兴建有毒的工厂，但是其他一些企业仍然在泰晤士河旁安营扎寨，造船业和航运业更是把泰晤士河看作生财的

---

① ［英］E. 罗伊斯顿·派克：《被遗忘的苦难——英国工业革命的人文实录》，285页。

② ［英］克拉潘：《现代英国经济史》（上卷），第二分册，667页。

③ A. J. Arnold, *Iron Shipbuilding on the Thames*, 1832-1915：*An Economic and Business History*, pp. 22-23.

法宝，发展迅速。19 世纪早期，泰晤士河岸只有一些修造船舶和制造桅杆的企业，一个造船用品商店、几家油厂，以及玉米作坊和磨坊。西印度船坞（West India Docks，1800—1802 年建立）和东印度船坞（East India Docks，1804—1806 年建立）相继建立后，造船业和船舶贸易成为泰晤士河上欣欣向荣的产业。① 不幸的是，海上贸易的扩大也使排入泰晤士河的垃圾增多，航运成本增加，最终使航运业走向萎靡。

兰巴斯的经历是英国其他工业城镇和城市地区的缩影：从农村变为城市，人口增多，工业林立。其后果是人口拥挤，住所肮脏，河流污染。

兰巴斯坐落在伦敦泰晤士河南岸，与下院和米尔班克相对。18 世纪末距离坎特伯雷很远，属于农村地区，是渔夫、船主、农民、商品菜园主、园丁和植物学家的居住地。兰巴斯是制陶的理想地，从罗马时代起兰巴斯就生产陶器，这源于它的优质水源、运输系统和理想黏土。此地还有众多的闲散房屋，这些房屋被腾空，因为兰巴斯成为一个较不受欢迎的居住地区。兰巴斯逐渐确立了它南部制陶中心的地位，并且技术成熟，变化多样，不断革新。

19 世纪初，兰巴斯开始发展起来。1801—1849 年间，兰巴斯的人口从 2.8 万人增加到 13.5 万人。② 大量移民到此淘金，1841 年的人口普查发现 2 481 名爱尔兰人生活在兰巴斯，占人口的 2.5%；到 1851 年达到 4 303 人，大约占 3%。③ 此地的圣吉尔斯地区 1841 年共有 27 座房子，平均每座房子有 5 个房间，容纳 655 人，到 1847 年增至 1 095 人，每座房子平均增至 24—40 个人不等。④ 浪漫诗人威廉·布莱克（William Blake，1757—1827）的兰巴斯生活是他的多产期，兰巴斯在他的作品中具有重要影响，出于健康的原因后来他离开了日益工业化的兰巴斯。

到 1848 年，兰巴斯已经成为英格兰最重要的工业中心之一，河边地区到处是烧煤的飞轮和工厂的蒸汽厂房，生产玻璃、陶器和铅粒等物品。⑤ 最

---

① A. J. Arnold, *Iron Shipbuilding on the Thames，1832-1915：An Economic and Business History*, pp. 21-22.

② Amanda J. Thomas, *The Lambeth Cholera Outbreak of 1848-1849：The Setting，Causes，Course and Aftermath of an Epidemic in London*, p. 6.

③ Ibid. , p. 77.

④ Edwin Chadwick, *Report on the Sanitary Condition of the Labouring Population of Great Britain*, p. 5.

⑤ Amanda J. Thomas, *The Lambeth Cholera Outbreak of 1848-1849：The Setting，Causes，Course and Aftermath of an Epidemic in London*, p. 6.

著名的是陶顿（Doulton）家族的制陶厂，还出现了鳕鱼厂。1849 年的《兰巴斯区卫生报告》（*Lambeth District Sanitary Reports*）写道："富勒街（Fore Street）是碎骨工厂，气味超级难闻，骨头的细菌爬满邻近房屋的墙。"[1] 1841 年的人口普查的职业清单描绘了这个忙碌的工业社区的清晰画面：麦芽烘焙工、蒸馏工、制陶工、鱼贩、马具商、煤商、石灰工、制桶工、驳船工、裁缝、铁匠、砌砖工、工程师、官员、海员、牛奶经销商、女裁缝、理发师和劳工。[2] 兰巴斯的夜生活充满生机，剧院、酒吧和卖淫充斥其中，吸引了社会的最底层。成排的房屋和背靠背乡村房屋很快矗立在地势低洼的沼泽地，潮湿，通风不畅，拥挤不堪，既没有卫生设备也没有流动的水，与从事危险的工业的工厂相连。由手摇泵供应的流动的水来自河边，供应也不定时。在河岸街道上，压根没有供水，整个地区也没有充足的下水道处理系统和工业垃圾、生活垃圾的处理系统。[3] 下水道排列在街道上，流入泰晤士河，而泰晤士河也是该地区的供水源。

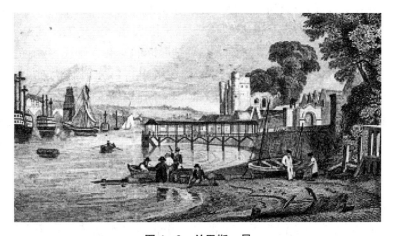

图 4 - 3　兰巴斯一景

资料来源：Amanda J. Thomas，*The Lambeth Cholera Outbreak of 1848 - 1849*：*The Setting*，*Causes*，*Course and Aftermath of an Epidemic in London*，p. 33.

　　几乎所有的工业城镇都靠近河岸，再加上四通八达的运河网络，河流成为最快捷、最方便的垃圾中转站。随着工业革命的进展，运河运输逐渐

　　① E. A. Wrigley and R. S. Schofield，*The Population History of England*，*1541 - 1871*：*A Reconstruction*，London：Edward Arnold，1981，p. 181.

　　② www. nationalarchives. gov. uk and www. knowingbritishhistory. co. uk.

　　③ Amanda J. Thomas，*The Lambeth Cholera Outbreak of 1848 - 1849*：*The Setting*，*Causes*，*Course and Aftermath of an Epidemic in London*，p. 33.

发展起来，到 1830 年，英国运河系初期的工程已经差不多大功告成了。"这些水道从工程开始处的兰开郡南部起，已经分别在三个地点穿越过奔宁山脉（Pennine Mountain），利兹、利物浦运河的最高水平线是海拔 500 英尺，罗奇德耳运河（Rochdale Canal）610 英尺，哈得兹菲尔德运河（Huddersfield Canal）560 英尺。由于 1774 年和 1820 年之间完成的一系列新工程，旧有的艾尔-卡尔德（Aire-Calder）航道——始建于威廉和玛丽朝代——已经成为这些高水平线和恒比尔河（Humber River）之间的一个充分有效的连锁。在恒比尔河流域以北，运河或运河的开筑是无关重要的，但是在串特河（Trent River，即特伦特河——笔者注）及其支流以南，运河却打开了英格兰的中心区，并且把约克郡南部、诺丁汉和德比郡的产煤区和制造业区相互之间以及同莱斯特（Leicester）、沃里克和斯塔福德的那些区域联系起来。伯明翰地区的密致的水道网，通过斯陶尔波特（Stourport）和伍斯特（Worster，即沃斯特——笔者注）而和塞佛恩河（Severn River，即塞温河——笔者注）相沟通。在北面，串特—默尔西运河（Trent and Mersey Canal，即特伦特—默西运河——笔者注）完成了折回兰开郡的环行线。牛津运河（Oxford Canal）和大干线（Great Junction Canal）的长航线从沃里克郡南行和东南行，分别通达到艾西斯河（Isis River）和太晤士河（即泰晤士河，下同——笔者注）下游。十二年的工程（1793—1805）和五项国会条例才把这大干线运河从沃里克郡的边境上导至布林福德（Brinford）和派丁顿运河（Paddington Canal）。太晤士—塞佛恩运河（Thames and Severn Canal，即泰晤士—塞温运河——笔者注）从太晤士河上游，克内特-埃房运河（Kennet-Avon Canal，即肯尼特—埃文运河——笔者注）从太晤士河中游分别回流折入西海。"[1]

　　1866 年皇家河流污染委员会的第一份报告详细描述了泰晤士河被污染根源："泰晤士河从克里科雷德（Cricklade）到伦敦排水系统端点这一段河道，因沿途城镇、村庄与住户排放的污水不断注入其间，使得河水总是污浊不堪。有不少的造纸厂、制革厂等工厂企业的废水也流入了泰晤士河。不仅流入泰晤士河的地表水未经任何处理，而且各种动物的尸体顺流而下，直至腐烂而成为垃圾。这一区域的所有污染物，不管是固体的还是液体的，全都进入了泰晤士河，泰晤士河也就无可阻挡地成了藏污纳垢之所；同样是这一河水，在受到如此严重的污染之后，却又被抽取，用沙过

---

① ［英］克拉潘：《现代英国经济史》（上卷），第二分册，107 页。

滤后，输入伦敦供家庭使用。"①这样，英国人找到了垃圾—下水道—河流—河流污染—饮用水—疾病—垃圾—下水道—河流……整个的循环过程。事实确实如此。

其他地区的情况无不如此。早期观察家休·米勒（Hugh Miller）在他的著作《古老的红砂岩》（*Old Red Sandstone*）中曾经这样描述曼彻斯特："没有别的东西似乎能像厄威尔河（即埃维尔河——笔者注）那样最能代表这个制造业大城市，它流经这个地方。这条倒霉的河流在几英里以外的上游依然是很美丽的，两岸绿树成荫，河边灌木丛生，但当它流经工厂和染坊时就完全丧失了原来的风光。无数的脏东西都在河里洗，整车整车从染坊和漂白工厂里出来的有毒物质都往这条河里倒，蒸汽锅炉把沸腾的废水，连同它们发臭的杂质，全部排放到河里，让它们自由流去。"②流经利兹的"小河充满了来自染料厂、制革厂和各行各业的其他制造厂的废物垃圾，从市政边界上游的它们的水源一直到艾尔河——这条河的两岸也被污染——都是如此"③。据统计，约克郡的艾尔河和考尔德河的排水地区支撑了 440 家毛纺厂和精纺厂，以及 100 多家其他类型的制造厂和工厂。④ 制革业和化学业大约有 2 750 000 件皮革，这些皮革经常用盐和油洗涤，盐和油液被冲入河流和溪流。⑤ 结果，制造厂的排放物抬高了河床，造成日渐增多的季节性洪水。

1867 年皇家河流污染委员会在调查里河的污染情况时，如实描述了它是如何被工业废物变得黑乎乎的："数量巨大的各种各样的金属盐、染料、硫黄和其他气味难闻并且在某些情况下有毒的原料，在给货物清洗、漂白和染色之后，直接流入河流，人们从河流里取水供伦敦大部分地区的家庭使用。"在河流的不同水段上，甚至羊毛洗涤液中含有砒霜。⑥ 许多年以后，皇家在南部海岸（South Coast）的田园之乐受到当地一个水泥厂的烟熏和恶臭的干扰。⑦

河流污染损害了其他工业行业以及旅游业和农业的利益。约克郡西区的造纸厂把污物排进河流中，遭到了土地所有者、周边工业以及其他利益

---

① Lawrence E. Breeze, *The British Experience with River Pollution*, 1865-1876, p. 11.
② ［美］刘易斯·芒福德：《城市发展史——起源、演变和前景》，340 页。
③ Anthony S. Wohl, *Endangered Lives: Public Health in Victorian Britain*, p. 237.
④ Ibid., pp. 236-237.
⑤ Ibid., p. 236.
⑥ Ibid., p. 234.
⑦ Ibid., p. 2.

集团的反对。就造纸业本身来说，一方面，在纸浆和纸张制造过程中，会产生碱液、硫酸钠、固体废物等，其中的废水会排入水中。在生成白纸的过程中需要漂白，会留下一些不可溶解的废物，操作不当或者用药量过度都会污染河流。另一方面，造纸厂又需要洁净的水来冲刷白纸。就一些造纸厂来说，它们之所以建在泰晤士河及其支流沿岸，主要是因为它们需要尽可能干净的水来造纸。印刷业和出版业是牛津的支柱工业。纸张的清洁和漂洗都需要大量的水，每周生产 10 吨纸大约需要 2.25 亿加仑的洁净水冲刷。有些造纸商明确地反对污水。一个厂主说，这些污水"几乎毁掉"他的一个造纸厂。他以前做白纸，但是污水把这些白纸弄得斑斑点点的，不得以他只能改行生产牛皮纸了。①

依赖干净水的纺织业实际上是河流最恶劣的污染者之一。例如，布拉福德河上游清澈见底，鱼类丰富，下游却与一个露天排水沟几乎没有区别，这是容纳 168 家毛纺厂、94 家纺织厂、35 家染料厂、7 家胶水厂、10 家化工厂、3 家制革厂和 3 家油脂提炼厂未经处理的废水的不可避免的结果。② 在当时委员会的报告中，羊毛经常在含有人尿的水中洗刷。清洗剂，或者"增亮剂"，像"淡黄色的、黏稠的、恶臭的液体"一样被排放到毛纺织城镇周围的河流中。但是这只是污染的第一个阶段，因为一般而言同一条河流将服务于染料厂和漂洗厂——它们把色彩缤纷的污染物质和大量的肥皂水泡沫排入河流。③

除了纺织业，另一严重污染河流的产业是制碱业。④ 制碱业是对制造钾硫酸盐（包括盐酸 HCI）的所有工厂的统称。盐酸是"一种光亮的、色彩斑斓的、冒烟的、有毒的、强酸性的氢氯化物的水溶液"。制碱业开始于 1820 年代中期，到 1862 年，它已经雇用 19 000 人，每年生产的成品价值达 250 万英镑。来自碱厂的浓烟是有毒的，传播到空气中的硫化氢有臭鸡蛋的气味，并且在工厂周围的村庄形成了一个帷幕，甚至破坏性的气体泄漏会破坏相邻工业。⑤ 此外，制碱厂还把它的工业副产品倾倒在臭气熏天、危险重重的垃圾堆上。1875 年地方政府委员会得知，河流污染的主要来源不再是烟囱里的盐酸，而是制碱厂中硫化物垃圾堆中的氢硫酸，坐落在泰恩河上的制碱厂正把它们的废物倒入大海，给当地的捕鱼业带来重

---

① Lawrence E. Breeze, *The British Experience with River Pollution*, *1865-1876*, p. 31.
② Anthony S. Wohl, *Endangered Lives: Public Health in Victorian Britain*, p. 236.
③ Ibid., pp. 236-237.
④⑤ Ibid., p. 225.

大损失。①

通过对工厂情况的调查，人们能够测量流经大城市时倒入河流的污水数量。以伯明翰为例，在萨特雷河（Saltley River）的出水口，每天过滤出大约 100 吨的肥料。这些肥料被埋入土壤，很快便覆盖一块 7 英亩的土地，达 4 英寸之高。液体废物流经湿乎乎的土地，稍微被过滤之后，流入河流。当伯明翰不怕麻烦和不惜花费进行处理时（在衡平法院行动的威胁之下，它扩大了蓄水池，增加了数量，并且扩大了它的用污水灌溉农田的面积），许多城镇允许未经处理的废液流入它们的河流。② 1870 年代亨德森公司（Henderson Company）拥有最大的地毯厂，每年向威尔河（Wear River）排放 274.5 万加仑的液体废物、22.5 万加仑的肥皂泡沫以及 530 位工人的粪便。③

皇家河流污染委员会在调查了全国各地的河流状况后描绘了一幅愁云惨淡的画面：牛因饮用河水而生病，人也因饮用河水而生病，河流附近的房屋价格下跌，应该为河流负责的制造厂沿河建立了它们的工厂和企业，并且以极大的代价，正努力从更遥远的田野上寻找纯净水，"制造厂相互污染水源直到河流无法使用，仅仅是为了最卑鄙的商业目的，清洁的水不得不从供水公司购买，或者花大价钱钻井从井中寻找，还要加上额外的蒸汽机的费用。在许多情况下，有必要放弃精致类型物品的制造和染色……"委员会对未来的饮用水和工业用水供应表示严重的担忧。④

河流污染是个不争的事实，然而时至今日仍有历史学家为河流污染辩护，"正在恶化的环境之所以没有引起人们的重视，是因为它不是谁的过错……在这里找不到谁是'坏蛋'"⑤，为河流污染的制造者开脱。还"有人唠唠叨叨地反复表示，贫民窟、发臭的河流、自然的破坏以及建筑方面的丑闻都情有可原，因为这一切发生得太突然，太混乱，在人口急剧增加的压力下，事先没有一点思想准备，也没有先例可循"⑥。这些观点有一定的道理，然而，如果在发觉污染带来如此巨大的灾难，尤其是有助于像

① Anthony S. Wohl, *Endangered Lives: Public Health in Victorian Britain*, p. 227.
② Peter Hennock, *Fit and Proper Persons, Ideal and Reality in 19th Urban Government*, London: Edward Arnold, 1973, pp. 107-110.
③ Anthony S. Wohl, *Endangered Lives: Public Health in Victorian Britain*, pp. 236-237.
④ Ibid., p. 237.
⑤ [英] E. P. 汤普森：《英国工人阶级的形成》（上），钱乘旦等译，367 页，南京，译林出版社，2001。
⑥ 同上书，369 页。

霍乱这样防不胜防的传染病传播后，仍然不采取措施制止对环境、河流的
肆无忌惮的污染，就不能不引人深思其缘由了。说英国没有河流污染治理
的先例，也不符合实情。早在 1388 年，英国政府就注意到河流污染，并
采取了惩处措施，对那些向城市、城镇、乡村周围的沟渠和河流倾倒粪便
和垃圾的人，以及倾倒"动物的内脏和其他腐烂物……造成空气严重恶化
和感染"的人处以 20 英镑的重罚。[①] 这个惩罚的执行情况有待于深入研
究[②]，不过这也足以说明英国政府把经济惩罚作为治理污染的一个手段，
意识到了河流保护的重要性。

　　那么，在居民的生活污水和工业废水之间，到底谁是河流污染的元凶
呢?《污染与控制》一书的作者比尔·拉金认为是居民的生活污水，"纯粹的
人口压力以及通过大量的抽水马桶和未经控制的排水沟流入河流的大量的污
水导致了最严重的危害"[③]。但是，从上面的分析可以看出，工业废水在其
中的作用更为突出。一则工业废水是有毒的，含有一定的化学成分，很难
通过河流的自我清洁净化，甚至能够潜伏多年而引发潜在疾病，居民的污
水虽然肮脏，但是无毒，容易稀释;二则工业废水的排放量远远超过居民
的污水排放量，因而在数量上占据多数。由此，我们把工业废水看作河流
污染的罪魁是合理的，治理河流污染从工业废水着手也是恰如其分的。但
是在霍乱问题上，由于感染霍乱的是人，霍乱病菌也借由患者的排泄物而
流入河流，使河流成为霍乱传播的媒介，因而，为了有效预防河流成为霍
乱的大本营，禁止居民的污水排入河流才能切断霍乱的传播途径。

　　这样看来，限制居民污水排入河流、禁止居民直接从河流中取水饮用、
禁止供水公司直接从污染的河流取水供居民饮用是消弭霍乱的有效方式，而
禁止未经净化的工业废水流入河流则是河流污染治理的治本之策。正是为了
有效防治霍乱，还河流昔日容颜，英国政府走上河流污染治理之路。

三、河流污染治理前后各方的博弈

　　面临由污染带来的霍乱死亡威胁，一些英国人不愿再继续沉默下去，
要求治理河流污染，而河流的污染者或既得利益者则千方百计转嫁、拖延

---

　　① ［英］布雷恩·威廉·克拉普:《工业革命以来的英国环境史》，67 页。
　　② 都铎时代舰队河（Fleet River）的状况充分说明，法律的制定和法律的实施是两码事。
对这个惩罚的执行情况，因缺乏详细资料，持保留态度。
　　③ Bill Luckin, *Pollution and Control: A Social History of the Thames in the 19th Century*,
p. 12.

其至拒绝河流污染治理。围绕着河流污染如何治理问题，英国各方之间展开了激烈的交锋。①

（一）不同利益集团的争论

当时英国河流的状况为"一方面，河流被完全污染，河岸居民的权利实际上被剥夺和破坏……另一方面，雇用大量工人和从事对国计民生至关重要的制造业的腰缠万贯的工厂主们，沿河建立了他们的工厂"②。围绕河流污染是否需要治理，英国分裂为两大阵营。

河流污染给英格兰北部工业区的土地贵族和农民带来巨大灾难，他们强烈支持引进促使工业家采用环境危害较轻的生产技术，督促市政当局投资于更加有效的污水处理系统。他们认为，在水草地转变成散发恶臭的沼泽以及牲畜被来自铅矿、煤矿的废物毒害之前，应该制定相关国家法律，限制并治理河流污染。③而在工业家看来，污染治理会限制工业废水的排放，影响工业发展的进程和利润，坚决反对治理河流污染。

在大多数情况下，工业家几乎不需要游说或影响地方部门，地方部门就主动站在工业家一方，优先考虑工业家的利益，其观点如出一辙："河流的污染与当地制造业的发展水平成正比"，治理污染等于减缓工业发展的步伐，会减少地方的经济收入，引起失业人数增多等社会问题。1867年，皇家河流污染委员会被告知，如果利兹的制革业主被剥夺了他们的河流出口，"他们将关闭所有商业，让 20 000 人失业"④。《约克郡邮报》（Yorkshire Post）等报刊也为工厂主们说话，"如果想使我们的艾尔河和埃维尔河变得像玻璃那么透明，像雨水那样纯净，我们的国家就什么都不会得到，人们将会被赶进济贫院或者流放到国外的土地上"⑤。

因河流污染暂时受益的某些居民也反对治理河流污染。泰恩河和威尔河的严重污染对渔业造成不良影响，遭到卫生派、渔民和地主贵族的强烈抗议。然而，皇家河流污染委员会得知，附近居民获得了就业机会，"从制造业中获利丰厚，他们极为讨厌干涉"⑥。斯宾尼莫尔（Spennymoor）

---

① Christopher Hamlin, *Cholera：The Biography*, p. 184.

② Anthony S. Wohl, *Endangered Lives：Public Health in Victorian Britain*, p. 214.

③ Bill Luckin, *Pollution and Control：A Social History of the Thames in the 19ᵗʰ Century*, p. 141.

④ Anthony S. Wohl, *Endangered Lives：Public Health in Victorian Britain*, p. 241.

⑤ Lawrence E. Breeze, *The British Experience with River Pollution，1865 - 1876*, New York：Peter Lang Publishing, 1993, pp. 192-193.

⑥ Anthony S. Wohl, *Endangered Lives：Public Health in Victorian Britain*, p. 241.

的河流在流入威尔河前被污染，当地的一个居民说："斯宾尼莫尔的许多
居民默不作声。他们宁愿中毒从而有机会获得一笔钱来支付地区改善下水
道的费用；我担心，把这条河视为冥河的医务人员可能害怕面对一些地区
有理有据的挑衅。"① 而不愿支付下水道费用的居民视河流为天然垃圾场，
把垃圾投入附近的河流。继续排放污水的力量远远压倒改革的声音。②

　　随着传染病的"细菌"或者"有毒"理论逐渐获得更大的支持，人们
广泛猜测疾病可能暗中顺着河流流动，危害居民的安全。"温莎虽然是一
个有排水系统和下水道的城镇——很快成为其他城镇的样本，它的下水道
的垃圾溢出整个街区，通常两码宽一英尺深，全部进入泰晤士河。"③ 当
法拉第认为泰晤士河已经污染时，其他化学家却极力证明河流虽然恶臭，
但没有被污染。到 1860 年代，化学家和工程师虽然承认河流被污染，但
是主张用石灰等稀释河流，去除恶臭，并不想根治河流污染，更极力否认
污染与疾病有关，因而成为反对污染治理的又一股强硬势力。

　　供水公司及其化学家认为稀释之后的水无害，"有充分的理由认为，
动物的毒素，一旦在水中稀释，便成为无害的，正如它免费与其他媒介如
空气混合一样"④。工程师关注的是下水道的排放，却没有注意到下水道
成为携带霍乱病菌的一个途径。霍乱病人的排泄物加重了本来就严重污染
的河水污染程度，使所有饮用这种未净化水的居民都深受其害，含有霍乱
病菌的水输送到哪里，哪里就霍乱猖獗。因为霍乱病菌在河水中能存活
14 天，受温度变化影响很大。在霍乱病菌"有活力"的时期，它更加危
险——能导致一个突然的、猛烈的上升趋势，使死亡人数剧增；也会使死
亡人数突然下降：这些都与当时的水质是否适宜霍乱病菌的繁殖、传播有
密切关系。

　　与工程师不同，医生关心的是人们正在摄取什么，是否对健康有益。
正如约翰·西蒙所强调的，"唯一非常重要的卫生问题是有机混合物的问
题"⑤，因而医生主张治理河流污染。1867 年泰晤士河的截流系统已经完
成两年，科学家们依旧争论污染与疾病之间的关系。议会的一个委员会试

---

① Anthony S. Wohl, *Endangered Lives：Public Health in Victorian Britain*, p. 241.

② Ibid. , p. 242.

③ Bill Luckin, *Pollution and Control：A Social History of the Thames in the 19ᵗʰ Century*, p. 21.

④ Christopher Hamlin, "Edward Frankland's Early Career as London's Official Water Ana-
lyst, 1865-1876：The Context of 'Previous Sewage Contamination'," *Bulletin of the History of
Medicine*, Vol. 56, No. 1, 1982, p. 61.

⑤ Lester J. Bilsky, *Historical Ecology：Essays on Environment and Social Change*, p. 138.

图再次确定无止境的化学分析能否传达出有用或者令人信服的信息。西蒙对化学家的分析持否定和怀疑态度，认为："不能仅仅由实验室内的化学家告诉我们的水源状况来判定水源供应的好坏问题……在当前的化学发展水平下，在化学家所报道的他们对伦敦水源的调查结果中，没有任何结果可以改变它是肮脏的混合物的事实。"① 1866 年霍乱暴发期间，西蒙本来认为化学家能够发现存在于东伦敦供水中"可以导致传染的物质"。因为就他而言，"追溯调查污物至水中，又跟踪到市区调查水源，发现居民感染了霍乱以及死亡"。当被询问他是否可以检测出水中的有机物携带了"任何一种特殊疾病的病菌"时，西蒙回答说：

> 正是这样……正如我们相信的那样，在不同情况下给伦敦造成了巨大危害的水是我所说的携带特殊疾病的真实病源的水。化学家无法鉴定出那些病源。使用显微镜的技术人员能否鉴定出它们，这可能是将来的 12 个月里需要解决的问题。现在在一些非常有能力的人之中有这样一种想法，即这样的水含有可证实的微小的有机细菌，每一个都具有导致传染病的能力。②

关于河水中是否含有"致病物质"这个问题，在确证无疑的污水与霍乱的关系面前，有些化学家不得不承认化学分析的有限。牛津的一位化学家本杰明·布罗迪（Benjamin Brodie）这样说：

> 对我来说，它不像是一个化学方面的问题。我认为那更可能是一个由其他的手段而非化学实验解决的问题。医学统计数字会比其他的任何分析告诉你们更多的关于下水道污水的有害性或者无害性的信息。在我看来，我不认为我们有任何的测量水中的垃圾的精确的化学标准。无论如何，我不知道那种测量标准是什么。③

化学家公开承认没有精确的垃圾测量标准，说明化学家的观点在当时并非"科学"和"专业"的代名词，而只是众多观点之一，这逐渐削弱了化学家有权宣布水安全还是水污染的主导权。④ 这种化验为卫生学家关闭

---

①　Lester J. Bilsky, *Historical Ecology: Essays on Environment and Social Change*, p. 137.

②　Ibid., pp. 136-137.

③　Ibid., p. 137.

④　Christopher Hamlin, "Edward Frankland's Early Career as London's Official Water Analyst, 1865-1876: The Context of 'Previous Sewage Contamination'," *Bulletin of the History of Medicine*, Vol. 56, No. 1, 1982, p. 57.

严重污染的浅井提供了法律依据和科学基础，莱斯比和大部分卫生化学家认为，泰晤士河如果不是最佳的可获取地，至少比地方水井的供水有优势。面对医生们的质疑和无可辩驳的河流污染的事实，他们要么继续坚持己见，要么改变观点，支持（至少不强烈反对）河流污染治理。

既然河流污染程度与工业发展程度成正比，那么正如 1868 年皇家河流污染委员会所担心的，"如果不采取预防措施来防止或减少污染，它将随当地商业的发展继续增长"①，长此以往，后果将不堪设想。因为河流并非永远为工业发展保驾护航，当工商业发展到一定程度时，河流污染也会更为严重；当工商业因河流污染而无纯洁的水可用时，其发展就会受到阻碍。到那时，工厂主们为了长远利益计也不得不投身于河流污染治理之中。

（二）"谁污染，谁治理"合理吗？——地方与地方之争

对于那些积极主张治理河流污染的集团和个人而言，如何治理河流污染是一个更为棘手的课题。

"谁污染，谁治理"是当时比较盛行的污染治理原则，暗含两层意思，一是污染是地方的事情，而非国家的事情，应该由地方来治理，中央政府不能侵犯地方的自治，而没有污染的地方可以置身事外②；二是污染治理的费用由被污染的地方负责，其他地方无须为它们买单。牛津一地的居民就认为，他们根本就没有义务为伦敦人的健康进行污染治理。约克郡西区的许多人首先想到的是治理污染的费用，然后是约克郡西区的污染状况，最后才会想到伦敦人的健康。③

这个原则看似公平合理，实际上却存在很大的漏洞。第一，如果只由地方负责本地的污染治理，"各人自扫门前雪"，一个最简单的结果是各地纷纷转嫁污染；更何况，有些地方的污染并非一地造成的，直接或间接受到其他地方的污染影响，这样造成间接污染的情况应该如何处理？以危害周围地区为代价的污染治理应该怎么处理？遭受"池鱼之殃"的地方由谁负责？这样不但会造成地方间的嫌隙，更容易引发地方保护主义倾向，根本达不到污染治理的目的，非常需要中央政府的统一协调和调度。例如，利兹的负责当局无法限制位于旁边一个溪谷上流的布拉福德当局不把它们

① Anthony S. Wohl, *Endangered Lives: Public Health in Victorian Britain*, p. 233.
② Bill Luckin, *Pollution and Control: A Social History of the Thames in the 19ᵗʰ Century*, p. 17.
③ Ibid., p. 36.

的沟渠之物排泄到"无论这条小溪或者利兹城下的一条运河的尾闾或流域中"①。第二，既然一地的污染并非一地种下的恶果，而是多方"协作"的结果，那么，治理污染的费用也就应该由中央统一负责，各地均摊。

围绕"谁污染，谁治理"，尤其是泰晤士河污染治理与花费问题，各地与伦敦、城市与农村展开了激烈的权责之争。②

在历史上，伦敦如同邪恶的巢窟，一个巨大的寄生虫，吸收来自国家其他地区的"营养"，这是许多英国人对伦敦的一种印象。曾 4 次出任英国首相的政治家威廉·尤尔特·格拉斯顿（William Ewart Gladstone，1809—1898）认为，伦敦虽然是全国的首都，但是在地方自治方面并非例外，也不允许伦敦成为例外。他力劝，"如果议会认为伦敦——世界上最富有的城市——不应承担疏浚它自己的河流所需的费用，如同其他较不富有较不重要的地区所做的那样，那么如果议院干预那些通常应由地方负责的事务，伦敦的地方政府将如何立足呢？"③ 西诺福克的议员 G. W. P. 本廷克（G. W. P. Bentinck）严厉斥责首都和它所有的工程。他抱怨说："世界上最富有的城市，被英国最富有的两个郡环绕的伦敦，却总是极力推卸自身必须履行的职责，这荒谬至极。"④ 在治污费用方面，他说："城市的代表们已经表达了他们的决心，在净化泰晤士河所需的资金中，他们交纳的金钱不应多于他们应付的公正合理的数目；另一方面，广大的乡村地区的代表决定，不应为了城市要达到的目的而向乡村征税。"来自斯特灵郡的代表 P. 布莱克本（P. Blackburn）用更强硬的语言讲述这一问题，他认为，"全部问题在于，大城镇的居民把数量巨大的垃圾倾注进他们美好的河流，然后他们想要较小的、较贫穷的城镇居民为他们把废物清理出来"，这是不公平的，小城镇决不会为解决伦敦的问题而花一个子儿，他甚至认为"垃圾对公共健康的影响并没有达到值得重视的程度"⑤。

伦敦的议员坚持认为，以"不干涉地方事务"为借口不为伦敦的污染负责，看似合理，实则不然；伦敦和泰晤士河污染严重的问题并非伦敦一地所为，其他地方也直接或间接促成了污染。一位观察家在 1859 年写道：

---

① ［英］克拉潘：《现代英国经济史》（中卷），126 页。

② Bill Luckin, *Pollution and Control: A Social History of the Thames in the 19th Century*, p. 19.

③ Ibid. , p. 18.

④ Ibid. , p. 17.

⑤ Ibid. , p. 18.

"尽管伦敦当时吹嘘水源供应完全可以满足它的庞大人口的需求，但是伦敦同时也受到了来自下水道系统的威胁，它充足的水源供应极大地促进了瘟疫的发生。"① 为此，在巴扎戈特的主持下，伦敦下水道工程卓有成效，伦敦人对他们城市环境的改善深表赞许，也尖锐批评泰晤士河上游的城镇继续污染首都潜在的饮用水。例如，位于伦敦上游的牛津和里丁等城市的污水，不断向下流入泰晤士河伦敦段，使泰晤士河伦敦段的治污努力效果甚微。约翰·西蒙的同事罗伯特·罗林森也在议会做证，证明其他地方对泰晤士河的污染。

有人不禁要问："为什么伦敦市民不起来愤怒地反抗我们这些不断倾倒垃圾的首都以外的人？"其实伦敦人一直在为此争取，经常督促首都以外的人们遵照"城镇和地方政府卫生法案"修建他们自己的下水道系统，减轻泰晤士河的污染和伦敦的供水压力，却因种种原因没能如愿。结果，1860 年代中期，大多数伦敦人认为泰晤士河上游的污染造成的危险比伦敦市内泰晤士河段引起的危险更大，因而强烈要求地方承担起河流污染治理的责任。

伦敦人的观点得到了某些开明人士的支持，其观点主要包括：

首先，泰晤士河是全国性河流，应当由全国共同治理。泰晤士河长约340公里，流经英国的 10 多个工业重镇，把这样的河流称为"地方性的河流"，如同把密西西比河看作地方性河流一样"滑稽可笑"。②

其次，其他地方也污染了泰晤士河，并非伦敦一地所为，应该为污染治理承担责任和义务。来自芬斯伯里区（Finsbury，伦敦的一区，位于泰晤士河南岸）的一位议员认为，"议会和国家促成了泰晤士河的恶臭，它们理所当然应该对泰晤士河的净化做出自己的贡献"。约克郡西区的一个商人以肯内特河为例说明了这一点："我曾经看见 15—20 具狗、猫、猪、羊的尸体，来自工厂、医院、监狱的垃圾以及约克郡西区的大部分排泄物都流入（肯内特河），最终涌入伦敦的供水源中。"他还补充说，把污水排进肯内特河的行为"必须立即停止，要么你现在就做，要么等 10 万或者50 万的人受过毒害之后再做，反正你必须这样做"③。如果地方拒绝河流污染治理，议员莱昂·普莱费尔（Lyon Playfair）指出，对于河流上游的

① Bill Luckin, *Pollution and Control: A Social History of the Thames in the 19th Century*, p. 21.
② Ibid., pp. 152—153.
③ Lawrence E. Breeze, *The British Experience with River Pollution*, 1865—1876, p. 37.

那些人，"众所周知，河流水道低的那些人的抱怨完全是无稽之谈。如果他们抱怨坏事时抬起他们那温驯的眼睛，他们是弄脏河流并像无辜的羊一样咆哮的狼"。有人则毫不客气地指出，各地都具有嫁祸邻居、为自己牟利的私心。①

最后，即使各地为地方利益考虑，也应该支持泰晤士河污染治理。污染和死亡是对那些精神上不愿承担重新净化首都的人们的可怕的惩罚。许多人认为"伦敦是国家潜在的腐败堕落的中心：如果伦敦受到了致命的折磨，那么国家的其他地区几乎一定会腐烂毁灭……拯救河流就是巩固新的城市——工业秩序"②。阿克兰博士说："英国人看待这个问题应该从全国的观点出发，我积极地主张如果我们能够做到，我们就不要伤害我们下游的邻居。"③ 因为其后果是损害地方的利益。来自布拉福德的议员 T. P. 汤普森（T. P. Thompson）在议院打了一个比较形象的比喻："如果一支侵略性的部队袭击伦敦，无须催促，各个地区都应该援助。"来自全国各个地区的议员在下院里大声反对这一灾害，认为这不是一个全国性的工作的说法"是非常荒谬的"，毕竟，伦敦是"整个国家的利益集中地"④。

支持中央统一治理的观点虽然义正词严，无懈可击，然而，地方自治派和自由主义派的影响也不容小视，1860 年代关于河流污染治理的立法大多流产就足以证明这一点。最后，英国人找到一个变通的办法，把"帝国利益"置于"地方利益"或"国家利益"之上。随着危机的加深，后座议员也反复使用这种超国家的术语来描述泰晤士河。现在人们越来越广泛地认识到，首都的心脏受到了如此严重的污染，这是国家的——以及帝国的——耻辱，同时，议会的古老传统也遭到环境侮辱。⑤ 行政部门不得不解决"双重支配关系和分开的责任"所造成的困扰。

与"谁污染，谁治理"相关的另一个问题浮出水面：在河流污染治理过程中，是坚持自由放任，还是奉行国家干预？国家有没有权力干涉私人和地方事务？

---

① Bill Luckin, *Pollution and Control：A Social History of the Thames in the 19th Century*, p. 164.

② Ibid. , p. 20.

③ Lawrence E. Breeze, *The British Experience with River Pollution，1865-1876*, p. 33.

④ Bill Luckin, *Pollution and Control：A Social History of the Thames in the 19th Century*, p. 19.

⑤ Ibid. , pp. 16-17.

（三）自由放任还是国家干预

19 世纪中叶的英国正值自由放任的经济理论和治国理论大行其道之时。英国"长久以来就存在着一种自由主义的信念，受过启蒙的自由人在自由制度的框架下生活，在自由贸易的经济条件下工作，深受自助和自我实现信仰的激励，并且浸透着强烈的道德感，这样的社会将会为所有人带来经济的改善和社会的进步"①。像切斯特顿（Gilbert Keith Chesterton，1874—1936）所说的那样，自由放任成为官方的哲学。② "在任何领域，政府干预越少越好。"③ 1860 年代的英国大众中也盛行自由主义的思潮。④

许多工厂主以自由放任为幌子，反对国家和地方对工厂的干涉。著名的工业家托马斯·洛特里奇（Thomas Routledge）是当时英格兰最知名的造纸厂的老板，他在造纸厂上的成绩有目共睹，他对国家干预企业事务的厌恶也是人尽皆知。虽然他使用的"漂白剂是废液"，但是他坚定地相信流动的水在半英里之内就会稀释任何可能不洁净的物质。他也不承认伦敦的居民可能会饮用造纸厂的废液，甚至认为从造纸厂排出的废液可能还会有某种可取的价值，可以作为一种"消毒剂，和污水发生作用"⑤。他认为国家干预以及立法都会损害企业的竞争性，对议会来说干涉商业就会破坏商业⑥，坚决反对任何形式的限制性立法。持这种观点的绝非他一人，约克郡西区的造纸商也认为国外的竞争损害了英国的造纸商，如果议会再制定强制性的工厂法规，将会导致许多工厂关门。⑦ 甚至直到 1870 年代，许多工厂主仍然坚持"自由放任"的理念。炼铜应该是污染较为严重的一个工业，于塞·维维安（Hussey Vivian）是斯旺西的一个炼铜厂主，1878 年当委员会检查他工厂的情况时，他告诉委员会，这样的检查违反了英国的自由原则："不用说，任何工厂主都对检察员有权视察他们的工厂，随意去喜欢之处，刺探他们喜欢的任何事情，表示不欢迎。作为一名自由的英国人，我坚决反对这项原则……没有人有权进入我们的工厂。我

---

① Lawrence E. Breeze, *The British Experience with River Pollution*, *1865-1876*, p. 163.

② Arthur J. Taylor, *Laissez-faire and State Intervention in Nineteenth-Century Britain*, p. 30.

③ Ibid., p. 13.

④ Jose Harris, *Private Lives*, *Public Spirit*：*Britain*, *1870-1914*, London：Penguin Books, 1994, p. 185.

⑤⑥ Lawrence E. Breeze, *The British Experience with River Pollution*, *1865-1876*, p. 35.

⑦ Ibid., p. 38.

不欢迎任何人进入我的工厂，除非我让他进来！"维维安厚颜无耻地认为，立法机关"关于工厂的立法都是极端危险的。很多人认为这个国家当前众多让人震惊的贸易情况是由于过去 20 或 30 年的立法造成的，我是这样认为的人之一"①。

就当时的治国理念来说，自由放任也是这一时期英国政党施政方针的主流。伦敦有大约 300 个管理机关——相互"倾轧、龃龉、不科学、运转不灵而且所费不赀"，计有教区、铺路管理委员会和各式各样的沟渠委员会，有些是相当古老的，但现在都依照地方上的法案办事。② 他们不愿意因污染问题而影响工商业的发展，特别是在 1860 年代以后英国的发展速度放慢的情况下。然而，污染的日渐严重又使政府不能袖手旁观。政府官员意识到污染的危害，又不愿意因限制污水排放而影响工业发展的速度和效益，为此不得不权衡利弊，慎之又慎。面对部分民众要求治理河流污染的呼声，各个政党又不得不为了捞取选票而调整执政纲领。正如一位史学家所说，政府"实行干预并不是因为深信其内在的需要，而是面对一些紧迫问题时，不可避免的需要"③。当时的两大政党都对河流污染治理缺乏兴趣④，但是当污染问题有可能成为捞取选票、赢得民心的"惠民"之举时，两党也开始了缓慢的污染治理改革。

自由党以新兴工厂主和自由派为其中坚力量，向来奉自由主义为圭臬，不愿干涉私人事务，在治理河流污染问题上一向不积极。⑤ 不过，为了争取中间选民，1865 年自由党政府还是在社会各界的压力下成立皇家河流污染委员会调查河流污染状况。该委员会揭露了河流严重污染的程度和原因，并提出许多可行的建议，却被自由党占多数的下院束之高阁。1868—1872 年自由党执政期间在河流污染治理方面毫无建树，这为保守党接过污染治理这面大旗提供了机会。

保守党的拥护者大多是土地贵族和士绅，与制造业和新兴工厂主的联系不如自由党那么密切。大多数保守党贵族和士绅拥有土地，河流污染对他们的土地造成不良影响，因而他们对河流污染治理态度积极，强烈反对

---

① Anthony S. Wohl, *Endangered Lives: Public Health in Victorian Britain*, pp. 218–219.
② ［英］克拉潘：《现代英国经济史》（上卷），128 页。
③ Arthur J. Taylor, *Laissez-faire and State Intervention in Nineteenth-Century Britain*, p. 55.
④ Lawrence E. Breeze, *The British Experience with River Pollution*, 1865–1876, p. 161.
⑤ Ibid., p. 162.

由工业和城镇造成的污染。这也使保守党在河流污染治理问题上不像自由党那样顾虑重重。保守党的党魁迪斯雷利是"帝国派"而非自由派信徒，主张国家适当干预经济，并以改善民众的健康为由进行社会改革，其中包括治理河流污染。1872年，他在水晶宫演说中提到，"托利党另一个伟大的目标就是提高人民的生活条件，其重要性并不次于保护帝国和维护传统"①。因为"对政治家来说，人们健康是最重要的问题……它涉及许多方面，其中包括人民的居住条件和很少被我们考虑到的道德和身体状况，还包括他们要享有的那些构成自然的主要因素——空气、阳光和水"②。据此，他认为，议会"负有道德责任……做我们权力范围之内的所有事情，以防止公共危机的发生"③。而"如果英国人民把政治进步而不是把社会进步的实现作为自己追求的目标，那他们就是一群白痴"④。因而在河流污染治理问题上他的态度较为积极。但是从现实情况和政治制衡来说，他又谨慎小心，不敢贸然行事。一来治理河流污染耗资巨大；二来河流污染治理是否影响到贸易和就业，很难说；三来不想得罪于中产阶级，让自由党从中渔利。因此，保守党在河流污染治理方面的举措谨小慎微，短时期内没有重大突破⑤，当情势发展到一定程度，国家干预才成为不得不使用之手段。

（四）政出多门，权责不明——以泰晤士河管理为例

英国的河流大多归不同部门管理，这也为河流污染治理带来了麻烦。

艾尔克河起源于这样一个地区，那里没有任何对城镇行使管理权的负责当局，而这个城镇却为工业利益集团所支配，这个集团在任何场合下都既不懂如何处理污水沟，也没有这种合法权利。从海克雷文的石灰石丘陵地带流出的湍急、"清澈而又凉爽"的"艾尔河在自然状态下，本来会有一股湍急而又有规则的水流，但是却为了工厂动力和一条重要的水路交通（艾尔—卡尔德航道）的缘故，而在好几处地方被水闸隔断。这些水闸从而变成了十二万人口的沟渠的承水槽……管理城镇排水设备的负责当局，

---

① Frank Gorman, *British Conservatism: Conservative Thought from Burke to Thatcher*, London: Longman, 1986, p. 150.

② Ibid., p. 151.

③ Bill Luckin, *Pollution and Control: A Social History of the Thames in the 19th Century*, p. 19.

④ 丁建定：《从济贫到社会保险——英国现代社会保障制度的建立（1870—1914）》，102页。

⑤ Lawrence E. Breeze, *The British Experience with River Pollution, 1865-1876*, p. 175.

纵使组织得这样好，具有管理或维持系统工程的能力，却也不会有管辖或管理自然河口的权力的"①。

泰晤士河因其流程长、利益大更是体现出这一特征。泰晤士河流经英国 10 多个城市，是英国主要的商业河流以及航运港口之一，受制于许多地方的、地区的和国家的部门管辖，权限通常交叉重叠。② "有限的职权、重叠的职权、没有职权的责任和根本就没有职权存在的状况交叉在一起"③，管理部门的职责不明也为泰晤士河的污染治理带来了麻烦。

就泰晤士河的所有权而言，泰晤士河河床和河岸的权利处于争论中，伦敦城市协会（The City of London Corporation）和女王林业与森林办公室（Her Majesty's Office of Woods and Forests）都声称自己拥有泰晤士河感潮河段的所有权。根据王室的命令，伦敦市长是泰晤士河正式的保护者，其渊源可以追溯到罗马人统治时期，他的代表在伦敦的"泰晤士河航运改善委员会"担任要职，这个委员会监管着河槽的疏浚，泥浆、沙砾和其他障碍物的清除工作。不过，根据传统的法律，王室对英格兰和威尔士所有河流的河床和土壤都享有财产权。④ 另外，河岸边的土地所有者对流经他们土地的河水也声称具有所有权，"一个河岸的所有者在他财产所属的岸边，有权让这个流域的水流入河中，因为从习惯上来说，它流入了他的所属物中"⑤。

伦敦当局与国王的律师进行了漫长而又昂贵的法律交锋，当时的人们希望 1857 年的立法妥协可以阻止进一步的恶化。财政大臣乔治·康沃尔·刘易斯（George Cornwall Lewis）爵士在 1857 年说道："人们认为中止诉讼是众望所归，因为河流保护在很大程度上缺乏资金，而这些资金消耗在政府对国王要求的辩护中。"⑥ 1856 年伦敦当局与国王达成协议，国

---

① ［英］克拉潘：《现代英国经济史》（中卷），125～126 页。

② Dale H. Porter, *The Thames Embankment：Environment，Technology，and Society in Victorian London*，p. 136.

③ Lawrence E. Breeze, *The British Experience with River Pollution，1865 – 1876*，p. 48.

④ Dale H. Porter, *The Thames Embankment：Environment，Technology，and Society in Victorian London*，p. 137.

⑤ B. W. Clapp, *An Environmental History of Britain since the Industrial Revolution*，p. 79.

⑥ Bill Luckin, *Pollution and Control：A Social History of the Thames in the 19ᵗʰ Century*，p. 144.

王放弃所有与泰晤士河相关的财产权，成立新的机构泰晤士河管理委员会（the Thames Conservancy Board），管辖西起斯坦尼斯河（Staines River）东至延特勒特河（Yantlet River）口的泰晤士河段。最初委员会只有 12 个人，规模比较小，权力比较广泛，主要代表城市的利益和航运的利益。代表主要来自港务局（Trinity House）、海军部（Admiralty）和商务部（Trade Board）。1864 年又有 6 个商业利益的代表加入其中。① 在泰晤士河管理委员会成立的过程中，也遇到了一些挫折。有些议员认为伦敦会主导泰晤士河管理委员会，并把它微薄的经费浪费在宴会和排场上。牛津郡的保守党成员 J. W. 亨里（J. W. Henley）为此辩护，认为委员会"完全预防了伦敦为自己从这些钱中拿走一个子儿（farthing，1/4 旧便士，意指非常少的钱——笔者注），而是每分钱都投资于河流的保护上"。但是怀疑者并不相信，坚持认为政府在委员会的代表不可避免地会被特权阶层以多数票击败。纽卡斯尔公爵在关于泰晤士河管理委员会的提案"二读"时警告说，"迄今为止采取的每一步措施都朝向错误的方向。新的机构处于伦敦市自治机关的管理之下……这使得他们正遭受的罪恶变得复杂"。詹姆士·格雷厄姆爵士（Sir James Graham）声称，"泰晤士河的管理就不应该交到现在这样一个组织手中"②。不过委员会还是得以成立。

除此之外，还有另一个机构掌管泰晤士河的管辖权，这就是泰晤士河管理局（Thames Commissioners）。泰晤士河管理局管辖克里科雷德到斯坦尼斯大桥（Staines Bridge）这一段水域，它的权力主要来自 1751 年乔治二世时期议会通过的法案。③ 泰晤士河管理局的成员主要包括来自泰晤士河流域的议员、泰晤士河边城镇的市长和其他官员、伦敦市长和市议员、牛津的大学官员和一些学院的领导以及很多教区的官员。另外，还有一些宣誓加入的大土地所有者、地产继承人、拥有大量个人财产的人和债券持有人，这个臃肿的机构有 600－700 人。④ 泰晤士河管理局对于私人手中的拦河坝和水闸几乎没有什么控制权。⑤ 但是，这个机构之所以关心河流的状况，在于其成员们的航运利益，而不是直接关注人们的健康和

---

① Lawrence E. Breeze, *The British Experience with River Pollution*, 1865-1876, p. 28.

② Bill Luckin, *Pollution and Control: A Social History of the Thames in the 19ᵗʰ Century*, pp. 144-145.

③④ Lawrence E. Breeze, *The British Experience with River Pollution*, 1865-1876, p. 28.

⑤ Ibid., p. 34.

富足。

两大机构在泰晤士河的管理上出现重叠和交叉，当 1865 年成立的皇家河流污染委员会调查泰晤士河的状况时，很多人都为泰晤士河管理委员会说话，几乎所有人都认为泰晤士河管理局是一个臃肿的、效率低下的、根本就不起作用的机构。但是在处理污染的问题上，泰晤士河管理委员会成立不久，权力有限，无法起到举足轻重的作用，还遇到其他部门的权力瓜分。①

除了以上两大机构，其他机构也在泰晤士河的管理上"拥有某些权力"：大都市工程委员会、工程部最高委员会②和下水道委员会。下水道委员会和工程部最高委员会仅短期涉足，主要目的是以此借得足够的资金作为主要下水道项目的建设资金③，而下水道事务一向是大都市工程委员会的分内事，这样，大都市工程委员会也成为泰晤士河管理委员会的竞争对手。

1858 年，为了加快下水道的改造和排水，本杰明·迪斯雷利（Benjamin Disraeli）提出了一项建议："修正 1855 年《城市地方管理法》，扩大大都市工程委员会在泰晤士河净化和伦敦主下水道系统问题上的权力。" 1858 年 8 月 2 日这一法案生效，法案的条文做了如下修改："大都市工程委员会应尽快在这一法案通过以后，依照他们认为合适的计划，以合理的进度，实施并完成改善首都主下水道工程，阻止城市的废物在市区内注入泰晤士河。"④ 这样，大都市工程委员会不但获得伦敦整个排水系统的控制权⑤，也取得了泰晤士河的某些管理权，成为泰晤士河管理委员会的有力竞争对手。

二者的争夺固然与河流的管理权有关，也与两个机构所代表的不同的政治价值观有关。泰晤士河管理委员会，如同与其联系密切的伦敦市一样，为自己的"独立"而自豪，标榜自己代表大多数伦敦人的利益，要求在议会的统一部署下协调行动，摒弃地方保护。而大都市工程委员会则以

---

① Lawrence E. Breeze, *The British Experience with River Pollution*, 1865-1876, p. 48.

② 1858 年 6 月 11 日，"大恶臭"刚刚出现之时，人们询问约翰·玛纳斯勋爵——工程部最高委员会首席委员——任何可以减轻令人难以忍受的臭味的措施，他答复说，很遗憾，泰晤士河不在他的管辖范围之内。6 月 15 日，人们再次询问他关于泰晤士河的状况，他再次回答说，政府与泰晤士河没有任何关系，市政工程委员会对这一问题负责。具体内容参见 Lester J. Bilsky, *Historical Ecology: Essays on Environment and Social Change*, p. 136。

③ Bill Luckin, *Pollution and Control: A Social History of the Thames in the 19th Century*, p. 143.

④ Leslie B. Wood, *The Restoration of the Tidal Thames*, p. 33.

⑤ Lester J. Bilsky, *Historical Ecology: Essays on Environment and Social Change*, p. 136.

伦敦为主要服务对象，以市政民主的代言人自居。① 1866 年，大都市工程委员会的主席约翰·斯维茨爵士（Sir John Thwaites）说："泰晤士河管理委员会不代表首都，而是代表汽船公司，代表码头所有者，代表伦敦的企业，它就是不代表首都。"② 泰晤士河管理委员会的副主席弗里德里克·尼克尔森爵士（Sir Frederick Nicholson）指责大都市工程委员会"除了在巴京把污水排入河流以外，对这个河流（指泰晤士河——笔者注）没有采取过任何举措，他们虽然在特定的地区禁止污水排入河流，但是却在其他地区允许污水排入"③。二者在管辖河流的权力问题上争斗不休，直到 1888 年大都市工程委员会才败下阵来，但是泰晤士河和里河管理委员会（1864 年成立）——在反对大都市工程委员会，或者反对工业家，或者寻求改善上——没有起到主导作用。④

　　作为一个专门的泰晤士河管理机构，泰晤士河管理委员会在它的早期阶段缺乏法律手段和充足的人力去起诉违法者，不得不依靠兼职侦探和密探以及已超负荷工作的泰晤士警察部门的帮助，1850 年代末至 1860 年代中期，它对泰晤士河的监管处于最初级水平。此外，谨慎精明的商人雇用驳船把废物倾倒进泰晤士河，并且组成相互的保护帮派——一个人负责监视，其他的人悄悄地把垃圾从船上倾倒出去，船主对此听之任之。在这种情况下，1863 年管理委员会拥有了一项秘密条款，确保它有权对违法的驳船船主课以重金，也使它能够雇用两名垃圾检查员监管垃圾的流入。⑤

　　从泰晤士河的所有权以及管辖权的分离可以得知，"没有一个单一的机构拥有法定的权力来减少泰晤士河的污染"⑥。用什么方法、由什么机构来管理并且限制河流的污染？这是很多人关注的问题，也是引起许多人担心的根本问题。正像有些人所说的，"关乎每一个人的事就不是任何人的事情"⑦。泰晤士河受两个不同机构的管辖，好像被分成了两条河流似的。在皇家河流污染委员会调查期间，《泰晤士报》在社论中简洁地表达

①　Bill Luckin, *Pollution and Control：A Social History of the Thames in the 19th Century*, p. 142.

②③　Ibid., p. 146.

④　Anthony S. Wohl, *Endangered Lives：Public Health in Victorian Britain*, p. 251.

⑤　Bill Luckin, *Pollution and Control：A Social History of the Thames in the 19th Century*, pp. 150-151.

⑥　Ibid., p. 143.

⑦　Lawrence E. Breeze, *The British Experience with River Pollution, 1865-1876*, p. 48.

了这一看法："在这个问题上有个令人惊奇的一致性。泰晤士河要么整个流域都是干净的，要么整个流域都是脏兮兮的。"① 现状则是泰晤士河整个流域都向肮脏靠拢。

既然泰晤士河的管理政出多门，实行单一管理会如何呢？皇家河流污染委员会在对河流污染进行调查的过程中征求许多群众对此的看法。几乎所有的人都想当然地认为，如果成立管理整个流域的单一机构，伦敦的利益会占支配地位。② 皇家河流污染委员会又征求群众的意见，如果扩大泰晤士河管理委员会的权限怎么样？他们觉得这也很危险。泰晤士河管理局的成员害怕伦敦的委员会忽视上游的利益；地方政府的成员也担心，如果有一个单一的管理机构，它的权限超出地方的控制，而且不了解地方的具体情况，也让人担忧。各地的地主、工厂主和城镇的市民也不想交纳不是他们区域委员会所征的税收。③

不过，皇家河流污染委员会主张"整个泰晤士河处于统一管理之下"的观点还是得到了许多主张长期解决方法的人们的支持，他们四处奔走，要求扩大泰晤士河管理委员会的权限，对已经证实了的污染者罚以重金。④ 1866 年的泰晤士河航行法案以及随后的一些短期措施，授予泰晤士河管理委员会从威尔特郡的克里科雷德到大海的泰晤士河河段的管辖权（实际上剥夺了泰晤士河管理局的某些权力），授权管理委员会检查和采取措施减轻主要河流半径 3 英里以内的所有水道的污染。但是，城市内的泰晤士河污染控制问题仍然没有解决，大都市工程委员会无权处罚污染了它管辖河段的工厂或个人，这在一定程度上也掣肘了泰晤士河污染的治理。⑤

可见，在 19 世纪后半期，泰晤士河流域各个河段存在着各自为政的局面，这种局面使河流污染更加难以控制。各自为政造成了各种不可调和的矛盾，比如航运需要水流顺畅，并且在河流的上游建立水闸，但是这影响了河流沿岸的土地所有者以及城镇和乡村的居民最为关心的土地灌溉和洪水控制的问题。另外，一些工厂主为了自己的目的控制了水闸，造成低处土地因洪水泛滥而颗粒无收。⑥ 航运利益集团也对工厂主

① *The Times*，December 21，1865，p. 9，Vols. 5 - 6，转引自 Lawrence E. Breeze，*The British Experience with River Pollution*，1865 - 1876，p. 49。

②③　Lawrence E. Breeze，*The British Experience with River Pollution*，1865 - 1876，p. 49.

④⑤　Bill Luckin，*Pollution and Control：A Social History of the Thames in the 19ᵗʰ Century*，p. 152.

⑥　Lawrence E. Breeze，*The British Experience with River Pollution*，1865 - 1876，p. 31.

的行为感到很恼火，因为关键时刻一些工厂使用拦水坝严重阻碍了水的流动，不利于航行。工业、城镇、农场和家庭根本不考虑别人的利益而污染河流，城镇也把未经处理的污水排进了作为饮用水的河流中。各处排污口随意排污而污染河流，上游不顾及下游的利益。这种各自污染的局面却没有一个统一的机构来约束和管理，急需通过立法来规范。

另外，到 1870 年代，霍乱及腹泻等水生疾病的一次次肆虐，似乎影响并威胁了维多利亚早中期城市社会的脆弱稳定性。而改革者和科学家没有有效控制和预防霍乱，降低了公众对他们的信任。英国人已经逐渐确认经由下水道排入河流的污水是霍乱传染的重要途径，治理河流污染成为根除霍乱的必要措施之一。在这方面，英国议会最需要做的，就是通过立法途径确保河流污染治理有法可依。

第二节　河流污染治理的举措及其影响

随着公众对社会事务的关注，新闻媒体不遗余力予以报道，除最坏的地方当局置之不理外，进步舆论对于一切行政都起了作用[①]，推动了相关立法的出台。1874 年保守党上台后，积极推动社会立法，涉及霍乱防治的法律主要有 2 项，一项是 1875 年的《大公共卫生法》（*Public Health Act of 1875*），另一项是 1876 年的《河流污染防治法》（*The Rivers Pollution Prevention*）。这两项立法不仅有助于改善城市环境卫生和强化河流污染治理，也对霍乱防治起到积极作用，并为随后的城市供水改革提供了基础。

一、治理河流污染的立法史

英国在中世纪时就出现小范围的河流污染，采取过处罚等措施进行控制。1388 年英国通过第一个关于河流污染的法案，禁止往河流或沟渠中扔动物的内脏和其他垃圾。[②] 不过，当时的污染并不很严重，垃圾大多被河水冲走，并没有对河水及周边环境造成太大的影响。此后英国河流基本处于良好状态，河流污染的历史也基本被淡忘，公共卫生时期关于下水道处理和河流污染的争论再次出现时，政府和公众才开始关注这一问题。

---

① ［英］克拉潘：《现代英国经济史》（中卷），562 页。

② Anthony S. Wohl, *Endangered Lives：Public Health in Victorian Britain*, p. 243.

　　总的来说，19 世纪公众对河流污染的态度经历了三个主要的阶段。第一阶段（1842—1857），主要是从城镇中心迁移排水沟，把地面垃圾通过下水道排入流动的河流，但没想到地面垃圾的解决以河流的严重污染为代价。第二阶段（1858—1870 年代初），是在泰晤士河"大恶臭"后，英国人认为排水沟可以通过土地的过滤和化学方法而得到治理（尽管代价高昂），河流污染治理仍处于争议之中。第三阶段（1870 年左右到 20 世纪初），议会和改革家逐渐形成一种信念，即河流污染的预防应该是"下水道处理系统的不可或缺的前提条件"。此时，英国人才直面问题，并且做出一种姗姗来迟的努力让英国主要的河流恢复或接近它们的自然纯洁状态。① 不过，在此前的每一个阶段，英国都出台了直接或间接涉及河流污染的法律。

　　1847 年的《城镇改善条例》（*The Towns Improvement Clauses Act of 1847*）允许各地的下水道流入河流或者大海；同年颁布的《河道法》（*Canal〔Carries〕Act*）则规定，禁止污染任何作为公共供水水源的河流、水库、供水系统的管道及其他部分，授权卫生管理机构对没有实施供水防污措施的机构切断供水。1848 年通过的《公共卫生法》鼓励地方政府重建下水道系统，"尽可能排放到适合和需要的地方"。沙夫茨伯里勋爵认为这项法案开启了大规模河流污染的进程。卫生派把改善城市的卫生和下水道作为首要任务，虽然口头上提倡把排水沟与农田连接起来，而在执行过程中，为了尽快把房屋外或化粪池内堆积如山的垃圾清理掉，他们允许下水道的出水口设在河岸附近，把垃圾排入河流，没有意识到下水道污水对河流造成的严重后果。② 1855 年的《垃圾清理法》曾经试图惩罚那些随意排出工厂废水污染河流的企业和个人，最终没有实现。

　　第二个时期的污染立法开始于 1859 年，当时枢密院主持了一系列的腹泻调查，得出的结论是腹泻死亡与空气污染或水污染有密切关联。在同一份报告中，西蒙把这些结果总结为"系统污染"，河流污染问题再次与疾病相联系，加强了议会和社会各界对此问题的关注。1861 年，《地方政府法修正案》（*Local Government Act Amendment Act*）要求地方政府在下水道污物排入天然水道之前需要净化。1861 年，渔业保护协会起草《鲑鱼法》（*Salmon Fishery Act*），禁止向含有鲑鱼的水道中扔垃圾。工业家的辩护者、自由主义者坚决反对，攻击拥有土地的贵族游说团是狭隘、

①　Anthony S. Wohl, *Endangered Lives: Public Health in Victorian Britain*, p. 243.

②　Ibid., pp. 243-244.

懒散的利益集团，只关心贵族欣赏乡村和鲑鱼，丝毫没有考虑所造成的社会成本的大幅提高，更是对资本和劳动、雇佣者和被雇佣者之间的"创造性合作"的粗暴干涉。自由党议员约翰·布赖特（John Bright）说："300—400 名工人和他们的家人在威尔士山中的矿井里诚实勤奋工作，过着较好的生活，结果因极个别喜爱鲑鱼的人极力反对市场贸易，导致他们饭碗不保，这难道不具有重要意义吗？"来自康沃尔郡的另一位自由党议员 N. 肯德尔（N. Kendall）向该法案的发起人罗伯特·蒙塔古爵士（Sir Robert Mentagu）责问道："当你谈到鱼类的丧失意味着资本的丧失时，你没有想到关闭煤矿意味着英格兰将丧失什么吗？"① 这项法案因强烈的反对没有通过。从实用的角度看，即使这项法案得以通过，也难以发挥有效作用，因为相关条款过于宽泛而模糊。根据该法案的条款，原告要在证明悬浮物实际上"毒死或者杀死"鱼类、被告没有"以合理的费用实行最切实可行的措施"来避免污染河流的前提下才能采取措施。例如，针对泰恩河和威尔河的鲑鱼正在灭绝这一事实，如果有人以此事实起诉相关污染企业或个人，他需要大量的证据证明排污的企业或个人是如何"毒死或杀死"鲑鱼的，而事实则是，污染和鲑鱼的消亡存在关联，但是哪个具体的企业或个人的污染与鲑鱼的灭绝相关则是难以界定的，这样一来，被告的不确定导致原告无法起诉。这一法案之所以含混其词，与这一争议——工业垃圾和人为垃圾哪一个对渔业的影响更大——有关。② 3 年后，议会的报告仍坚持"通过一般立法……使整个流域免受污染是一个重要的课题"③，但只停留在文字上，没有落到实际行动中。

　　直到皇家河流污染委员会公布调查报告后，治理河流污染才再次被提上议事日程。

二、《河流污染防治法》的出台

（一）流产的法律条款

　　在河流污染治理方面，围绕皇家河流污染委员会制订的防止河流污染的科学"标准"，议会展开激烈的争论。一方赞同这一标准，认为它可以

---

① Bill Luckin, *Pollution and Control: A Social History of the Thames in the 19ᵗʰ Century*, p. 141.

② Anthony S. Wohl, *Endangered Lives: Public Health in Victorian Britain*, p. 246.

③ Bill Luckin, *Pollution and Control: A Social History of the Thames in the 19ᵗʰ Century*, p. 163.

客观地评估流入河流的工业垃圾和下水道垃圾的质量，而以造纸、制革、染色等行业为代表的约克郡和兰开郡的工业集团，不仅反对反污染条款，而且反对皇家河流污染委员会提出的根据水样评估他们的卫生状况的化学标准。约克郡西区的议员约书亚·费尔登（Joshua Fielden）认为这些条款"将关闭和停止所有的制造业"，并且把过多的权力置于当地"实业"当局的手中。他还认为，最好采取一种更为灵活的方案决定各个地区和河流的需要，"污染的罪恶"必须"在我们制造业的价值观下进行衡量"。他还主张授予地方政府委员会（Local Government Board）保护每个商人不轻易被起诉的权力。[①]

1866 年的《泰晤士河航行法》（The Thames Navigation Act）禁止向泰晤士河或 3 英里内任何与之相通的河道直接或间接排入任何新的污水或其他任何令人作呕的或有害的物质。[②] 1871 年的《大都市水法》明确要求，为公共利益计，供水公司必须服从议会监督；任命大都市水检查员（Metropolitan Water Examiner）和审计员专门负责供水检查事宜，向商务部（Trade Board）负责，加强对供水公司供水的化验和监督。1871 年 4 月 14 日，议会通过《地方事务部法》（Local Government Act），合并地方政府委员会、统计总署、枢密院医学部（Medical Department of Privy Council）、济贫署以及贸易部的监管供水和制碱的权力，地方事务部的职权包括登记出生、死亡以及婚姻，公共卫生，地方政府事务，排水与卫生，预防疾病等方面，并成为内阁部门之一，其第一任主席是曾在 1871 年短暂出任济贫委员会最后一任主席的詹姆斯·斯坦斯菲尔德（James Stansfield）。

1872 年，詹姆斯·斯坦斯菲尔德进入自由党内阁。在他的努力下，1872 年的《公共卫生法》第 33 条加入了禁止河流污染的内容：

> 任何个人：1. 不论是否故意，将液体或固体污物倾倒入河流；2. 不论是否故意，将脏水或有毒之水，或工厂废水或其他污染性液体流入河流。以上做法均被视为有罪，并予以处罚。[③]

---

① Bill Luckin, *Pollution and Control: A Social History of the Thames in the 19th Century*, pp. 164-165.

② Thomas Ashworth, *The Salmon Fisheries of England*, London: Longmans, Green & Co., 1868, p. 13, 转引自梅雪芹：《英国环境史上沉重的一页——泰晤士河三文鱼的消失及其教训》，载《南京大学学报》（哲社版），2013（6），27 页。

③ Lawrence E. Breeze, *The British Experience with River Pollution, 1865-1876*, p. 167.

　　这一条款引起全国各地许多行业的坚决反对。有些人认为这是一条很不现实的条款，只不过是一些自诩为"专家"的人在实验室搞出的理论或做出的实验，一点都不切合实际。① 下院就此议案进行"二读"之时，自由党和保守党都希望修改这项条款。② 斯坦斯菲尔德本来想采取一些强硬措施，但意识到下院和行政部门对这项条款都不热情时，决定采取一种折中的态度。即便如此，他既没有得到首相格拉斯顿的支持，又遭到许多下院议员立场鲜明、态度强硬的反对，最终涉及河流污染治理的这项条款在"二读"时被否决，从法案中撤出。该条款的支持者没有放弃，1873 年，渔业保护协会以 1872 年《公共卫生法》所忽视的内容（即第 33 条）为依据起草新议案，也被否决。③

　　1874 年冬，自由党下台，斯坦斯菲尔德去职，保守党的乔治·克莱门特·布思（George Clement Booth）接替主席职位，反对河流污染的积极分子再次呼吁对排放工业废水和垃圾进行重罚，仍然没有结果。1875 年，保守党议员兼印度事务大臣罗伯特·索尔兹伯里（Robert Salisbury，1830—1903）重提河流污染的议案，也遭到首相迪斯雷利的否决。这样，关于河流污染的法案基本都无果而终。不过，这届议会把立法重点放在了公共卫生方面，通过了《大公共卫生法》。

（二）1875 年《大公共卫生法》

　　1875 年的这届议会虽然在河流污染治理方面没有建树，但在公共卫生立法方面卓有成就，通过了《大公共卫生法》。该法是以前同类法案的集大成者，1848 年的《公共卫生法》还只在人口较多的城镇实施，《大公共卫生法》通行全国，不论人口多少，城镇还是农村；各机构各司其职，农村由监察员委员会（the Boards of Guardians）负责，城镇由城镇委员会（Town Councils）和地方局（Local Boards）负责，一直持续到二战后，涉及英国在以后 60 年内所进行的大多数卫生改革内容，故在英国法制史上被称为《大公共卫生法》。④ 该法的内容包括供水排水、街道房屋管理、垃圾清理、食品卫生监督、疾病预防、殡葬以及市场管理和街道照明等方面。该法案规定：地方当局应及时维修其管辖范围内的下水

---

① Lawrence E. Breeze, *The British Experience with River Pollution*, 1865-1876, p. 169.

② Ibid., p. 170.

③ Bill Luckin, *Pollution and Control: A Social History of the Thames in the 19th Century*, p. 165.

④ ［英］弗雷德里克·F. 卡特莱特、迈克尔·比迪斯：《疾病改变历史》，139 页。

道，必要时修建更多下水道，排放当地污水；任何地方当局都不得把本地区内未处理的污水经下水道排入河流；地方当局应该充分发挥其职能，必要时人们和相关政府官员应到河流两岸察看实际情况并制定相应对策；如果地方当局管辖的范围内出现没有下水道的房屋，地方当局应该立即要求房屋的主人或赞助者，在合理的期限内修建下水道；如果地方当局管辖范围内有正在被用作或将要被用作工厂的房屋，并且工厂里有男女工人，地方当局应该要求房屋主人或房屋赞助者在规定的时间内，分别为他们建造足够的厕所；当地政府根据本地的实际情况自行决定，必要时在政府相关部门办公室里悬挂本地污水排放展示图，接受当地居民的相关咨询；任何政府要保证本地污水不会影响本地居民的健康，不会成为影响本地居民生产生活的有害物质，政府要组织工作人员定期对下水道进行清理和维护。[1]

该法在反对者看来是"垃圾处理法"，但它是迪斯雷利政府的功绩之一。[2]它明文规定把"下水道或肮脏的水"排入任何水道（包括运河、池塘和湖泊）是非法的，除非悬浮物"不是粪便或其他发臭或有毒的物质，比如将影响或恶化水的纯洁和质量的物质"。这比 1872 年《公共卫生法》在下水道的排放和悬浮物的界定方面前进了一步，明确确定任何地方都没有脏脏的权利，为改善下水道的排水情况、降低河流污染的程度和速度提供了法律依据[3]，标志着英国建立起世界上首个公共卫生体系[4]，对于大幅度提高英国的公共卫生状况起到了积极作用。1887 年，在公众抗议污水出水口河流恶化的情况下，人们又决定用化学沉淀法来分离固体垃圾和液体垃圾，把经过沉淀过滤的污水排入河流，而把固体沉淀物运送到海洋里。这种做法持续到 1980 年。[5]

不过，与之前的其他法案一样，这项法案仍然被有些人认为是软弱的。因为它对原告的起诉依然有诸多限制，仍然需要原告证明被告没有采

---

　①　H. Wiener, *The Great Lion at Home : A Document History of Domestic Policy*, *1689 - 1973*, London: Chelsea House Publishers, 1974, pp. 2288-2306.

　②　Ibid., p. 2287.

　③　S. E. Finer, *The Life and Times of Sir Edwin Chadwick*, p. 510.

　④　Dale H. Porter, *The Thames Embankment : Environment, Technology, and Society in Victorian London*, pp. 222-223.

　⑤　陆伟芳：《"首都公共事务委员会"与伦敦城市管理的现代化》，载《史学月刊》，2010 (5)，72 页。

取"最有效的方法"来缓解污染之后才有权起诉，否则概不受理。① 值得肯定的是，这个法案在改变下水道排放方面有了明文规定，也为随后的河流污染治理提供了一个良好的开端。

（三）1876 年的《河流污染防治法》

英国议会在颁布了下水道的相关法律后，又做出种种努力，试图通过立法使河流恢复到它们的自然纯洁状态。②

1876 年 2 月 8 日，新一届议会开幕，关于河流污染治理的法案成为英国上下关注的重点。女王在下院讲话时，涉及内政方面的内容"简短而谦逊"，并没有提到河流污染议案。议会在开会期间也没有收到关于治理河流污染的议案。③ 当议会即将闭幕、民众的耐心和希望消耗殆尽之际，事情突然有了转折。1876 年 6 月 9 日，来自伦敦的议员斯克拉特-布斯（Sclater-Booth）提交关于"更好防治河流污染"的议案。④

为了使该提案被通过，斯克拉特-布斯主张"应该适当考虑工业的利益"⑤，以一种"精心安排，避免制造业利益集团愤怒"⑥ 的方式提出该提案。就内容和实施步骤而言，该提案确实充分考虑了工业阶层的利益，并给他们充分的时间来满足法案规定的条件，因而在下院并没有遭到激烈的反对。1876 年 8 月 12 日下午，该提案予以通过，从此一项新的法案即《河流污染防治法》进入英国的法律体系之中。⑦

1876 年的《河流污染防治法》由六部分二十二条款组成。其导言认为这个法案是进一步防止河流污染的权宜之计，目的是防止"新的污染源"的产生。⑧

该法案的第一部分是关于固体物质的规定。"任何工厂、工业生产过程或者采石场的固体废弃物，或者任何垃圾或煤渣，或者任何其他腐臭的

---

① Anthony S. Wohl, *Endangered Lives: Public Health in Victorian Britain*, p. 247.

② Ibid., p. 243.

③ *Illustrated London News*, February 12, 1876, p. 146, 转引自 Lawrence E. Breeze, *The British Experience with River Pollution*, 1865-1876, p. 183.

④ Lawrence E. Breeze, *The British Experience with River Pollution*, 1865-1876, p. 183.

⑤ Ibid., p. 184.

⑥ Hansard, *Third Series*, 231 (1876), p. 283, 转引自 Anthony S. Wohl, *Endangered Lives: Public Health in Victorian Britain*, p. 248。

⑦ 关于 1876 年《河流污染防治法》的详情，参见郭俊：《1876 年英国〈河流防污法〉的特征及成因研究》，北京师范大学 2004 届历史学硕士学位论文。

⑧ "The River Pollution Prevention Act, 1876," W. H. AGGS, M. A., LL. M. (ed.), *Chitty's Statutes of Practical Utility*, London: Sweet and Maxwell, 1911, Vol. xii, p. 787.

固体物质，排入河流中，或者污染了河水，都被视为违反本法。"① 第二部分是关于污水污染的规定。"任何人排泄或者故意纵容排泄任何固体或者液体污水进入河流，都被视为违反本法。"② 第三部分的条款适用于制造业和采矿业的污染。向河流排入"来自任何工厂和制造业过程的有毒、有害或有污染性的液体"③、"来自矿山的有毒、有害或有污染性的液体物质流入河流"等行为都违法；但是，如果工厂、矿山使用了"最切实可行的方法对污染物质进行了无害处理"，那么，这些行为就不属于违法行为。④ 第四部分涉及法律和法律诉讼的执行。第五部分明确指出该法适用于苏格兰，并根据不同的情况做了适当的修改，即由郡治安法院取代英国郡法院。第六部分规定该法也适用于爱尔兰。

为了更有效地执行，该法还明确界定了一些关键术语，"水域"（stream）指的是海洋、感潮水域、河流、运河、湖泊、水道，但是并不包括下水道等沟渠；"固体物质"（solid matter）不包括水中悬浮的固体物质；"污染性的"（polluting）不包括无害但变色的水；"卫生机构"（sanitary authority）指的是 1855 年《市政管理法》规定的机构、执行 1855 年《英格兰污染去除法》的地方机构，以及在英格兰别的地方执行 1875 年《大公共卫生法》的任何城市的或者乡村的卫生机构。

千呼万唤始出来的这部法规匆匆被通过，各项条款也存在很大的漏洞和弹性空间。它在支持者一方没有激起热烈的欢迎和乐观的态度，反而有几分失落。莱昂·普莱费尔认为该法"为公众的利益是如此之少，为污染者的利益是如此之多"，是不折不扣的"制造业者之法"。一位议员认为该法读起来就像注定无效的一个预言："他们考虑到制造业利益的巨大好处——人们靠这些企业糊口——不应该视而不见，甚至比河流的纯净更具有国家重要性。"⑤ 几乎没有几份请愿书主动支持该法，随后几年内往往被斥为一项失败的举措。⑥

报刊的态度大不相同。《利物浦信使报》（The Liverpool Courier）认为它是一部增进人民卫生和舒适的可行立法。⑦ 《布拉福德观察家》（Brad-

---

① ② "The River Pollution Prevention Act, 1876," W. H. AGGS, M. A., LL. M. （ed.）, *Chitty's Statutes of Practical Utility*, London: Sweet and Maxwell, 1911, Vol. xii, p. 787.

③　Ibid., p. 788.

④　Ibid., p. 789.

⑤　Anthony S. Wohl, *Endangered Lives: Public Health in Victorian Britain*, pp. 248-249.

⑥　[英] 布雷恩·威廉·克拉普：《工业革命以来的英国环境史》，79 页。

⑦　*The Liverpool Courier*, August 16, 1876, p. 4, 转引自 Lawrence E. Breeze, *The British Experience with River Pollution*, 1865-1876, p. 192。

ford Observer）认为它"虽不完美，总比没有好"①，认为它"只在正确的方向上前进了一小步"②，表示谨慎的支持。《约克郡邮报》的编辑建议利兹的反对者接受此法，否则"将来的法规可能更严厉"③。《利兹信使》（Leeds Mercury）认为它顶多是一个"小收获"④。《罗奇代尔观察家》（Rochdale Observer）则把它视为迪斯雷利政府又一项"无关紧要的措施，它没有机会发挥大作用，尽管它也没什么坏处"⑤。《泰晤士报》和《英国医学杂志》则关注其赋予地方政府的权力太大，不利于国家的及时干预。

从产生的背景和策略看，1876年的《河流污染防治法》是在不损害工业利益的前提下通过的，是反污染人士经过种种努力并不断妥协的产物，并且与英国人的渐进变革思维相一致。这种有限度的宽松态度既使污染集团拥有继续污染河流的机会，也使法律的执行力度大打折扣。正如某些人所担心的，该法并未能遏制河流的污染势头。1884年化学家爱德华·弗兰克兰在致《泰晤士报》的一封信中谈到河流污染"在加重"的问题。⑥

弗兰克兰的担忧并非杞人忧天，这既有执行中的折扣问题，也是现实的棘手难题。1870年代和1880年伦敦的污水仍然在巴京和克罗斯内斯两个排泄口源源不断地进入到泰晤士河中。1884年皇家调查团成员发现泰晤士河"整个河面都布满黑色的腐烂垃圾，它们并不像是混合和掺杂进去的，臭气难闻之至"。他们认为这是"首都和文明的一个耻辱"，所以不能不配备沉淀器和驳运污泥出海的船只。⑦ 有很多城镇的位置是比较棘手的。伯明翰位置高旷，合乎卫生的排水工程是不大困难；纽卡斯尔有泰恩河的潮水可达，格拉斯哥也为克莱德河的潮水所及；但是西莱定和兰开郡境内奔宁山脉一带的城镇，却位于狭窄而坚硬的峡谷之

---

① Bradford Observer, July 14, 1876, p. 2, 转引自 Lawrence E. Breeze, The British Experience with River Pollution, 1865-1876, p. 185。

② Bradford Observer, August 16, 1876, p. 2, 转引自 Lawrence E. Breeze, The British Experience with River Pollution, 1865-1876, p. 192。

③ Yorkshire Post and Leeds Intelligencer, July 15, 1876, p. 5, 转引自 Lawrence E. Breeze, The British Experience with River Pollution, 1865-1876, p. 186。

④ Leeds Mercury, August 16, 1876, p. 4, 转引自 Lawrence E. Breeze, The British Experience with River Pollution, 1865-1876, p. 192。

⑤ Rochdale Observer, August 19, 1876, p. 4, 转引自 Lawrence E. Breeze, The British Experience with River Pollution, 1865-1876, p. 192。

⑥ The Times, February 16, 1884, p. 5, 转引自 Lawrence E. Breeze, The British Experience with River Pollution, 1865-1876, p. 195。

⑦ ［英］克拉潘：《现代英国经济史》（中卷），562页。

间，如果不再将污秽排泄进考尔德河、艾尔河或埃维尔河那些小而清澈的河流，却大非易事。在曼彻斯特上游，埃维尔河先已流经半数左右的城镇，这给河流污染治理带来麻烦。1880 年代热天的时候，在那里发出的臭味想来也不亚于 1858 年 6 月泰晤士河在威斯敏斯特所发出的。① 考尔德河和艾尔河也散发臭气，虽则不像早几年夏季那样厉害。② 死亡率朝着威廉·法尔的理想降低下去。但是婴儿的死亡一如往昔，新的卫生问题也陆续出现。

到 19 世纪末，河流污染仍旧是一个没有解决的大问题。1898 年春天，皇家污水处理委员会调查制造业中污水与废液的治理与处理③，结果发现这部法律从来没有达到它所提出的治理目标④，处于一种可怕的混乱之中，情况相当糟糕⑤。20 世纪初一份官方报告总结道，在整个不列颠，"1876 年《河流污染防治法》没有解决我们河流的一般纯净问题。这部分是由于当局不愿意实施该法……希望在自己的辖区内统一实行该法的当局无法确保上游和下游也如此行事，它自然不愿意采取行动"⑥。互相推诿和怀疑的后果就是谁也不真心实施此法，反而把此法充作攻击对手的有力武器。

史学家也对此法表示失望。S. 沃尔在《危及生命》一书中写道："河流污染治理肯定被视为维多利亚时代公共卫生史上最不令人满意的篇章。"⑦ 比尔·拉金也认为《河流污染防治法》是"国家立法的失败"⑧。

虽然这部法案在条款、执行等方面存在诸多问题，但它毕竟是英国历史上第一部防治河流污染的国家立法，也是世界历史上第一部水环境保护法规。⑨ 这部法律开启了近代史上对河流污染这一棘手问题进行立

---

① 据一个儿童的记忆——这个儿童有时在旁边一个令人兴奋的地方玩耍，那里有一条小小的清澈溪流，在红沙石上切成了一条深达八英尺的峡谷之后，在林木下面流进了那个污流。参见［英］克拉潘：《现代英国经济史》（中卷），564 页。

② 一位利兹的老住户在 1903 年说艾尔河的臭味在前半世纪已大有改善。

③ Lawrence E. Breeze, *The British Experience with River Pollution*, 1865–1876, p. 201.

④ Dale H. Porter, *The Thames Embankment: Environment, Technology, and Society in Victorian London*, p. 222.

⑤ Bill Luckin, *Pollution and Control: A Social History of the Thames in the 19ᵗʰ Century*, p. 171.

⑥ Anthony S. Wohl, *Endangered Lives: Public Health in Victorian Britain*, p. 250.

⑦ Ibid. , p. 256.

⑧ Bill Luckin, *Pollution and Control: A Social History of the Thames in the 19ᵗʰ Century*, p. 158.

⑨ 梅雪芹：《环境史学与环境问题》，163 页。

法规范的先河。该法对工矿企业的污染制定了较为宽松的规定，因而饱受诟病，但仍在一定程度上限制了它们随意排放工业废水的行为。如果议会不颁布任何法律的话，谁敢保证河流的状况不会变得更糟呢？① 况且，它确实在一定程度上促进了河流污染的改善。1870 年泰晤士河管理委员会获得授权，在排水或周边建筑导致河岸或浅滩淤积阻碍航行之时，可以疏浚河流。1878 年，"爱丽丝公主"号游船在河上沉没，死亡640 人，其中许多人并非溺水死亡，而是因为喝进了污染的河水。第二年，大都市工程委员会开始清除河流附近的下水道排水口，减轻下水道的污水对河流的污染。泰晤士河管理委员会对河段实施统一管理，把全河划分成 10 个区域，按业务性质做了明确分工，严格执行。在水处理技术上运用传统的截流排污、生物氧化、曝气充氧及微生物活性污泥等常规措施。处理后的废水用于养鱼、栽培等，给水务工作带来活力。到1880 年代，利物浦、布里斯托尔、加的夫、卡莱尔、多佛、沃里克、索尔兹伯里、伊利和其他较大的城镇都已经修建或者开始修建水基（water-based）污水系统。②

　　从长远看，该法与《大公共卫生法》是河流污染治理的姊妹篇，在霍乱预防方面起到了重要作用。《大公共卫生法》禁止下水道未经处理的污水流入河流，能够防止含有霍乱病菌的污水进入河流，堵住了霍乱经饮用水传播的病菌来源；而《河流污染防治法》则再次重申，禁止"任何人排泄或者故意纵容排泄任何固体或者液体污水进入河流"，是《大公共卫生法》的有益补充，防止含有霍乱病菌的污水流入河流。如果承认《大公共卫生法》在霍乱预防中的作用，就没有理由过于苛责《河流污染防治法》。正是在这两部法律的支持下，虽然河流的污染状况没有根本改观，但是相关的河流部门仍积极采取有效的反污染措施，使得河流在 1900 年的污染比 1830—1860 年霍乱危机期间的污染轻得多。20 世纪初泰晤士河仍然是英国穷人的日常用水来源有力地证明了这一点。③

---

① ［英］布雷恩·威廉·克拉普：《工业革命以来的英国环境史》，79 页。

② Dale H. Porter, *The Thames Embankment*: *Environment*, *Technology*, *and Society in Victorian London*, p. 221.

③ Bill Luckin, *Pollution and Control*: *A Social History of the Thames in the 19th Century*, p. 179.

第三节　1860 年代后的供水改善及其影响

自 1866 年霍乱与供水、水源的关系被证实后，在治理河流污染的过程中，英国人对供水的数量和质量也很焦虑。[①] 对供水这一关键性市政服务管理的程度，也是衡量地方政府服务和保护其市民能力的最重要指标。[②] 到 19 世纪末，供水公司逐渐由私营纳入公营，水质由各自把关转变为统一标准检测，供水时间由间断供水发展为连续供水。供水的改善为有效防止霍乱传播提供了重要基础。

一、供水的变迁——以伦敦为例

从 1860 年代到 1890 年代，立法者和供水公司围绕水务而争论。多年的争论之下，英国的供水质量、供水时间、供水管理逐渐改善，居民普遍用上优质、安全的水。其中，伦敦在供水事务上的发展演变具有典型性。

（一）水质的改善

1852 年《大都市水法》明确规定了伦敦的取水地，然而，穷人区的日常用水一直是个棘手问题。从 1860 年代开始，卫生医官负责检查各辖区的供水情况，每月向统计总署和卫生医官协会（Society of Medical Officers of Health）提交供水报告。民众逐渐意识到不纯净的水的危险，普遍认为供水质量没有达到医学界和卫生改革家的要求，对水质提出了更高的要求。

1866 年的《公共卫生法》要求每个城市建立垃圾处理场，为居民提供清洁水源，各城市当局有责任管理垃圾清理和排污处理。1871 年《大都市水法》规定伦敦任命一名大都市水检查员和一名审计员负责水质检验，其薪水由供水公司支付，但向商务部（Trade Board）汇报。该法还授权大都市当局[③]有权要求供水公司必须向某些地区供水，在有条件的地

---

① Anne Hardy, "Water and the Search for Public Health in London in the Eighteenth and Nineteenth Centuries," *Medical History*, Vol. 28, No. 3, 1984, p. 266.

② 陆伟芳：《"首都公共事务委员会"与伦敦城市管理的现代化》，载《史学月刊》，2010（5），72 页。

③ 到 1889 年是大都市工程委员会，随后是伦敦郡议会（London County Council）。

区推行连续供水，使供水公司为了公共利益必须服从议会监督。① 弗朗西斯·博尔顿（Francis Bolton）出任首位大都市水检查员，被弗兰克兰讽刺为"滤水池的监督员"，但是他依靠专业和敬业精神成为伦敦公认的水务权威。②

1870 年代，8 家供水公司形成大同小异的过滤程序：先从水源抽水流入蓄水池，再从蓄水池流向砖砌或混凝土砌成的过滤盆，从过滤盆中由粗到细的沙子进行过滤后再输送给客户。各公司的过滤层厚度不一样，过滤效果也有差别。博尔顿估计每小时的过滤率每立方尺不超过 2.5 加仑，实际上大部分公司低于这个最高值，1880 年代这一数值也相差不大。③

到 1881 年，统计总署、议会和供水公司都拥有各自的水化验员。他们使用的样品数量、检测频率各不相同，分析结果也存在很大差异。医学专业人员和英国公众（以媒体为代表）意识到，水分析似乎是一项混乱的——如果不是一个腐败的——工作，每一阶段都让人难以满意，尤其是对什么样的水才是安全的这一关键问题无法形成共识。④

作为私营企业，供水公司并不想在它们的水务管理中实行任何整齐划一的标准。它们在经营中继续实行不同的政策和标准。1870 年代，弗兰克兰批评河水不足以作为水源，认为井水的水质较好，他的接任者也认为深井比供水公司提供的管道水更纯净⑤，但都无法拿出有力的证据改变现状。1881 年，德国化学家罗伯特·科赫出版他的细菌研究成果，认为可饮用的水每立方厘米不能含有 100 个以上的细菌，使检验水的标准更为科学和明确。此时，英国许多大学和机构专门从事与水相关的研究，水分析逐渐走向科学化，这使英国人对水质的关注也逐渐增强，意识到确定水质时应该多方考虑，要以充分掌握供水环境的卫生科学家的个人实验为基

① Anne Hardy, "Water and the Search for Public Health in London in the Eighteenth and Nineteenth Centuries," *Medical History*, Vol. 28, No. 3, 1984, p. 269.

② 1884 年他出版《伦敦供水》（*The London Water Supply*），该书确立其地位和声誉。

③ Anne Hardy, "Water and the Search for Public Health in London in the Eighteenth and Nineteenth Centuries," *Medical History*, Vol. 28, No. 3, 1984, p. 270.

④ Christopher Hamlin, "Edward Frankland's Early Career as London's Official Water Analyst, 1865-1876: The Context of ' Previous Sewage Contamination'," *Bulletin of the History of Medicine*, Vol. 56, No. 1, 1982, p. 75.

⑤ Ibid. , p. 76.

础。① 1882 年地方政府委员会的医学部承认化学分析无法明确区分水质，化学家丧失了在水质分析方面的主导地位。

　　1885 年科赫的水检验法引入英国，地方政府委员会分别在 1885、1888 年对泰晤士河和里河的河水进行细菌分析，分析结果惊人。它证明过滤池的沙土过滤法具有一定的效果，能够去除水中至少 95％的微生物，但余下的不足 5％的微生物仍然有可能引发其他问题。这促使英国人寻找新的水源以提供医学上合格的水。② 大都市水检查员在 1888 年发现伦敦供水公司的水源稍有变动：49.56％的水源来自泰晤士河，37.48％来自里河，12.46％来自泉水和水井。③ 与 1866 年相比，泰晤士河所占比例保持稳定，里河所占比例下降较多，泉水和水井的比例明显提高（从 1866 年的 7％上升到 1888 年的 12.46％），但河水仍然是主要来源。

　　贫穷地区的供水受限和富裕地区的间断供水意味着居民对公共的和私人的水井存在依赖性。"无论是在城镇还是农村，要么饮用河水——含有人的排泄物，要么饮用来自水井的水——基本上被垃圾、下水道或化粪池浸泡过。众多人口暴露在感染疾病、罹患霍乱的危险下。"④而发展管道水是城市空间和资源管理的一部分，目的是创造财富和确保社会稳定。⑤ 1856 年以后水质糟糕的"屠宰井（浅水井）"逐渐被取缔，引起附近穷人的不满。⑥ 卫生医官在帕丁顿（Paddington）、哈德威克（Hardwick）等地挨家挨户调查并劝说居民遵守供水标准时，遭到穷人和富人一致的拒绝。1875 年，肯辛顿（Kensington）的杜德菲尔德（Dudfield）教区的医生发现老居民仍然保留着他们的浅水井，没有一口安全，而这些不安全的浅水井使肯辛顿的用水质量直到 1890 年代末还成问题。1888 年，伦敦共

----

① Christopher Hamlin, "Edward Frankland's Early Career as London's Official Water Analyst, 1865–1876: The Context of ' Previous Sewage Contamination,'" *Bulletin of the History of Medicine* Vol. 56, No. 1, 1982, p. 75.

② W. A. Robson, *The Government and Misgovernment of London*, London: Allen & Unwin, 1939, p. 114.

③ 1866 年时这一比例分别为 49％、44％和 7％。

④ *Royal Commission on Sewage Discharge*, BPP 1884 XLI, 转引自 Anne Hardy, "Water and the Search for Public Health in London in the Eighteenth and Nineteenth Centuries," *Medical History*, Vol. 28, No. 3, 1984, p. 267。

⑤ M. Gandy, "Rethinking Urban Metabolism: Water, Space and the Modern City," *City*, Vol. 8, No. 3, 2004, pp. 371–387.

⑥ Anne Hardy, "Water and the Search for Public Health in London in the Eighteenth and Nineteenth Centuries," *Medical History*, Vol. 28, No. 3, 1984, p. 272.

有约25口深井，15口位于泰晤士河以北，10口在泰晤士河以南。废除这些水井是一个缓慢的过程，1892年圣乔治-马特（St. George-the-Martyr）教区还保留11口浅水井①，直到连续供水普遍实施后，浅水井才逐渐被废弃。

在自由放任仍有强大民意基础、政府是否有权规范个人行为和道德的争论尚未有定论之时，地方政府基本上无权强制推行统一的卫生标准，即使是正确、简单、对个人有益的标准。② 到20世纪初，随着政府接管私人供水公司，伦敦的供水状况有了明显提高。

（二）是否实行连续供水

1867年，在伦敦东区暴发霍乱之后，皇家供水委员会（Royal Commission on Water Supply）调查英格兰和威尔士的供水情况，查看有无实行连续供水的可能，遭到供水公司和部分用户的反对。

供水公司对连续供水提出种种怨言，除技术有限、成本高昂外，曾经的经历也让他们心有余悸。1860年代，西米德塞克斯公司在威斯敏斯特的穷人区铺设连续供水设备，3年花费约800英镑，结果徒劳无功，要么是穷人用水有限，要么是供水设备被偷，新水管经常消失，"小孩儿拿走最小的铁管或其他能搜罗的东西，拿去卖钱，街上有几百个游手好闲的孩子，除了淘气什么也不干"③。一位工程师做证说，他身为房东，为出租的房子安装了连续供水设备，"第二年，管子各就其位后，就开始出毛病"，有时阀门被损坏，或者管子被撬走，不得不改回间断供水来招揽房客。④ 此外，供水公司的工程师不断警告说，普遍实施连续供水将会增加对水量的需求，超出它们的供应能力，干旱时期尤其如此。

部分社会中上层要求改善供水条件，对间断供水不满，必要时不惜通过法律手段来维护自身利益。1866年1月，当供水公司在星期六没有供水时，伦敦坎伯威尔（Camberwell）教区的绅士们把供水公司告上法庭，

---

① Anne Hardy, "Water and the Search for Public Health in London in the Eighteenth and Nineteenth Centuries," *Medical History*, Vol. 28, No. 3, 1984, p. 272.

② Ibid., p. 274.

③ Parliamentary Papers, 1867 (399), IX, p. 73, 转引自 J. Hillier, "The Rise of Constant Water in Nineteenth-Century London," *London Journal*, Vol. 36, No. 1, 2011, p. 48。

④ Parliamentary Papers, 1867 (399), IX, p. 96, 转引自 J. Hillier, "The Rise of Constant Water in Nineteenth-Century London," *London Journal*, Vol. 36, No. 1, 2011, p. 48。

最终为 100 多户家庭赢得"干净充足"的水。① 改革家们认为间断供水是供水不足的体现，而连续供水体系为解决一些重大的城市问题如灭火提供了机会，从长远来看还有助于缓解疾病和贫穷。在他们看来，间断供水无法确保穷人住所的环境，而连续供水能够改善穷人卫生，培养高效率的劳动力，体现出一种道德使命感。②

1869 年皇家供水委员会提交的报告认为，当前的供水足以满足人口增长的需要，但也建议在有条件地区实行连续供水。从 1870 年起，供水公司在星期天也供水，1871 年的《大都市水法》明确要求供水公司向辖区内的任何地区提供连续供水，违者罚款。

连续供水立法体现出无限制供水是一种社会福利的观点。在议会看来，水是社会变迁的一个缩影，连续供水本身是城市改革的一部分，从住房改善延伸为室内设施的升级改造，目的是满足道德考虑和经济需要。③

社会改革家以为连续供水会消除穷人和富人的供水鸿沟。1878 年，议会下院调查伦敦供水后发现，连续供水体系发展缓慢很大程度上源于供水公司的吝啬和自私。维持高水压需要功率更强的供水设备，连续供水比间断供水需要投入更多资金；各家各户的供水设备也需要穿墙打孔，拆除旧管道程序复杂，安装新设备造价不低，每户约 8 英镑。为了降低更新设备的花费，供水公司认为富裕地区原有的供水体系运行良好，只需要维护，不需要改变。就用水量来说，穷人和富人也存在明显差异。伦敦的富人每人每天平均消耗 39 加仑水（约 0.177 立方米），而穷人每户平均仅为 27 加仑（约 0.122 立方米）。④ 即使富人区使用间断供水，其用水量仍然比穷人区高很多。故而，供水公司向那些以前没有供水装置的贫穷地区提供连续供水。结果穷人获得连续供水，富人沿用间断供水⑤，这也算"连续供水对穷人比对富人更有好处"的一个例子。此外，伦敦的租赁体系也影响了连续供水的推行。支持连续供水需要提供一个室内蓄水池和相关设施，租赁房屋的房东通常不愿意支付这笔花费，短期租房的穷人房

---

① Anne Hardy, "Water and the Search for Public Health in London in the Eighteenth and Nineteenth Centuries," *Medical History*, Vol. 28, No. 3, 1984, p. 270.

② J. Hillier, "The Rise of Constant Water in Nineteenth-Century London," *London Journal*, Vol. 36, No. 1, 2011, p. 47.

③ Ibid., p. 50.

④ Ibid., p. 48.

⑤ Ibid., p. 49.

客也不愿意为此多掏钱，即使他们付得起；更多的贫穷租户则付不起这笔开支。

1889 年，大都市工程委员会被撤销，由新设立的伦敦郡议会（London County Council）行使管理全伦敦的职权。它要求扩大连续供水的范围，房东必须安装连续供水设备，从而加快了连续供水的普及。[1] 到 1901 年，伦敦 95％的家庭实现了连续供水[2]，水源依然是泰晤士河或里河[3]。连续供水给居民和用水企业都带来很多好处，也推动了供水范围的扩大。[4] 新河公司在 1800 年供应 5.2 万户，1848 年增加到 10 万户，1903 年达到 17.8 万户；东伦敦供水公司的供水客户数量从 1809 年的 1.1 万户扩大到 1903 年的 22.4 万户。8 家公司的总供水户数从 1866 年的 44 万户增加到 1903 年 的 97 万户。[5] 可见，连续供水体系虽然过程曲折，却是供水发展的方向，也强化了经济价值、社会福利的观念。[6]

（三）从私营到公营

为了加强对供水公司的管理，有些城市开始收购私人供水公司，由城市统一管理。利物浦市政府于 1847 年耗资 53.7 万英镑购买了两家私营供水公司，利兹也力排众议，在 1852 年以 227 417 英镑的价格购买私营供水公司[7]，其他城市也出现市政接管供水公司的做法。

到 1870 年，英国民众在水质等方面向供水公司提出更多要求，市政接管供水公司逐渐发展为一种趋势[8]，伦敦则经历了较为曲折、缓慢的历程。

---

① Anne Hardy, "Water and the Search for Public Health in London in the Eighteenth and Nineteenth Centuries," *Medical History*, Vol. 28, No. 3, 1984, p. 274.

② 1874 年为 10％，1888 年为 50％。See Anne Hardy, "Water and the Search for Public Health in London in the Eighteenth and Nineteenth Centuries," *Medical History*, Vol. 28, No. 3, 1984, p. 274.

③ Nicola Tynan, "Nineteenth Century London Water Supply: Processes of Innovation and Improvement," *The Review of Austrian Economics*, Vol. 26, No. 1, 2013, p. 74.

④ J. A. Hassan, "The Growth and Impact of the British Water Industry in the Nineteenth Century," *Economic History Review*, Vol. 38, No. 4, 1985, p. 544.

⑤ Nicola Tynan, "Nineteenth Century London Water Supply: Processes of Innovation and Improvement," *The Review of Austrian Economics*, Vol. 26, No. 1, 2013, p. 88.

⑥ J. Hillier, "The Rise of Constant Water in Nineteenth-Century London," *London Journal*, Vol. 36, No. 1, 2011, p. 38.

⑦ Carter Harold, Lewis C. Roy, *An Urban Geography of England and Wales in the Nineteenth Century*, p. 208.

⑧ J. A. Hassan, "The Growth and Impact of the British Water Industry in the Nineteenth Century," *Economic History Review*, Vol. 38, No. 4, 1985, p. 533.

1871 年大都市工厂委员会购买供水公司的提案被否决；1880 年，当它打算以 3 300 万英镑买断供水公司时，因各方的争吵不了了之。① 随着连续供水体系逐渐推广，伦敦人对水源状况的忧虑、对供水公司存储能力的怀疑也随之上升。人们发现，春秋月份泰晤士河有出现洪涝的危险，一旦表层土和粪便随洪水冲入下游，会造成供水浑浊。果不其然，1891 年夏秋之际，泰晤士河和里河都出现大洪水，浓密的烟雾又影响了供水公司的运转，造成严重的供水污染。弗兰克兰注意到水质"很差，有机物混入，是近 26 年来没有过的"②，这引发对私人供水公司的不满。

1892 年欧洲大陆出现霍乱的消息又唤起英国人的卫生焦虑。伦敦每天消耗约 17 500 万加仑（约 80 万立方米）的水，泰晤士河和里河的水量、供水公司的供应能力是否足以满足伦敦日渐增多的人口的需要，成为皇家供水委员会调查的焦点。第二年皇家供水委员会提交的报告认为，当前的水源在数量和质量上足以满足未来的需要，伦敦郡议会购买私人供水公司的提议再次被否决。不久，东伦敦供水公司请求扩大蓄水池容量，也遭到伦敦郡议会的拒绝。③

1894—1895 年之交，天气寒冷，供水公司的主管道结冰，不少管道冻裂，一度造成供水中断。1895 年夏，天气干旱，河水水位下降，苏斯沃克和沃豪尔公司以及兰巴斯公司出现无水可供的局面。东伦敦供水公司在 1895 年夏和 1896 年管道维修期间进行间断供水，但居民已经习惯连续供水，并没有储水容器，结果无水可用，抱怨连连。1896、1898 年又是大旱年，其中 1898 年是 19 世纪最严重的干旱，泰晤士河和里河的水位迅速下降④，严重的水荒使几家供水公司间断供水或者无水可供。伦敦郡议会对供水公司的做法强烈不满，从而为结束私人供水提供了条件。

英国其他城镇纷纷实行市政供水也推动了伦敦供水管理改革。1866—1895 年间，英国的 265 个城镇中有 176 个实现了市政供水，市政供水比例已经从 40.8% 上升到 80.2%。⑤ 与私人供水公司一味追求利润、置用户安

---

① 陆伟芳：《"首都公共事务委员会"与伦敦城市管理的现代化》，载《史学月刊》，2010（5），72 页。

②③ Nicola Tynan, "Nineteenth Century London Water Supply: Processes of Innovation and Improvement," *The Review of Austrian Economics*, Vol. 26, No. 1, 2013, p. 88.

④ John Glasspoole, "Rainfall over the British Isles, 1870-1939," *Quarterly Journal of Meteorological Society*, Vol. 67, 1941, pp. 5-9.

⑤ J. A. Hassan, "The Growth and Impact of the British Water Industry in the Nineteenth Century," *Economic History Review*, Vol. 38, No. 4, 1985, p. 535.

危于不顾不同，市政供水以提供优质安全的供水为目标，并积极研究新方法。从 1897 年起，英国开始在工业用水中用氯净化取代沙过滤，水质得到更科学有效的过滤，但伦敦除外。1904 年，负责伦敦供水事务的大都市水务局（Metropolitan Water Board）以 4 000 万英镑的价格买下 8 家供水公司，开始市政管理供水事务。1920 年氯净化应用到伦敦居民用水中，妥善解决了安全供水问题[①]，展现出市政管理比私人企业在组织供水方面的优势。

表 4-3	市政供水城镇数量	单位：个

1845 年之前	10	1876—1885 年	68
1846—1855 年	29	1886—1895 年	42
1856—1865 年	22	1896—1905 年	69
1866—1875 年	66	1906—1914 年	20

资料来源：M. Falkus, "The Development of Municipal Trading in the Nineteenth Century," *Business History*, XIX, 1977, p. 152.

改善供水质量是出于中产阶级生活便利的要求而不是霍乱预防的需要[②]，但在事实上有助于预防霍乱。1889 年，伦敦污染泰晤士河的下水道关门，大都市工程委员会完成了它的使命，伦敦人也结束了霍乱阴影下的生活。[③] 安全优质的供水和科学的下水道排水双管齐下，使英国人既能饮用安全卫生的水，也避免了河流大范围污染，标本兼治，消除了霍乱滋生的土壤，一举三得。

二、英国霍乱尾声

1866 年后，随着河流污染治理和供水改革的不断进展，水源和供水对霍乱的影响也逐渐减弱，霍乱在英国仅零星出现，病例不多，基本上没有造成影响。约翰·西蒙记录了 1872 年霍乱的患病数量：伦敦 3 例，利物浦 2 例，南汉普顿 1 例，斯旺西至多 1 例。[④]19 世纪欧洲最后一次严重的霍乱出现在 1892 年春，巴黎和俄国成为中心，随后从这两个中心向全

---

① ［英］克拉潘：《现代英国经济史》（下卷），538 页。

② Christopher Hamlin, *Cholera: The Biography*, p. 12.

③ Stephen Halliday, *The Great Stink of London: Sir Joseph Bazalgette and the Cleansing of the Victorian Capital*, p. 86.

④ Anne Hardy, "Cholera, Quarantine and the English Preventive System, 1850 – 1895," *Medical History*, Vol. 37, 1993, p. 261.

欧洲传播，汉堡在 8 月中旬到 9 月中旬的一个月内出现 16 956 起病例，其中 8 605 人死亡。英国在 8 月 25 日至 10 月 18 日之间出现 19 起病例，只出现在港口，没有传播到内地。[①]

1892 年枢密院医学部对港口和海岸卫生状况进行了一次随机调查，60 个港口中只有 1/3 配备令人满意和有效的卫生机构，但 55 个港口的医学设施都令人满意，伦敦、布里斯托尔等地的医学设备完善，卫生医官也尽职尽责。[②] 此时英国在城市卫生、住房、供水、河流等方面也都得到明显的改善，在医学监督、社会改造、环境治理诸方面有效遏制了霍乱的频发。当欧洲大陆再次遭受霍乱肆虐之苦时，英国基本上免于此难。

---

① Anne Hardy, "Cholera, Quarantine and the English Preventive System, 1850-1895," *Medical History*, Vol. 37, 1993, p. 262.

② Ibid., p. 263.

结语：霍乱防治之影响与启迪

1831—1866 年间，英国先后出现四次霍乱。探究 19 世纪英国霍乱防治历程，不仅仅是追溯霍乱在时空上的传播史，也是探究英国社会改造的公共卫生史，更是一部浓缩的疾病与人、环境的相互作用史。英国人对霍乱的认识经历了从单纯疾病到"社会病""环境病"的发展演变，其应对措施也经历了从沿袭传统的隔离措施到治理"社会病"进而重视环境污染治理的变迁，展现出霍乱防治的多面性、曲折性和复杂性。就英国的霍乱防治来说，以研究支撑的公共卫生防控合理化、富有弹性的国家干预卫生体制和法律保障下的应对方式程序化，是英国霍乱防治的主要经验。① 霍乱不但对 19 世纪的英国社会产生多方面的影响，也为人们探讨疾病与环境的关系留下省思与启迪之处。

一、霍乱对英国及世界的影响

霍乱对英国的立法、行政、医学乃至国际合作等方面产生了重大影响，具体表现在以下几个方面。

（一）出台相关法律

在防治霍乱的过程中，英国议会适时出台相关立法。《垃圾清理法》、《垃圾清理和疾病预防法》、1848 年《公共卫生法》、1866 年《公共卫生法》、1875 年《大公共卫生法》、《大都市城区管理法》、《地方政府法》、《城镇改善条例》、《普通住房法》、《大都市建筑法》、《大都市地方管理法》、《工人住房法》、《大都市水法》、《鲑鱼法》、《伦敦水法》、《河流污染防治法》等十几部法规先后出台，涵盖疾病预防、公共卫生、市政职能、下水道改造、住房改革、河流污染治理、供水标准和监督等方面。这些法

---

① 李化成：《19 世纪英国霍乱防治的经验与启示》，载《光明日报》（理论版），2015-03-28。

规不但丰富、完善了英国原有的法律体系，也扩大了其立法范围，将城市改造、污水处理、供水等事务纳入法制轨道，为随后的相关措施提供了法律依据。甚至有学者认为"是议会的立法力量，而不是政府的行政力量在治理环境污染方面起到了决定性的作用"①。可见，在霍乱肆虐面前，英国议会将此问题纳入法律体制内解决，不但负起其既有的立法责任，还承担相应的社会公共责任，在环境治理方面发挥立法导向作用。

（二）增强中央和地方的行政管理职能

霍乱肆虐不但推动了议会的相关立法，也加快了中央和地方管理观念的转变，成为开启政府公共卫生职能的转折点，使其不断加强对社会事务的合理干预和管理，以协调经济发展与社会进步之关系。② "英国的卫生防御齐头并进，有远见的中央医疗机构的政策得到地方预防机构的热情支持，在控制霍乱中起到重要的作用。"③

英国政府向来崇尚自由放任的管理模式，地方自治传统浓厚，中央权力较弱。而在应对霍乱的过程中，英国原有的政府组织机构的缺陷日益明显，需要扩大国家的行政干预职能。约翰·拉斯金认为国家的首要责任是"了解每个本地出生的儿童，让他们都住得舒适、穿得暖和、吃得营养以及接受足够的教育，直到他们成年具有判断能力为止"，为此"政府必须具备统治人们的权威，而这权威如此之大，是我们现在想都想不到的"④。从某种意义上说，霍乱的频繁出现使霍乱防治从危机应对变成了常规措施，从强制行为变成了自觉行为，从法律问题变成了道德问题和政治问题。⑤ 这就要求政府采取必要的措施予以应对和防范，促使中央逐渐扩大它的行政权限，推动政府的行政方针从自由放任向国家干预转变，甚至在一定程度上干预传统上属于地方的职权。

为应对霍乱，英国政府制定统一的霍乱预防政策，成立卫生总会全权负责霍乱的预防事宜，委派卫生医官直接赴各地调查，加强对地方的监督和检查，有意识地干预地方事务。在化粪池处理、下水道污水排放、住房改革、供水改善、河流污染治理等诸多方面，国家把相关立法推行到各

---

① 李宏图：《英国工业革命时期的环境污染和治理》，载《探索与争鸣》，2009（2），63 页。
② 李化成：《19 世纪英国霍乱防治的经验与启示》，载《光明日报》（理论版），2015-03-28。
③ Anne Hardy，"Cholera，Quarantine and the English Preventive System，1850-1895，" *Medical History*，Vol. 37，1993，p. 268.
④ ［英］保罗·巴克主编：《福利国家的创建者：十六位英国社会改革先驱的故事》，9 页。
⑤ 李化成：《19 世纪英国霍乱防治的经验与启示》，载《光明日报》（理论版），2015-03-28。

地，乃至强制要求地方执行，国家干预的广度和深度不断加强。在霍乱威胁面前，国家有义务有责任为公民提供公共卫生状况良好、下水道排放合理、供水充足、河流清澈的生活环境，并有意识地消除各地在执行相关立法方面的差异。1848 年《公共卫生法》仅在人口密集的大城镇推行，1875 年《大公共卫生法》则全国通行，不论人口多寡，城镇还是农村，并设立专门机构负责。

公共卫生事务不仅法制化、习惯化，并最终变成一种社会风气。在后来的数次立法和改制中，地方政府对公共卫生的作为变成了一种强制性的责任。为了更好地协调中央与地方的关系，1871 年议会设立了一个新的中央政府部门——地方事务部，开始了中央政府部门对地方政府的统一协调过程，原本隶属枢密院的医务部被归入这个新部门。1872 年英国设立内政部，负责国内事务，处理法律、治安、移民、社区、种族关系、广播和政治选举等事宜，以加强中央对地方的指导和监督。中央对地方的资金投入也逐年增多，1871 年为 267 562 英镑，1873 年为 980 153 英镑，1875 年是 1 973 105 英镑，1877 年达到 4 380 369 英镑。① 这一系列的机构调整和资金投入不但极大地影响了各级政府的行政管理模式，保证了相关改革的顺利进行，还打破了中央和地方的固有藩篱，为加强二者的协调与合作创造了机会。

就霍乱防治、社会改革、环境治理等问题而言，中央的全局统筹，地方的配合与支持，缺一不可，即"中央调度，地方行动"。中央从全局出发，整合支离破碎的管理机构，建立统一调度的地方管理机构，进行跨地域的协调干预和协同合作，统一步调，一致行动，避免地方扯皮和相互推诿，提高行政效能。例如，新设立的泰晤士河管理委员会全权负责泰晤士河的管理，解决了原来政出多门、莫衷一是的弊病，并采取有效的协调机制，较好地处理了泰晤士河流经各地的矛盾与争端，加强了政府各部门、各地方政府之间的协作，并为其他行业和部门的地方合作积累了经验。1880 年代以来市政管理的供水公司，打破了个人私有的藩篱，探索了市营公用事业的必要性、可行性和现实性。20 世纪初，当伦敦的私人供水公司被市政接管时，伦敦的水质和数量得到保障并不断改善，伦敦人在事实面前承认市政管理供水事务是比私营更好的一种供水方式②，展现出强

---

① Anthony S. Wohl, *Endangered Lives: Public Health in Victorian Britain*, p. 62.

② J. A. Hassan, "The Growth and Impact of the British Water Industry in the Nineteenth Century," *Economic History Review*, Vol. 38, No. 4, 1985, p. 544.

大的优越性，安全供水问题基本妥善地得到解决①。

国家和地方行政职能的扩大也对主要政党提出了新要求。为了应对疾病、社会改革等问题，保守党和自由党都把积极管理社会事务纳入执政纲领。1872 年迪斯雷利在"水晶宫演说"中主张保守党要积极参与社会事务改革。它不但是保守党的施政纲领，更体现出保守党已意识到执政党应该具备管理社会事务的职能。1880 年原本不热衷社会事务的自由党上台后，也开始加强政府的社会管理职能，推动相关立法和行政措施的出台。

（三）推动国家医学和预防医学的发展

医疗史家不但关注维多利亚时期科学医学的出现，还关注其在哲学、病理学和细菌学等领域的医学实践，尤其体现在科学和医学之间的关系上。② 疾病的发展史其实是人类与疾病斗争的历史，也是医学技术不断取得进步的历史。③ "在很多人眼里，19 世纪和科学是'进步'的同义语"④，在应对霍乱的过程中，英国人的医学认知发生变化，19 世纪中期认为环境肮脏导致疾病，1870 年代开始从医学角度尝试疾病的预防和治疗，预防医学观念逐渐形成。

作为维多利亚时期倡导国家扶植公共卫生系统的主要发起人，约翰·西蒙在 1881 年的伦敦国际医学大会（International Medical Congress）上强调国家医学对于医学科学的成熟至关重要，主张营造科学、社会与国家之间的和谐关系⑤，但是国家医学此时仍处于萌芽阶段，到 19 世纪末才初露端倪。

在寻找霍乱的病因和药方的过程中，英国的预防医学和传染病学都有了突破性的发展，从医人数增多，医院的设备和技术取得较大改进。霍乱肆虐时期，各地市政机构支持卫生开支，并积极创办医院，培养相关医护人员。霍乱的发生使英国政府于 1848 年设立卫生总会，颁布一些预防疾病的法令，改造城市公共卫生，公共卫生学也被纳入医学课程。⑥ 1850 年

---

① ［英］克拉潘：《现代英国经济史》（下卷），538 页。

② Jacob Steere-Williams, *The Perfect Food and Filth Disease：Milk，Typhoid Fever，and the Science of State Medicine in Victorian Britain，1850−1900*，Ph. D. University of Minnesota，2011，p. 3.

③ 马金生：《一部疾病医疗社会史的力作——评〈疾病改变历史〉》，载《史学理论研究》，2005（4），149 页。

④ John Harley Warner, "The History of Science and the Sciences of Medicine," *Osiris*, Vol. 10, 1985, pp. 164−193.

⑤ Aileen Fyfe & Bernard Lightman, eds. *Science in the Marketplace：Nineteenth-Century Sites and Experiences*，Chicago：University of Chicago Press，2007.

⑥ S. E. Finer, *The Life and Times of Sir Edwin Chadwick*, p. 510.

10 月，英国的医务人员成立传染病协会，并创办刊物，刊登传染病协会的文章摘要或由通讯员送交的记录。协会明确其宗旨："以预防为原则，目标广泛，七项要求是世界的共有财产，即空气清新、饮食合理、性情调整、体育锻炼、清洁、心理教育、品德优良。"① 也正是霍乱和其他传染病的肆虐使南丁格尔意识到医学护理的重要性，于 1860 年代创办护士学校，使护理学发展为一门科学。

随着卫生、住房、供水等方面的改善以及预防医学的发展，英国的传染病发病率大幅下降，人口死亡率也锐减。英格兰和威尔士的死亡率在 1850 年代是 22.2‰，1880 年代则下降到 19.1‰。威廉·法尔在 1854 年所抱的那个不太过分的奢望，即 20‰的城市死亡率，已经基本达到。1888 年伦敦死亡率第一次降到 20‰以下，1899 年以后再没有超过这一比率，其中 1903—1907 年死亡率降至 15.8‰。②

(四) 促进国际医疗卫生合作

19 世纪之前霍乱仅存在于印度和周边地区，19 世纪之后横扫全球，这是大规模人口迁移、交通运输发展和殖民扩张不可避免的产物。③ 可以说，蒸汽机和苏伊士运河使霍乱成为一项国际事务，"欧洲大陆的传染病趋势实际上也是英国的趋势"④。当霍乱从印度由东向西传播时，为了防止霍乱从其他国家传入，欧洲国家大多采用隔离措施。由于各国的隔离举措不统一以及程序繁复，有学者把当时的隔离规则和实践描述为"令人愤怒，有意设置障碍而近乎残暴的"⑤ 措施。国际社会对于隔离能否有效控制传染病的扩散存在争议，但普遍认为强制性的隔离阻碍了国际贸易和国际旅行。⑥

霍乱的国际化使应对霍乱成为各国医疗合作的共同话题之一。霍乱第二次横行欧洲各国期间，法国、奥地利和土耳其决定召开相关会议，商讨如何应对霍乱，减少隔离给各国的国际贸易和交流造成的不利影响，加强

---

① Peter Vinten-Johansen, *Cholera*, *Chloroform and the Science of Medicine*: *A Life of John Snow*, p. 239.

② [英] 克拉潘：《现代英国经济史》（下卷），549 页。

③ Mary Wilson Carpenter, *Health*, *Medicine and Society in Victorian England*, p. 7.

④ Anne Hardy, "Cholera, Quarantine and the English Preventive System, 1850 – 1895," *Medical History*, Vol. 37, 1993, p. 256.

⑤ David P. Fidler, *International Law and Infectious Diseases*, Oxford: Clarenden Press, 1999, p. 35.

⑥ Christopher Hamlin, *Cholera*: *The Biography*, p. 133.

各国在传染病的预防和治疗等方面的合作。1851 年 7 月 23 日，第一届国际卫生大会（International Sanitary Conference）在法国巴黎召开，出席这次会议的各国代表就瘟疫、霍乱和黄热病的隔离措施等展开商讨，制定了世界上第一个地区性的《国际卫生公约》。该公约共 137 条，旨在协调各国在传染病隔离、预防等方面采取一致措施，进而建立一种国际认同。西班牙代表还提议创建一个国际机构来解决由隔离所引起的争端，因没有得到多数国家的同意而未获通过，但遇有重大传染病及时商讨的做法被保留下来。它开启了一系列类似会议的先河，众多这样的会议皆以贸易、隔离和国际海运等论题为基础。此外，传染病监控也是此次会议讨论的主题之一，与会代表试图制定一个全球监控网络规则。此后，制定国际监控系统一直是国际卫生会议的重要内容。协调隔离与国际监控存在一种相互依存的关系。因为有效隔离的一个先决条件，就是在传染病发生的通报上建立一个高效的和普遍性的国际管理体制，否则，各国就会盲目地、武断地进行隔离。

1892 年以前，国际卫生大会的决议对各国没有约束力，此后也没有要求各国强制执行。[①] 欧洲大多数国家继续把隔离作为预防霍乱传染的首选，但是英国坚决反对限制自由贸易。在 1866 年土耳其君士坦丁堡会议和 1874 年维也纳会议上，针对第四次霍乱大流行，大会重点强调防止霍乱国际间传播的措施，并建立国际流行病委员会作为常设性国际组织，作为国际卫生合作的中心。这个组织在推动统一隔离、协调监控和资助急需援助的国家等方面做了大量工作，深刻影响了国际传染病体制的发展。在此期间，即 1867 年 8 月，欧洲各国在德国的魏玛举行了一次霍乱国际医学会议，主要讨论霍乱暴发的原因，交流各国医生治疗霍乱的一些成功或不成功的经验，讨论霍乱病菌。有医生发现霍乱病人肠子内的黏液中有一种类似细胞的东西繁殖得很快，这是发现霍乱弧菌的前兆。[②]

随后，国际间的医疗合作逐渐加强，不但多次召开国际卫生会议，还制定国际卫生公约，建立国际卫生组织。1892 年的《国际卫生条例》（*International Sanitary Bill*）是国际社会的首部正式卫生公约，霍乱与黄热病、鼠疫一道成为第一批被纳入国际监控体制的传染病。1903 年，

① Christopher Hamlin, *Cholera: The Biography*, p. 133.
② 柳润涛：《约翰•西蒙与 19 世纪中后期的英国公共卫生改革》，南京大学 2013 届历史学硕士学位论文，44 页。

《国际卫生条例》强化了在 1893 年和 1897 年条约中所规定的通报义务，要求每一个缔约国有义务把首次出现的并经确证的瘟疫或霍乱病例第一时间通报给其他缔约国。1905 年的美洲国家间卫生公约就瘟疫、霍乱和黄热病规定了同样的通报义务。这段时期，最广泛的通报义务见之于 1924 年的《泛美卫生公约》（*Pan-American Sanitary Act*）。该公约除了要求立即通报瘟疫、霍乱、黄热病、天花、斑疹、伤寒和其他易于传染的疾病外，还规定对 10 种疾病每两周通报一次。此后，随着常设性的国际卫生组织的建立，国际监控体制有了进一步的发展。逐渐成熟的国际范围内的传染病预防与监控体制在 20 世纪应对霍乱期间起到了重要作用。20 世纪虽然出现 3 次世界性霍乱，却没有产生 19 世纪那样严重的后果。相关的国际组织也逐渐发展，1902 年的泛美卫生局（Pan-American Sanitary Bureau，缩写为 PASB）、1907 年的国际公共卫生局（Organization of International Health Public，缩写为 OIHP）、1923 年的国际联盟卫生组织（Health Organization of League of Nations，缩写为 HOLN）和 1924 年的国际传染病办公室（Organization of International Epidemic，缩写为 OIE），这些卫生机构在 1948 年 6 月统一为世界卫生组织（WHO），至今仍在发挥重要作用。

英国在 1866 年后成功避免了霍乱，起初并没有引起其他国家的关注，随后才逐渐显现其优势。在 1892 年的威尼斯大会和 1893 年的德累斯顿大会上，英国霍乱防治体系的价值被承认，它的方法也被接纳为国际预防措施的基础。[①]

（五）增强卫生观念，催生环境保护意识

卫生和清洁在 18 世纪和 19 世纪初被看作个人事务，霍乱的一次次肆虐使英国人在 1830 年代后期和 1840 年代开始关注个人卫生和公共卫生，进而关注日常用水和水源状况。此后，公共卫生观念在更广泛或现代意义上开始传播，并且在公共道德上获得更广泛的关注。霍乱的传播方式使英国人意识到疾病的发生与糟糕的环境有着密切关联，清澈的河流、甘甜的饮用水一旦被污染就有可能成为恶臭的河流、杀人的毒水，因此更加关注日常用水的水质。泰晤士河的变迁、日常用水的演变就是最典型的例子。

泰晤士河曾被誉为"世界上最优美的河流"，由泉水滋养，河水明亮

---

① Anne Hardy, "Cholera, Quarantine and the English Preventive System, 1850 – 1895," *Medical History*，Vol. 37, 1993, p. 251.

清澈，清风徐来，碧波荡漾；泛舟河上，美不胜收；沿河漫步，心旷神怡。河畔的里奇蒙德的繁荣部分来自河岸美景，向来是王室、贵族以及有钱的伦敦商人青睐的避暑胜地，远足、钓鱼、划船、沐浴，享受休闲的乐趣。它不但是游人流连忘返的旅游胜地，还是文人骚客吟诵赞叹的对象。然而，严重的污染使这条高贵的河流沦为臭水沟，臭气熏天，河畔的旅游业也因此黯然衰落。汽船旅游不再经过英国皇家植物园以远，一个船夫解释说，顾客抱怨水的气味太难闻了①，达官贵人们不得不另觅他处。英国人意识到，美不胜收的景致是大自然的恩赐，需要人们的呵护，一旦被破坏，会威胁到自身的生命安全，制定相关立法、积极治理也就在情理之中了。

　　河流的污染也引发英国人对河水状况的担忧和关注。英国人的日常用水无论是直接取自河流还是来自供水公司，其水源主要是河水。正是在对河流污染的关注以及在寻找并证实霍乱传播方式的过程中，英国人对水务问题的关注逐渐上升。可以说，摸索霍乱防治的过程，也是英国人对霍乱与水污染、水务重要关系逐渐清晰和明确的过程。公共卫生运动期间及其后，英国各地重视城市排水和下水道改造，将下水道的排水口和供水公司的取水口以及居民的取水地分开，并对供水公司的水质、取水口、水过滤等事务进行规范，使水务不仅被纳入中央和地方的管理范畴，也成为关乎居民健康和生命的重要课题，"水是生命之源、水是健康之根"的观念日渐深入人心。到 1880 年代中期，随着各地的供水公司不断被市政接管，实行连续供水并加强对水质的监督和检查，日常用水的质量和供应逐渐得到改善，许多地方的供水"既充沛又清澈——城市往往比乡间更充沛，更清澈"②。

　　随着对水污染的逐渐了解，英国民众的水污染分析和辨别能力提升，逐渐萌生水体保护意识乃至环境保护观念。19 世纪中期，关于如何识别污染，英国人还没有达成一致意见：一般认为饮用肮脏的水对健康有害，纯净的河流和人类的垃圾在自然界都有各自恰当有序的位置。1850 年代和 1860 年代期间，疾病的细菌或者"毒害"理论盛行，英国人对污染的认识又有所加深：污染的河流不仅不卫生，从环境上和经济上也令人无法

---

① *Parliament Paper* XXXIII（1866），First（Thames），Vol. II，p. 204，转引自 Lawrence E. Breeze，*The British Experience with River Pollution*，1865–1876，p. 43。

② ［英］克拉潘：《现代英国经济史》（下卷），551 页。

忍受。何种程度的污染会超出容忍的程度，如何科学地控制和治理环境恶化，成为 1840—1900 年间英国人开始关注并认真思考的问题。① 英国人逐渐意识到，他们不仅仅是环境污染的受害者，也是环境污染的制造者，更是环境污染的治理者。1858 年泰晤士河"大恶臭"暴发的根本原因，就是城镇化的发展和人口增加产生的大量垃圾严重污染泰晤士河，其结果极大地危害了英国人的身心安全，也正是英国人不懈的治理，泰晤士河的状况才逐渐改善。

在感受河流变迁的过程中，英国人逐渐形成一种独具特色的"环境"思考模式，萌生了环境保护意识，开始有意识地进行水污染的治理与保护，既防止了类似疾病的发生，又维护了自然之美好本色。

二、霍乱防治之启迪

自 1831 年霍乱出现在英国以来，英国人就开始了霍乱的应对、预防、治疗历程。从最初的隔离和封锁到五花八门的药方，从改善城市的公共卫生到住房改革，从找到霍乱的传播方式到发现供水污染和河流污染，从河流污染的争论到防治河流污染，从供水公司私营到市政接管供水事务，霍乱既是这些问题的揭露者，又是推动相应改革的催化剂。霍乱防治的效果需要从短期效果和长远考量进行衡量，需要根据特定历史背景进行历史的、辩证的评价，从这个角度来看，英国的霍乱防治为今人留下有价值的经验教训和启迪。

首先，促使我们反思经济发展、疾病频发与社会治理、环境保护的相互影响和相互制衡关系。霍乱防治所反映的，不单单是一个传染病防治问题，更折射出经济发展所带来的社会问题，尤其是不容忽视的环境问题，可以说是人—疾病—环境三者相互影响关系的一个缩影。霍乱暴发、城市肮脏、住房拥挤、供水糟糕以及河流污染，都与工业革命这个时代大背景密切相关。

1831—1866 年正值英国经济发展、社会根本转型并最终进入城市—工业社会的重要关头。工业革命带给英国的不仅有大英帝国的辉煌与荣耀，也有城市肮脏、供水不足、河流污染等负面影响。霍乱不单纯是一个医学难题，更是一种社会疾病、环境杀手，把工业革命的副产品赤裸裸地

---

① Bill Luckin, *Pollution and Control: A Social History of the Thames in the 19th Century*, pp. 179-180.

呈现在世人面前。可以说，工业革命是英国经济发展、社会面貌改观的推动力，在一定程度上也成为霍乱频发的助力器和环境污染的加速器，霍乱防治则是人与自然关系的一个缩影。这就要求我们清醒认识经济发展的积极作用与负面效果，正确看待经济发展与社会改造、环境治理的相互影响关系，发展经济、追求利润及改善生活不能以牺牲环境和生命为代价。

其次，霍乱防治与环境污染治理是一个不断摸索、逐步治理的过程。英国的霍乱防治经历了沿用传统的隔离到治理"社会病"，进而治理"环境病"的发展历程，与之相对应，英国人的环境污染治理意识也经历了从忽视到关注、从博弈到治理的发展演变，公共卫生改革、住房改革、河流净化、供水改革和环境保护意识等都是其必不可少的手段和结果。环境治理的历史也就是那些能够认识到和深受环境污染之害的社会大众斗争的历史①，在约翰・斯诺指出霍乱与饮用水之间的关系之前，英国人已经注意到河流的污染，可是在很长时间内，不管是英国中央政府还是相关利益集团都没有意识到其潜在危害，使霍乱多次得逞，众多无辜人口丧命。污染的河流借助霍乱向英国人进行报复，尝到苦头的英国人才幡然醒悟，决心治理污染问题。从纵向发展的角度看，这是一个逐渐加深认识、逐步调整政策的过程，符合历史发展的逻辑和规律。

再次，环境污染治理是一个复杂的系统工程，需要辩证分析、评价其复杂性和曲折性，这就需要统筹兼顾各方利益，谋求利益的最大化。为防治霍乱所进行的每一次社会改革，如公共卫生运动、住房改革、下水道改造、河流污染治理、供水改革等，无不引起各方的博弈。围绕是否需要改革、如何改革这个核心课题，引发国家干预与地方自治的治理理念之争、不同地区和利益集团的利益较量以及化学家和医学界的科学辩论。在改革势在必行的情况下，如何改革事关改革的成败和未来的发展方向。英国人发扬其传统的渐变改革特色，牵涉其中的各方在相互争论中权衡得失，在公利与私利之间博弈，在坚持与反思中相互妥协，进而达成共识，既不盲目冒进，也未止步不前，最终形成兼顾各方之利益的决策，实现社会各方的共赢和权责的合理分配，再次彰显妥协中稳步前进的渐变色彩和高度的政治协商智慧，使英国的霍乱防治成效显著。可以说，英国的霍乱防治是政府重视、地方合作、社会支持、观念更新、技术进步等多方协作与共同努力的结果，是英国延续传统与稳步前进的有机结合。

---

① 李宏图：《英国工业革命时期的环境污染和治理》，载《探索与争鸣》，2009（2），64 页。

　　最后，时至今日，英国的霍乱防治仍有其现实启发意义。当前人们已经找到霍乱传播的途径以及霍乱传染的病原菌，并研制出霍乱疫苗，但是并未消除霍乱。1991—1992 年，霍乱第七次肆虐全球各地，主要出现在亚非较为贫穷的国家和片面追求经济发展速度而忽视环境保护的国家。这使霍乱的身影仍不时出现在我们的视野中，成为影响很多国家经济发展和社会稳定的一个阻力。英国的霍乱防治历程不但有助于我们辩证看待传染病"防"与"治"、"得"与"失"、医学与社会、经济发展与环境恶化之间的矛盾与统一，还启发我们要辩证认识和理解人与自然的互动关系，推动人与自然的和谐发展。

参考文献

一、原始资料

Chadwick，Edwin. Report on The Sanitary Condition of the Labouring Population of Great Britain. Flinn，M. W. ，ed. Edinburgh：Edinburgh University Press，1965.

Chitty，Joseph. Chitty's Statutes of Practical Utility：Vol. XI，Vol. XII. London：Sweet and Maxwell，1912.

Chitty，Joseph. Chitty's Statutes of Practical Utility：Vol. XV. London：Sweet & Maxwell，1913.

Creighton，Charles. A History of Epidemics in Britain：Vol. 2. Cambridge：Cambridge University Press，1894.

Douglas，David C. English Historical Documents：Vol. 9，Vol. 10，London：Routledge，1996.

Gladstone，David. Edwin Chadwick：Nineteenth-Century Social Reform：V. 1—V. 5. London：Routledge / Thoemmes，1997.

Kay-Shuttleworth，James Phillips. The Moral and Physical Condition of the Working Classes Employed in the Cotton Manufacture in Manchester. Hampshire：Palgrave Macmillan，2003.

Krech Ⅲ，Shepard & McNeill，J. R. & Merchant，Carolyn . Encyclopedia of World Environmental History. New York：Routledge，2003.

Mitchell，B. R. Abstract of British Historical Statistics. Cambridge：Cambridge University Press，1962.

Snow，John. On the Mode of Communication of Cholera. London：John Churchill，1855.

二、专著

（一）英文专著

Archer, John E. Social Unrest and Popular Protest in England, 1780 – 1840. Cambridge: Cambridge University Press, 2000.

Arnold, A. J. Iron Shipbuilding on the Thames, 1832–1915: An Economic and Business History. Burlington: Aldershot, 2000.

Arnold, Dana. Re-Presenting the Metropolis: Architecture Urban Experience and Social Life in London, 1800 – 1840. Cambridge: Cambridge University Press, 2000.

Altick, Richard D. Punch: The Lively Youth of a British Institution, 1841–1851. Columbus: Ohio State UP, 1997.

Avery, John G. The Cholera Years: An Account of the Cholera Outbreaks in Our Ports, Towns and Villages. Southampton: Beech Books, 2001.

Bailey, John. Manchester: An Architectural History. Manchester: Manchester University Press, 2000.

Baldwin, Peter. Contagion and the State in Europe, 1830–1930. New York: Cambridge University Press, 1999.

Barker, Hannah. Newspapers, Politics and English Society, 1695–1855. Essex: Harlow, 2000.

Barton, Nicholas. The Lost Rivers of London. London: Historical, 2005.

Bashford, Wison. Purity and Pollution: Gender, Embodiment and Victorian Medicine. London: the Macmillan Press, 1998.

Bilsky, Lester J. Historical Ecology: Essays on Environment and Social Change. New York: National University Publications Kennikat Press, 1980.

Black, Jeremy & MacRaild, Donald M. The Nineteenth Century Britain. Hampshire: Basingstoke, 2003.

Blake, Robert. The Conservative Party from Peel to Thatcher. London: Fontana Press, Rev Ed, 1985.

Blaug, Ark. George Scrope, Thomas Attwood, Edwin Chadwick, John Cairnes. Cambridge: Edward Elgar Publishing Ltd. , 1991.

Bollet, Alfred J. Plague & Poxes: the Impact of Human History on Epidemic Disease. New York: Demos, 2004.

Breeze, Lawrence E. The British Experience with River Pollution,

1865-1876. New York: Peter Lang Publishing, 1993.

Briggs, Charles & Clara Mantini-Briggs. Stories in the Time of Cholera: Racial Profiling during a Medical Nightmare. Berkeley and Los Angeles: University of California Press, 2004.

Briggs, Susan & Asa Briggs. Cap and Bell: Punch's Chronicle of English History in the Making 1841-1861. London: MacDonald, 1972.

Brimblecombe, Peter. The Big Smoke: A History of Air Pollution in London since Medieval Times. Cambridge: Cambridge University Press, 1987.

Briggs, Asa. Victorian Cities. Berkeley: University of California Press, 1993.

Brockington, C. Fraser. Public Health in the Nineteenth Century. London: E & S. Livingtone. Ltd. , 1965.

Brundage, Anthony. England's "Prussian Minister": Edwin Chadwick and the Politics of Government Growth, 1832-1854. Pennsylvania: Pennsylvania State University Press, 1988.

Burnett, John. A Social History of Housing, 1815 - 1985. second edition. London and New York: Methuen, 1986.

Burnett, John. Plenty and Want: A Social History of Food in England from 1815 to the Present Day. London and New York: Routledge, 1989.

Busvine, James. Insects, Hygiene and History. London: Athlone Press, 1976.

Bynum, W. F. Science and the Practice of Medicine in the Nineteenth Century. Cambridge: Cambridge University Press, 1994.

Cannadine, David and David Reeder. Exploring the Urban Past: Essays in Urban History. Cambridge: Cambridge University Press, 1982.

Canning, John. The Illustrated Mayhew's London: The Classic Account of London Street Life and Characters in the Time of Charles Dickens and Queen Victoria. London: Weidenfeld & Nicolson, 1986.

Checkland, Sydney. British Public Policy, 1776-1939: An Economic, Social and Political Perspective. Cambridge: Cambridge University Press, 1983.

Clapp, B. W. An Environmental History of Britain since the Industrial Revolution. London and New York: Longman, 1994.

Clark, Clare. The Great Stink: A Novel of Corruption and Beneath the Streets of Victorian London. London: Viking, 2005.

Clark, Peter. The Cambridge Urban History of Britain. Oxford: Oxford University Press, 2000.

Clark, Peter & Paul Slack. English Towns in Transition. Oxford: Oxford University Press, 1976.

Clifford, F. A History of Private Bill Legislation. London: Butterworths. Vol. I , 1885, 1st edition; 1968, 2nd edition.

Clifton, Gloria C. Professionalism, Patronage and Public Service in Victorian London: The Staff of the Metropolitan Broad of Works, 1858－1889. London: Athlone Press, 1992.

Coates, Peter. Nature: Western Attitudes Since Ancient Times. London: Polity Press, 1998.

Croad, Stephen. Liquid History: The Thames through Time. London: Batsford, 2003.

Crook, Tom. Governing Systems: Modernity and the Making of Public Health in England, 1830 － 1910, Berkeley: University of California Press, 2016.

Daunton, Martin. House and Home in the Victorian City. London: Edward Arnold, 1983.

Daunton, M. J. Progress and Poverty: An Economic and Social History of Britain . Oxford: Oxford University Press, 1995.

Daunton, Martin. The Cambridge Urban History of Britain, Vol. Ⅲ , 1840－1950. Cambridge: Cambridge University Press, 2000.

De, S. N. Cholera: Its Pathology and Pathogenesis. London: Oliver and Boyd, 1961.

Dean, Phyllis & Cole, A. W. British Economic Growth, 1688－1959: Trends and Structure. Cambridge: Cambridge University Press, 1964.

Dennis, Richard. English Industrial Cities of the Nineteenth Century: A Social Geography, Cambridge: Cambridge University Press, 1984.

Dickinson, H. W. Water Supply of Greater London. Leamington Spa: Courier, 1954.

Dobson, Mary. Disease: The Extraordinary Stories Behind History's Deadliest Killers. London: Quercus, 2007.

Driver, F. Power and Pauperism: the Workhouse System, 1834 －

1884. Cambridge: Cambridge University Press, 1993.

Dyos, H. J. & Wolff, M. The Victorian City: Images and Realities. London: Routledge, 1973.

Edwards, Percy J. History of Metropolitan Street Improvements 1855 - 1897. London: London County Council, 1898.

Englander, David. Poverty and Poor Law Reform in Britain: from Chadwick to Booth, 1834-1914. London & New York: Addison Wesley Longman, 1998.

Evans, R. J. Death in Hamburg: Society and Politics in the Cholera Years, 1830-1910. New York: Penguin Books, 2005.

Fenge, Jes. & Hertel, Ole. & Palmgren, Fina ed. Urban Air Pollution-European Aspects. The Netherlands: Kluwer Academic Publishers, 1998.

Fidler, David P. International Law and Infectious Diseases. Oxford: Clarenden Press, 1999.

Finer, S. E. The Life and Times of Sir Edwin Chadwick. London: Routledge Press, 1997.

Floud, R. & McCloskey, D. The Economic History of Britain since 1700. Vol. 2. Cambridge: Cambridge University Press, 1994.

Fraser, Derek. Power and Authority in the Victorian City. Oxford: Blackwell, 1979.

Fraser, Derek. The Evolution of the British Welfare State: A History of Social Policy since the Industrial Revolution. London and Basingstoke: Macmillan Press, 1973.

Frawley, Maria H. Invalidism and Identity in Nineteenth-Century Britain. Chicago: University of Chicago Press, 2004.

Garrigan, Kristine Ottesen. Victorian Scandals: Representations of Gender and Class. Athens: Ohio University Press, 1992.

Gauldie, E. Cruel Habitations: A History of Working-Class Housing, 1780-1918. London: Allen & Unwin, 1974.

Gilbert, Pamela. Cholera and Nation: Doctoring the Social Body in Victorian England. New York: State University of New York Press, 2008.

Graham-Leigh, J. London's Water Wars: The Competition for London's Water Supply in the Nineteenth Century. London: Francis Boutle, 2000.

Green, B. S. Knowing the Poor: A Case-study in Textual Reality Construction. London: Routledge, 1983.

Greeves, Ivan S. London Docks, 1800–1980: A Civil Engineering History. London: T. Telford, 1980.

Halliday, Stephen. The Great Filth: The War Against Disease in Victorian England. Stroud: Sutton, 2007.

Halliday, Stephen. The Great Stink of London: Sir Joseph Bazalgette and the Cleansing of the Victorian Capital. Stroud: Sutton Publishing Ltd. , 1999.

Hamlin, C. A Science of Impurity: Water Analysis in Nineteenth Britain. Berkeley and Los Angeles: University of California Press, 1990.

Harold, Carter & C. Roy, Lewis. An Urban Geography of England and Wales in the Nineteenth Century. London: Edward Arnold, 1990.

Harris, Jose. Private Lives, Public Spirit: Britain 1870 – 1914. New York: Penguin Books, 1994.

Hassan, John. A History of Water in Modern England and Wales. Manchester: Manchester University Press, 1998.

Hays, J. N. Epidemics and Pandemics: Their Impacts on Human History. California, Santa Barbara: ABC—CLIO, 2005.

Hamlin, Christopher. Cholera: A Biography. New York: Oxford University Press, 2009.

Hempel, Sandra. The Medical Detective: John Snow, Cholera and the Mystery of the Broad Street Pump. London: Granta, 2006.

Hempel, Sandra. The Strange Case of the Broad Street Pump: John Snow and the Mystery of Cholera. Berkeley: University of California Press, 2007.

Hennock, Peter. Fit and Proper Persons, Ideal and Reality in 19th Urban Government. London: Edward Arnold, 1973.

Higgins, Robert. The Role of the State in the Development of Town Planning in England, 1875–1907. The University of Alberta, M. A. Thesis, 1980.

Hill, C. P. British Economic and Social History, 1700–1982. London: Weidenfeld and Nicolson, 1985.

Hobsbawm, E. J. Labouring Men: Studies in the History of

Labour. London, 1964.

Hobsbawm, E . J. Worlds of Labour: Further Studies in the History of Labour. London: Weidenfeld and Nicolson, 1984.

Hoeprich, P. D. Infectious Diseases. Maryland: Harper and Row, 1977.

Hogg, A. & P. Hogg, G. Rhodes & V. Rhodes. Fit to Drink. London: Walthamstow Antiquarian Society, 1986.

Holland, Michael & Geoffrey Gill and Sean Burrell. Cholera and Conflict: 19th Century Cholera in Britain and Its Social Consequences. Leeds: Medical Museum Publishing, 2009.

Hollis, Patricia. Class and Conflict in Nineteenth-Century England, 1815-1850. London: Routledge & Kegan Paul, 1973.

Horsfall, F. L. & I. Tamm. Viral and Rickettsial Infections of Man. London: Pitman, 1965.

Hopkins, Eric. A Social History of the English Working-Class, 1815-1945. London: Edward Arnold, 1980.

Hopkins, Eric. Industrialisation and Society, 1830 - 1951: A Social History. London & New York: Routledge, 2000.

Hopkins, Eric. The Rise of the Manufacturing Town: Birmingham and the Industrial Revolution. Stroug: Sutton Pub. , 1998.

Host, J. Victorian Labour History: Experience, Identity and the Politics of Representation. London and New York: Routledge, 1998.

Howe, G. Melvyn. People, Environment, Disease and Death: A Medical Geography of Britain throughout the Ages. Cardiff: University of Wales Press, 1997.

Hunt, E. H. British Labour History, 1815-1914. London: Weidenfeld and Nicholson, 1981.

Jenner, Mark S. R. Monopoly, Markets and Public Health: Pollution and Commerce in the History of London Water, 1780 - 1830. London: Palgrave Macmillan, 2007.

Jones, Kathleen. The Making of Social Policy in Britain, 1830 - 1900. London: Continuum International Publishing Group, 1996.

Johnson, Steven. The Ghost Map: the Story of London's Most Terrifying Epidemic and How It Changed Science, Cities and the Modern

World. New York: Riverhead Books, 2006.

Jones, D. D. Edwin Chadwick and the Early Public Health Movement in England. Iowa: University of Iowa, 1929.

Jones, G. S. Outcast London. Oxford: Clarendon Press, 1971.

Jones, R. Ben. A Political, Social and Economic History of Britain, 1760-1914: The Challenge of Greatness. London, 1987.

Josephine, M. Guy. The Victorian Age: An Anthology of Sources and Documents. London & New York: Routledge, 1998.

Kellett, J. R. The Impact of Railways on Victorian Cities. London: Routledge and Kegan Paul, 1969.

Kidd, Alan. State, Society and The Poor in Nineteenth-Century England. London: Macmillan Press, 1999.

Kiple, Kenneth F. The Cambridge World History of Human Disease. New York: Cambridge University Press, 1993.

Kirzner, I. M. The Perils of Regulation: A Market-Process Approach: In Discovery and the Capitalist Process. Chicago: University of Chicago Press, 1985.

Kudlick, Catherine J. Cholera in Post-Revolutionary Paris: A Cultural History. California: University of California Press, 1996.

Lane, Christopher. Hatred and Civility: The Antisocial Live in Victorian England. New York: Columbia University Press, 2004.

Lane, Joan. A Social History of Medicine: Health, Healing and Disease in England, 1750-1950. London: Routledge, 2001.

Lane, Peter. Documents on British Economic and Social History. London: Macmillan Press, 1968.

Lawless, P. & Brown, F. Urban Growth and Change in Britain: An Introduction. London: Harper and Row, 1986.

Lewis, R. A. Edwin Chadwick and the Public Health Movement, 1832-1854. London: Longmans, Green and Co. , 1952.

Loether, Herman J. The Social Impacts of Infections Disease in England, 1600 to 1900, New York: the Edwin Mellen Press, 2000.

Longmate, Norman. King Cholera: The Biography of a Disease. London: Hamish Hamilton, 1966.

Luckin, Bill. Pollution and Control: A Social History of the Thames in the Nineteenth Century. Bristol: Adam Hilger, 1986.

MacLeod, R. Public Science and Public Policy in Victorian England. Hampshire: Aldershot, 1996.

McGrew, Roderick. Russia and the Cholera, 1823 – 1832. Madison: University of Wisconsin Press, 1965.

Marsden, Gordon. Victorian Values: Personalities and Perspectives in Nineteenth-Century Society. London & New York : Longman, 1998.

Mayhew, Henry. The Morning Chronicle Survey of Labour and the Poor: The Metropolitan Districts: Vols. 1–6. Firle: Caliban Books, 1980–1982.

McLean, David. Public Health and Politics in the Age of Reform: Cholera, the State and the Royal Navy in Victorian Britain. London & New York: Palgrave Macmillan, 2006.

McKeown, Thomas. The Modern Rise of Population. London: Edward Arnold, 1976.

Mingay, E. The Transformation of Britain, 1830 – 1939. London: Routlege, 1986.

Mitchell, Sally. Daily Life in Victorian England. London: Greenwood Press, 1996.

Mosley, Stephen. The Chimney of the World: A History of Smoke Pollution in Victorian and Edwardian Manchester. Cambridge: White Horse Press, 2001.

Morris, R. J. Cholera 1832: The Social Response to An Epidemic. London: Croom Helm Ltd. , 1976.

A. K. Mukhopadhyay. Politics of Water Supply: The Case of Victorian London. Calcutta: The World Private Press, 1981.

Nead, Lynda. Victorian Babylon: People, Streets and Images in Nineteenth-Century London. New Haven: Yale University Press, 2000.

Nicholls, David. Nineteenth-Century Britain, 1815 – 1914. Folkestone: Archon Books, 1978.

O'Brien, Patrick K. & Quinault, Roland E. The Industrial Revolution and British Society. Cambridge: Cambridge University Press, 1993.

O'Connor, Erin. Raw Material: Producing Pathology in Victorian

Culture. London: Duke University Press, 2000.

Olsen, Donald J. Town Planning in London: the Eighteenth & Nineteenth Centuries. New Haven : Yale University Press, 1982.

Owen, David Edward. The Government of Victorian London: The Metropolitan Board of Works, the Vestries, and the City Corporation, 1855−1899. New York: Harvard University Press, 1982.

Pearson, Robert. Political Thought and Public Policy in the Nineteenth Century. London: Longman, 1984.

Pelling, Margaret. Cholera, Fever and English Medicine, 1825 − 1865. Oxford: Oxford University Press, 1978.

Perkin, Harold. The Origins of Modern English Society. London: Routledge, 1969.

Picard, Lisa. Victorian London: The Life of A City 1840 − 1870. London: Phoenix, 2005.

Porter, Dale H. The Thames Embankment: Environment, Technology and Society in Victorian London. Akron: University of Akron Press, 1998.

Porter, Roy. Disease, Medicine and Society in England, 1550−1860, Cambridge & New York : Cambridge University Press, 1995.

Post, John D. The Last Great Subsistence Crisis in the Western World. Baltimore: The Johns Hopkins University Press, 1977.

Price, R. G. A History of Punch. London: Collins, 1957.

Price, Richard. Masters, Unions and Men: Work Control in Building and the Rise of Labour, 1830−1914. Cambridge: Cambridge University Press, 1980.

Renier, Hannah. Lambeth Past, Kennington, Vauxhall, Waterloo. London: Historical Publications, 2006.

Rennison, R. W. Water to Tyneside: A History of the Newcastle and Gateshead Water Company. Newcastle: Newcastle & Gateshead Water Co. , 1979.

Richards, H. C. & W. H. C. Payne. London Water Supply. London: King, 1899.

Robson, B. T. Urban Growth: An Approach. London: Methuen, 1973.

Rodger, Richard. Housing in Urban Britain, 1780 − 1914: Class,

Capitalism and Construction. London: Macmillan, 1989.

Rosen, George. A History of Public Health. Baltimore and London: The Johns Hopkins University Press, 1993.

Rosenberg, C. Healing and History. New York: Dawson Science History Publications, 1979.

Royle, Edward. Modern Britain: A Social History. Arnold, 1987.

Schneer, Jonathan. The Thames: England's River. London: Little Brown, 2005.

Scratchley, P. A. London Water Supply, Including a History and Description of the London Waterworks, Statistical Tables, and Maps. London: William Clowes and Sons, 1888.

Shadwell, A. The London Water Supply. London: Longmans Green and Co. , 1899.

Sigsworth, Michael. Cholera in the Large Towns of the West and East Ridings, 1848–1893. Ph. D. dissertation, Sheffield, 1991.

Simon, Shena. A Century of City Government Manchester, 1838 – 1938. London: G. Allen & Unwin, 1938.

Simmons, I. G. An Environmental History of Great Britain: From 10, 000 Years Ago to the Present. Edinburgh : Edinburgh University Press, 2001.

Slack, Paul. The Impact of Plague in Tudor and Stuart England. London: Routledge and Kegan Paul, 1985.

Smith, F. B . The People's Health, 1830–1910. London: Croom Helm, 1979.

Snodgrass, Mary Ellen. World Epidemics from Prehistory to the Era of SARS: A Cultural Chrology of Disease. Jefferson, N. C. : McFarland & Co. , 2003.

Stillé, Alfred. Cholera: Its Origin, History, Causation, Symptoms, Lesions, Prevention, and Treatment. Philadelphia, 1885.

Stockes, J. The History of the Cholera Epidemic of 1832 in Sheffield. Sheffield: J. W. Northend Ltd. , 1921.

Tarn, John Nelson. Working-Class Housing in 19th Century Britain. London: Lund Humphries Publishers, 1971.

Tarn, John Nelson. Five Percent Philanthropy: An Account of Housing in Urban Areas between 1840 – 1914. Cambridge: Cambridge

University Press, 1973.

Taylor, Arthur J. Laissez-faire and State Intervention in Nineteenth-Century Britain. London: Macmillan, 1972.

Teitelbaum, Michael S. The British Fertility Decline Demographic Transition in the Crucible of the Industrial Revolution. Princeton: Princeton University Press, 1984.

Thane, Pat. The Origins of the British Social Policy. London: Croom Helm, 1981.

Thomas, Amanda J. The Lambeth Cholera Outbreak of 1848-1849: The Setting, Causes, Course and Aftermath of an Epidemic in London. Jefferson: McFarland & Company, 2010.

Thompson, F. M. L. The Rise of Respectable Society: A Social History of Victorian Britain, 1830-1900. Massachusetts: Harvard University Press, 1988.

Top, F. H. & P. H. Wherle. Communicable and Infectious Diseases. St Louis: Mosby, 1981.

Vinten-Johansen, Peter. Cholera, Chloroform and the Science of Medicine: A Life of John Snow. New York: Oxford University Press, 2003.

Vogel, D. National Styles of Regulation, Environmental Policy in Great Britain and the United States. Ithaca and London: Cornell University Press, 1986.

Walker, J. British Economic and Social History. London: MacDonald, 1984.

Walvin, J. English Urban Life , 1776-1851. London: Dover, 1984.

Watts, Sheldon. Epidemics and History: Disease, Power and Imperialism. New Haven: Yale University Press, 1997.

Weber, A. F. The Growth of Cities in the Nineteenth Century: A study in Statistics. New York: Cornell University Press, 1963.

Wienner, Joal H. Great Britain the Lion at Home: A Documentary History of Domestic Policy, 1689-1973. New York: Chelsea House, 1974.

Williams, Karel. From Pauperism to Poverty. London & Boston: Routledge, 1981.

Wohl, Anthony S. Endangered Lives: Public Health in Victorian

Britain. New York：Harvard University Press，1983.

Wohl，Anthony S. The Eternal Slum：Housing and Social Policy in Victorian London. London：Edward Arnold，1977.

Wood，Leslie B. The Restoration of the Tidal Thames. Bristol：Adam Hilger Ltd. ，1982.

Woods，Robert & John Woodward，Urban Disease and Mortality in Nineteenth Century England. London：Batsford Academic and Educational Press，1984.

Young，G. M. Early Victorian England，1830－1865. London：Oxford University Press，1934.

Zinsser，Hans. Classic，Rats，Lice and History. London：George Routledge and Sons，1935.

（二）中文专著

〔英〕盖斯凯尔夫人. 玛丽·巴顿. 荀枚，译. 上海：上海译文出版社，1978.

〔德〕恩格斯. 英国工人阶级状况. 北京：人民出版社，1957.

〔英〕哈孟德夫妇. 近代工业的兴起. 韦国栋，译. 北京：商务印书馆，1959.

〔英〕查尔斯·狄更斯. 老古玩店. 许君远，译. 上海：上海译文出版社，1980.

〔英〕E. 罗伊斯顿·派克. 被遗忘的苦难：英国工业革命的人文实录. 蔡师雄，等译. 福州：福建人民出版社，1983.

〔英〕查尔斯·狄更斯. 奥立弗·退斯特. 荣如德，译. 上海：上海译文出版社，1984.

〔英〕克拉潘. 现代英国经济史：上卷. 姚曾廙，译. 北京：商务印书馆，1985.

〔英〕克拉潘. 现代英国经济史：中卷. 姚曾廙，译. 北京：商务印书馆，1985.

〔英〕克拉潘. 现代英国经济史：下卷. 姚曾廙，译. 北京：商务印书馆，1985.

〔英〕查尔斯·狄更斯. 我们共同的朋友. 智量译. 上海：上海译文出版社，1986.

〔英〕刘易斯·芒福德. 城市发展史：起源、演变和前景. 宋俊岭，倪文彦，译. 北京：中国建筑工业出版社，1989.

　　［英］阿萨·勃里格斯. 英国社会史. 陈叔平，等译. 北京：中国人民大学出版社，1992.

　　［英］W.H.B.考特. 简明英国经济史. 北京：商务印书馆，1992.

　　［英］肯尼思·O.摩根. 牛津英国通史. 王觉非，译. 北京：商务印书馆，1993.

　　［英］盖斯凯尔夫人. 南方与北方. 主万，译. 北京：人民文学出版社，1994.

　　马克思恩格斯选集：第2卷. 北京：人民出版社，2012.

　　马克思恩格斯选集：第3卷. 北京：人民出版社，2012.

　　马克思恩格斯选集：第4卷. 北京：人民出版社，2012.

　　［美］亨利·乔治. 进步与贫困. 吴良健，王翼龙，译. 北京：商务印书馆，1995.

　　［美］卡尔·L.怀特. 弥合裂痕：流行病学、医学和公众的卫生. 张孔来，王若涛，等译. 北京：科学出版社，1995.

　　［英］柯林武德. 历史的观念. 何兆武，译. 北京：商务印书馆，1997.

　　［美］威廉·H.麦克尼尔. 瘟疫与人：传染病对人类历史的冲击. 杨玉龄，译，陈建仁，审定. 台北：天下远见出版股份有限公司，1998.

　　［英］保罗·巴克. 福利国家的创建者：十六位英国社会改革先驱的故事. 洪惠芬，简守宁，译. 台北：唐山出版社，1999.

　　［英］埃瑞克·霍布斯鲍姆. 革命的年代. 南京：江苏人民出版社，1999.

　　［美］唐纳德·沃斯特. 自然的经济体系：生态思想史. 北京：商务印书馆，1999.

　　［英］E.P.汤普森. 英国工人阶级的形成（上、下）. 钱乘旦，杨豫，等译. 南京：译林出版社，2001.

　　［英］克莱夫·庞廷. 绿色世界史：环境与伟大文明的衰落. 王毅，译. 上海：上海人民出版社，2002.

　　［美］詹姆斯·奥康纳. 自然的理由：生态学马克思主义研究. 唐正东，臧佩洪，译. 南京：南京大学出版社，2002.

　　［美］唐纳德·沃斯特. 尘暴：1930年代美国南部大平原. 侯文蕙，译. 梅雪芹，校. 北京：三联书店，2003.

［美］霍华德·马凯尔. 瘟疫的故事：瘟疫改变人类命运和历史进程的悲惨史话. 罗尘，译. 上海：上海社会科学院出版社，2003.

［英］弗雷德里克·F. 卡特莱特，迈克尔·比迪斯. 疾病改变历史. 陈仲丹，周晓政，译. 济南：山东画报出版社，2004.

［德］约阿希姆·拉德卡. 自然与权力：世界环境史. 王国豫，付天海，译. 河北：河北大学出版社，2004.

［美］斯蒂芬·J. 派因. 火之简史. 梅雪芹，等译. 陈蓉霞，等校. 北京：三联书店，2006.

［英］罗伊·波特. 剑桥插图医学史. 修订版. 张大庆，主译. 济南：山东画报出版社，2007.

［英］肯尼斯·F. 基普尔. 剑桥世界人类疾病史. 张大庆，主译. 上海：上海科技教育出版社，2007.

［美］J. 唐纳德·休斯. 什么是环境史. 梅雪芹，译. 北京：北京大学出版社，2008.

［美］威廉·H. 麦克尼尔. 瘟疫与人. 余新忠，毕会成，译. 北京：中国环境科学出版社. 2010.

［英］布雷恩·威廉·克拉普. 工业革命以来的英国环境史. 王黎，译. 北京：中国环境科学出版社，2011.

［美］马克·乔克. 莱茵河：一部生态传记（1815—2000）. 于君，译. 北京：中国环境科学出版社，2011.

丁建定. 从济贫到社会保险：英国现代社会保障制度的建立（1870—1914）. 北京：中国社会科学出版社，2000.

葛剑雄，周筱赟. 历史学是什么. 北京：北京大学出版社，2002.

侯建新. 经济—社会史：历史研究的新方向. 北京：商务印书馆，2002.

刘翠溶，伊懋可. 积渐所至：中国环境史论文集（上、下）. 台北："中央研究院"经济研究所，1995.

梅雪芹. 环境史学与环境问题. 北京：人民出版社，2004.

梅雪芹. 环境史研究绪论. 北京：中国环境科学出版社，2011.

钱乘旦. 工业革命与英国工人阶级. 南京：南京出版社，1992.

中国科学技术馆. 征服瘟疫之路：人类与传染病斗争科学历程. 石家庄：河北科学技术出版社，2003.

刘向阳. 清洁空气的博弈：环境政治史视角下 20 世纪美国的空气污

染治理. 北京：中国环境科学出版社，2014.

三、论文

（一）英文论文

Alborn, Timothy. Insurance against Germ Theory: Commerce and Conservatism in Late-Victorian Medicine, Bulletin of the History of Medicine, 2001, 75 (3): 406-445.

Arnold, David. Cholera and Colonialism in British India. Past and Present, 1986, 113: 118-151.

Augus, John. Old and New Bills of Mortality, Movement of the Population, Death and Fatal Diseases in London during the Last Fourteen Years. Journal of the Statistical Society of London, 1854, 17 (2): 117-142.

Bailey, Hutchinson, Arthur & Day, Archibald. On the Rate of Mortality Prevailing amongst the Families of the Peerage during the Nineteenth Century. Journal of the Statistical Society of London, 1863, 26 (1): 49-71.

Banks, Sarah. Nineteenth-Century Scandal or Twentieth-Century Model? A New Look at 'Open' and 'Close' Parishes. The Economic History Review, New Series, 1988, 41 (1): 51-73.

Baugh, D. A. The Cost of Poor Relief in South-East England, 1790-1834. The Economic History Review, New Series, 1975, 28 (1): 50-68.

Beamish, North Ludlow. Statistical Report on the Physical and Moral Condition of the Working Classes in the Parish of St. Michael, Blackrock, Near Cork. Journal of the Statistical Society of London, 1844, 7 (3): 251-254.

Beard, J. Howard. The Contribution of Cholera to Public Health. The Scientific Monthly, 1936, 43 (64): 515-521.

Beck, Ann. Some Aspects of the History of Anti-Pollution Legislation in England, 1819-1954. Journal of the History of Medicine and Allied Sciences, 1959, 14: 475-489.

Bowler, Catherine & Brimblecombe, Peter. Control of Air Pollution in Manchester Prior to the Public Health Act, 1875. Environment and History, 2000, 6: 71-98.

Brayshay, Mark & Vivien F. T. Pointon. Local Politics and Public Health in Mid-19th Century Plymouth. Medical History, 27 (2): 162−178.

Briggs, Asa. Cholera and Society in the 19th Century. Past and Present, 1961 (19): 76−96.

Chave, Sidney. John Snow, the Broad Street Pump, and After. The Medical Officer, 1958, 99: 347−349.

Childers, Joseph W. Observation and Representation: Mr. Chadwick Writes the Poor. Victorian Studies, 1994, 37 (3): 405−414.

Collins, Andrew. Vulerability to Coastal Cholera Ecology. Social Science and Medicine, 2003, 57: 1397−1407.

Colten, Craig E. Industrial Topography, Groundwater, and the Contours of Environmental Knowledge. Geographical Review, 1998, 88 (2): 199−218.

Cook, G. C. Construction of London's Victorian Sewers: the Vital Role of Joseph Bazalgette. Postgrad med, 2001, 77: 802−804.

Cooper, J. A. and L. G. Smith. The Utilization and Conservation of Water in the Chemical Industry. Proceedings of the Institute of Civil Engineers, 1960, 17 (1): 1−14.

Cooper, Henry. On the Cholera Mortality in Hull during the Epidemic of 1849. Journal of the Statistical Society of London, 1853, 16 (4): 347−351.

Cottingham, Kathryn, Deborah Chiavelli, and Ronald K. Taylor. Environmental Microbe and Human Pathogen: The Ecology and Microbiology of Vibrio Cholerae. Frontiers in Ecology and Environment, 2003, 1: 80−86.

Cronon, William. The Use of Environmental History. Environmental History Review, 1993: 1−22.

Daley, A. & B. Benjamin. London As A Case Study. Population Studies, 1964, 17 (3): 249−262.

Digby, Anne. The Labour Market and the Continuity of Social Policy after 1834: The Case of the Eastern Counties. The Economic History Review, New Series, 1975, 28 (1): 69−83.

Drasar, B. S. Pathogenesis and Ecology: The Case of Cholera. Journal of Tropical Medicine and Hygiene, 1992, 95: 365-372.

　　Driver, Felix. Moral Geographies: Social Science and the Urban Environment in Mid-Nineteenth Century England. Transactions of the Institute of British Geographers, New Series, 1988, 13 (3): 275-287.

　　Dunkley, Peter. The "Hungry Forties" and the New Poor Law: A Case Study. The Historical Journal, 1974, 17 (2): 329-346.

　　Dunn, P. M. Dr. William Farr of Shropshire (1807-1883): Obstetric Mortality and Training. Archives of Disease in Childhood, 2002, 87 (1): 67-70.

　　Eaton, J. W. Ecological Aspect of Water Management in Britain. Journal of Applied Ecology, 1989, 120: 835-849.

　　Edsall, Nicholas C. Varieties of Radicalism: Attwood, Cobden and the Local Politics of Municipal Incorporation. the Historical Journal, 1973, 16 (1): 93-107.

　　Evans, Richard J. Epidemics and Revolution: Cholera in Nineteenth-Century Europe. Past and Present, 1988, 120: 123-146.

　　Eyler, J. M. William Farr on the Cholera: The Sanitarian's Disease Theory and the Statistician's Method. Journal of the History of Medicine, 1973, 28: 79-100.

　　Farr, William. Influence of Elevation on the Fatality of Cholera, Journal of the Statistical Society of London, 1852, 15 (2): 155-183.

　　Farr, William. The Health of the British Army, and the Effects of Recent Sanitary Measure on its Mortality and Sickness. Journal of the Statistical Society of London, 1861, 24 (4): 472-484.

　　Farr, William. Mortality of Children in the Principal States of Europe. Journal of the Statistical Society of London, 1866, 29 (1): 1-12.

　　Feachum, Richard. Environmental Aspects of Cholera Epidemiology: Ⅲ Transmission and Control. Tropical Diseases Bulletin, 1982, 79: 1-47.

　　Fletcher, J. History and Statistics of the Present System of Sewerage in the Metropolis. Journal of the Statistical Society of London, 1844, 7 (2): 143-170.

　　Gandy, M. Rethinking Urban Metabolism: Water, Space and the

Modern City. City, 2004, 8 (3): 371-387.

Gill, Geoffrey and Sean Burrell, Jody Brown. Fear and Frustration: the Liverpool Cholera Riots of 1832. The Lancet, 2001, 358 (9277): 233-238.

Gilbert, E. W. Pioneer Maps of Health and Disease in England. The Geographical Journal, 1958, 124 (2): 172-183.

Greenhow, E. Headlam. On a Standard of Public Health for England. Journal of the Statistical Society of London, 1859, 22 (2): 253-270.

Gutchen, Robert M. Local Improvements and Centralization in Nineteenth-Century England. the Historical Journal, 1961, 4 (1): 85-96.

Hamlin, Christopher. Could You Starve to Death in England in 1839? The Chadwick-Farr Controversy and the Loss of the "Social" in Public Health. American Journal of Public Health, 1955, 85 (6): 856-877.

Hamlin, Christopher. Edward Frankland's Early Career as London's Official Water Analyst, 1865-1876: The Context of "Previous Sewage Contamination". Bulletin of the History of Medicine, 1982, 56 (1): 57-76.

Hamlin, Christopher. Politics and Germ Theories in Victorian Britain: The Metropolitan Water Commissions of 1867-1869 and 1891-1893 // R. MacLeod. Expertise and Government: Specialists, Administrators, and Professionals, 1860-1919. Cambridge: Cambridge University Press, 1988: 111-123.

Hardy, Anne. Cholera, Quarantine and the English Preventive System, 1850-1895. Medical History, 1993, 37 (3): 250-269.

Hardy, Anne. Parish Pump to Private Pipes: London's Water Supply in the Nineteenth Century // W. F. Bynum. Living and Dying in London 1700-1900. London: Routledge, 1989.

Hardy, Anne. Water and the Search for Public Health in London in the Eighteenth and Nineteenth Centuries. Medical History, 1984, 28 (3): 250-282.

Hassan, J. A. The Growth and Impact of the British Water Industry in the Nineteenth Century. Economic History Review, 1985, 38 (4): 531-547.

Hays, Samuel P. Toward Integration in Environmental History. The Pacific Historical Review, 2001, 70 (1): 59-67.

Hennock, P. E. Urban Sanitary Reform a Generation before Chadwick. the Economic History Review, New Series, 1957, 10 (1): 113–120.

Henriques, Ursula. How Cruel Was the Victorian Poor Law. The Historical Journal, 1968, 11 (2): 365–371.

Hillier, J. The Rise of Constant Water in Nineteenth-Century London. London Journal, 2011, 36 (1): 37–53.

Hilts, Victor L. William Farr (1807–1883) and the "Human Unit". Victorian Studies, 1970, 14: 143–150.

Hopkins, S. & Watts, S. F. Estimates of Air Pollution in York: 1381–1891. Environment and History, 1996, 2: 337–345.

Horrocks, Clare. The Personification of "Father Thames": Reconsidering the Role of the Victorian Periodical Press in the "Verbal and Visual Campaign" for Public Health Reform. Victorian Periodicals Review, 2003, 36 (1): 2–19.

Howard-Jones, Norman. Cholera Therapy in the Nineteenth Century. Journal of the History of Medicine, 1972, 27 (4): 373–395.

Howard-Jones, Norman. Choleranomalies: The Unhistory of Medicine as Exemplified by Cholera. Perspectives in Biology and Medicine, 1972, 15: 422–433.

Howard-Jones, Norman. Robert Koch and the Cholera Vibrio: a Centenary. British Medical Journal, 1984, 288 (1): 379–381.

Inkpen, Rob. Atmospheric Pollution and Stone Degradation in Nineteenth Century Exeter. Environment and History, 1999, 5: 209–220.

Johnson, David A. Environmental History, Retrospect and Prospect. The Pacific Historical Review, 2001, 70 (1): 55–57.

Keith-Lucas, B. Some Influences Affecting the Development of Sanitary Legislation in England. the Economic History Review, New Series, 1954, 6 (3): 290–296.

Koch, Robert. Further Researches on Cholera. British Medical Journal, 1886 (1): 62–66.

Koch, Thomas and Kenneth Denike. Rethinking John Snow's South London Study: A Bayesian Evaluation and Recalculation. Social Science and Medicine, 2006, 63: 271–283.

Lipp, Erin K. & Anwar Huq, & Rita R. Colwell. Effects of Global Climate on Infectious Disease: The Cholera Model. Clinical Microbiology Reviews, 2002, 15: 757-770.

Lilienfeld, David. The Greening of Epidemiology: Sanitary Physicians and the London Epidemiological Society (1830-1870). Bulletin of the History of Medicine, 1978, 52 (4): 503-528.

Lilienfeld, David. John Snow: The First Hired Gun?. American Journal of Epidemiology, 2000, 152: 4-9.

Lipschutz, D. The Water Question in London, 1827-1831. Bulletin of the History of Medicine, 1968, 42 (6): 510-525.

Litsios, Socrates. Charles Dickens and the Movement for Sanitary Reform. Perspectives in Biology and Medicine, 2003, 46 (2): 183-191.

Luckin, Bill. The Final Catastrophe-Cholera in London, 1866. Medical History, 1977, 21 (1): 32-42.

Mandler, Peter. The Making of the New Poor Law Redivivus. Past and Present, 1987 (117): 131-157.

McGrew, Roderick. The First Cholera Epidemic and Social History. Bulletin of the History of Medicine, 1960, 34: 61-73.

McLaren, John P. S. Nuisance Law and the Industrial Revolution - Some Lessons from Social History. Oxford Journal of Legal Studies, 1983, 3 (2): 155-221.

McLeod, Kari S. Our Sense of Snow: The Myth of John Snow in Medical Geography. Social Science and Medicine, 2000, 50: 923-935.

McKeown, T. The Decline of Mortality in the 19th Century. Population Study, 1962, 16 (4): 98-122.

Morris, R. J. Religion and Medicine: the Cholera Pamphlets of Oxford, 1832, 1849 and 1854. Medical History, 1975, 19 (3): 256-270.

Neison, F. G. P. Mortality of the Provident Classes in this Country and on the Continent. Journal of the Statistical Society of London, 1850, 13 (4): 313-358.

Newell, Edmund & Watts, Simon. The Environmental Impact of Industrialisation in South Wales in the Nineteenth Century: "Copper Smoke" and the Llanelli Copper Company. Environment and History,

1996, 2: 309-336.

Newsholme, Arthur. The Measurement of Progress in Public Health with Special Reference to the Life and Work of William Farr. Economica, 1923 (9): 186-202.

Purcell, Bernadette. The Disease Detectives. British Medical Journal (International Edition, 2001, 332 (7284): 498.

Redclift, Michael. In Our Own Image: the Environment and Society as Global Discourse. Environment and History, 1995, 1 (1): 111-123.

Rosenberg, Charles E. Cholera in Nineteenth-Century Europe: a Tool for Social and Economic Analysis. Comparative Studies in Society and History, 1966, 8 (4): 452-463.

Rousseau, George and David Boyd Haycock. Coleridge's Choleras: Cholera Morbus, Asiatic Cholera, and Dysentery in Early Nineteenth-Century England. Bulletin of the History of Medicine, 2003, 77: 298-331.

Sheard, Sally. The Real John Snow. The Lancet, 2003, 362 (9386): 839-841.

Smith, George Davey. Behind the Broad Street Pump: Aetiology, Epidemiology, and Prevention of Cholera in Mid-19th Century Britain. International Journal of Epidemiology, 2002, 31: 920-932.

Stanwell-Smith, Rosalind. The Most Admired Epidemiologist. Health and Hygiene, 2004, 25 (3): 7-10.

Sunderland, D. A Monument to Defective Administration? The London Commissions of Sewers in the Early Nineteenth Century. Urban History, 2003, 30 (3): 349-372.

Sunderland, D. 'Disgusting to the Imagination and Destructive of Health?' The Metropolitan Supply of Water, 1820-1852. Urban History, 1999, 26 (3): 359-380.

Sykes, W. H. Statistical Account of the Labouring Population Inhabiting the Buildings at St. Pancras, Erected by the Metropolitan Society for Improving the Dwelling of the Poor. Journal of the Statistical Society of London, 1850, 13 (1): 46-61.

Szreter, Simon. The Importance of Social Intervention in Britain's Mortality Decline, c. 1850-1914: Re-interpretation of the Role of Public

Health. Centre for Economic Policy Research, 1988, 1 (1): 1-23.

Thorsheim, Peter. The Paradox of Smokeless Fuels: Gas, Coke and the Environment in Britain, 1813 - 1949. Environment and History, 2002, 8: 381-401.

Tynan, Nicola. London's Private Water Supply, 1582-1902 // Paul Seidenstat, David Haarmeyer, and Simon Hakim. Reinventing Water and Wastewater Systems. London: John Wiley & Sons, 2002: 341-359.

Tynan, N. Mill and Senior on London's Water Supply: Agency, Increasing Returns and Natural Monopoly. Journal of the History of Economic Thought, 2007, 29 (1): 49-65.

Tynan, Nicola. Nineteenth Century London Water Supply: Processes of Innovation and Improvement. The Review of Austrian Economics, 2013, 26 (1): 73-91.

Underwood, E. A. The Century of British Public Health: Rise of Health in England and in London. The British Medical Journal, 1948, 4557: 887-895.

Vandenbroucke, Jan P. Changing Images of John Snow in the History of Epidemiology. Sozial und Praventivmedizin, 2001, 46: 288-293.

Vandenbroucke, Jan. H. M. Beukers, and H. Eelkman Rooda. Who Made John Snow a Hero?. American Journal of Epidemiology, 1991, 133: 967-973.

Viles, Heather. "'Unswept Stone, Besmeer'd by Sluttish Time": Air Pollution and Building Stone Decay in Oxford, 1790-1960. Environment and History, 1996, 2: 359-372.

Worboys, Michael. Public Health and Social Justice in the Age of Chadwick: Britain, 1800-1854. Canadian Journal of History, 2000, 35 (2): 361-364.

Worster, Donald. History as Natural History: An Essay on Theory and Method. Pacific Historical Review, 1984, 53 (1): 1-19.

Wright, David. Learning Disability and the New Poor Law in England, 1834-1867. Disability & Society, 2000, 15 (5): 731-746.

Zuckerman, Jane and Lars Rombo, and Alain Fisch. The True Burden and Risk of Cholera: Implications for Prevention and Control. Lancet

Infectious Disease，2007，7：521-530.

（二）中文论文

［美］弗雷德里克·H. 巴特尔. 社会学与环境问题：人类生态学发展的曲折道路. 国际社会科学杂志（中文版），1987（3）.

［美］唐纳德·沃斯特. 为什么我们需要环境史. 侯深，译. 世界历史，2004（3）.

［美］J. 唐纳德·休斯. 环境史的三个维度. 梅雪芹，译. 学术研究，2009（6）.

［美］J. 唐纳德·休斯. 新奥尔良的发展：一部环境灾难史. 梅雪芹，王玉山，译. 学术研究，2012（6）.

包茂红. 环境史：历史、理论和方法. 史学理论研究，2000（4）.

包茂红. 英国的环境史研究. 中国历史地理论丛，2005，20（2）.

陈超. 工业化时期英国城市的公共卫生问题. 绵阳师范学院学报，2007（6）.

陈日华. 19 世纪英国城镇卫生改革. 史学理论研究，2009（4）.

从志杰. 对英国"新济贫法"的探讨. 内蒙古大学学报（哲学社会科学版），1996（5）.

丁建定. 1870—1914 年英国的济贫法制度. 史学集刊，2000（4）.

杜宪兵. 因信成疫：19 世纪的印度朝圣与霍乱流行. 齐鲁学刊，2013（1）.

杜宪兵. 霍乱时期英属印度的医学对话. 齐鲁学刊，2015（1）.

杜正胜. 作为社会史的医疗史：并介绍"疾病、医疗与文化"研讨小组的成果. 新史学，2006（1）.

杜志章. 关于医学社会史的理论思考. 史学月刊，2006（2）.

高国荣. 什么是环境史. 郑州大学学报（哲学社会科学版），2005（1）.

高国荣. 环境史学与跨学科研究. 世界历史，2005（5）.

高国荣. 环境史及其对自然的重新书写. 中国历史地理论丛，2007（1）.

高国荣. 环境史在欧洲的缘起、发展及其特点. 史学理论研究，2011（3）.

谷延芳，黄秋迪. 英国农村劳动力转移与城市化的进程和教训. 北方论丛，2015（2）.

国胜连，宋华．维多利亚时代英国城市化及其社会影响．辽宁师范大学学报，1994（5）．

贺鹭．维多利亚时期伦敦贫民窟问题研究．历史教学（高校版），2014（6）．

侯文蕙．环境史和环境史研究的生态学意识．世界历史，2004（3）．

黄光耀，刘金源．成功的代价：论英国工业化的历史教训．求是学刊，2003，30（4）．

纪晓岚．英国城市化历史过程分析与启示．华东理工大学学报（社会科学版），2004（2）．

贾珺，梅雪芹．从历史的视角看现代高科技战争的生态环境灾难．北京师范大学学报（人文社会科学版），2002（1）．

贾珺．英国环境史学管窥——研究领域与时空特色．国外社会科学，2010（4）．

蒋浙安．查德威克与近代英国公共卫生立法及改革．安徽大学学报（哲社版），2005（5）．

李冈原．英国城市病及其整治探析：兼谈英国城市化模式．杭州师范学院学报（哲社版），2003（6）．

李峰．英国环境政治的产生及其特点．衡阳师范学院学报（社会科学），1999（5）．

李化成．西方医学社会史发展述论．四川大学学报（哲社版），2006（3）．

李宏图．英国工业革命时期的环境污染和治理．探索与争鸣，2009（2）．

李兰，夏多多．狄更斯笔下的伦敦环境．太原师范学院学报（哲社版），2014（5）．

李玉尚．清末以来江南城市的生活用水与霍乱．社会科学，2010（1）．

李玉尚，韩志浩．霍乱与商业社会中的人口死亡：以1919年的黄县为例．中国历史地理论丛，2009（4）．

梁民愫．英国新社会史思潮的兴起及其整体社会史研究的国际反响．史学月刊，2006（2）．

梁远，刘金源．近代英国工业城市的空间结构与城市规划（1848—1939）．安徽史学，2015（4）．

廖跃文. 英国维多利亚时期城市化的发展特点. 世界历史，1997（5）.

林秀玉. 试析英国都市化进程中解决社会问题的尝试. 福建农林大学学报（哲社版），2004（4）.

刘炳涛. 1932 年陕西省的霍乱疫情及其社会应对. 中国历史地理论丛，2010（3）.

刘金源. 财富与贫困的悖论——论英国工业化的失误及其原因. 史学月刊，1999（1）.

刘金源. 工业化时期英国城市环境问题及其成因. 史学月刊，2006（10）.

刘文明. 全球史视野中的传染病研究：以麦克尼尔和克罗斯比的研究为例. 上海师范大学学报（哲社版），2011（1）.

陆伟芳，余大庆. 19 世纪英国工业城市环境改造. 扬州大学学报（哲社版），2001（4）.

陆伟芳. 19 世纪晚期英国城市住房问题：一个市场失灵的案例分析. 世界近现代史研究（第七辑），2010.

陆伟芳. "首都公共事务委员会"与伦敦城市管理的现代化. 史学月刊，2010（5）.

骆庆，刘金源. 1832 年霍乱与英国政府的应对. 南京工程学院学报（社科版），2013（3）.

马金生. 一部疾病医疗社会史的力作：评《疾病改变历史》. 史学理论研究，2005（4）.

梅雪芹. 19 世纪英国城市的环境问题初探. 辽宁师范大学学报（社会科学版），2000（3）.

梅雪芹. 工业革命以来西方主要国家环境污染与治理的历史考察. 世界历史，2000（6）.

梅雪芹. 工业革命以来英国城市大气污染及防治措施研究. 北京师范大学学报（人文社会科学版），2001（2）.

梅雪芹. 20 世纪 80 年代以来世界环境问题与环境保护浪潮分析. 世界历史，2002（1）.

梅雪芹. 从环境史角度重读《英国工人阶级的状况》. 史学理论研究，2003（1）.

梅雪芹. 马克思主义环境史学论纲. 史学月刊，2004（3）.

梅雪芹. 阿·德芒戎的人文地理学思想与环境史学的关联. 世界历

史，2004（3）.

梅雪芹，郭俊. 论"奥克塔维亚·希尔制度"：19 世纪后期英国改善贫民住房的一种努力. 北京师范大学学报（社会科学版），2004（4）.

梅雪芹. 环境史学的历史批判思想. 郑州大学学报，2005（1）.

梅雪芹，张一帅. 罗伯特·A. 史密斯：科学家与英国工业污染治理的历史个案. 辽宁师范大学学报，2002（6）.

梅雪芹. "老父亲泰晤士"：一条河流的污染与治理. 经济社会史评论，2005（1）.

梅雪芹. 从"人"的角度看环境史家与年鉴学派的异同. 安徽师范大学学报（人文社会科学版），2006（1）.

梅雪芹. 论环境史对人的存在的认识及其意义. 世界历史，2006（6）.

梅雪芹. 从环境的历史到环境史：关于环境史研究的一种认识. 学术研究，2006（9）.

梅雪芹. 水利、霍乱及其他：关于环境史之主题的若干思考. 学习与探索，2007（6）.

梅雪芹. "泰晤士老爹"的落魄与新生. 环境保护，2007（14）.

梅雪芹. 环境史：一种新的历史叙述. 历史教学问题，2007（3）.

梅雪芹. 关于环境史研究意义的思考. 学术研究，2007（8）.

梅雪芹. 历史学与环境问题研究. 北京师范大学学报（人文社会科学版），2008（3）.

梅雪芹. 什么是环境史？：对唐纳德·休斯的环境史理论的探讨. 史学史研究，2008（4）.

梅雪芹. 世界史视野下环境史研究的重要意义. 社会科学战线，2008（6）.

梅雪芹. 中国环境史的兴起和学术渊源问题. 南开学报（哲学社会科学版），2009（2）.

梅雪芹. 中国环境史研究的过去、现在和未来. 史学月刊，2009（6）.

梅雪芹. 环境史与当前中国世界史学科的发展. 河北学刊，2011（1）.

梅雪芹. 英国环境史上沉重的一页：泰晤士河三文鱼的消失及其教训. 南京大学学报（哲社版），2013（6）.

梅雪芹. 国外环境史学论要. 辽宁大学学报（哲学社会科学版），2014（4）.

任其怿，吕佳. 从住房和卫生条件的改善看近代英国的城市治理. 内蒙古大学学报（人文社科版），2004（4）.

舒丽萍. 19 世纪英国的城市化及公共卫生危机. 武汉大学学报（人文科学版），2015（9）.

唐军. 工业化时期英国城市的河流污染及治理探析. 甘肃社会科学，2007（4）.

王胡华，丁成耀，李春霖. 论传染病的国际控制与国家的国际法义务. 政治与法律，2003（5）.

王友列. 泰晤士河水污染两次治理的比较研究. 佳木斯大学社会科学学报，2014（2）.

王章辉. 近代英国城市化初探. 历史研究，1992（4）.

吴铁稳，张亚东. 19 世纪中叶至一战前夕伦敦工人的住房状况. 湖南科技大学学报（社科版），2007（3）.

许志强. 应对"城市病"：英国工业化时期的经历与启示. 兰州学刊，2011（9）.

许志强. 1840—1914 年伦敦贫民窟问题与工人住房建设分析. 史学集刊，2012（1）.

严玉芳，梅雪芹. 19 世纪英国城市的新鲜空气诉求. 世界历史，2016（1）.

阎水玉，王祥荣. 泰晤士河在伦敦市规划中的功能定位、保证措施及其特征的分析. 国外城市规划，1999（1）.

杨婧. 19 世纪英国公共卫生政策领域的中央与地方关系. 衡阳师范学院学报，2008（1）.

尹建龙. 从隔离排污看英国泰晤士河水污染治理的历程. 甘肃社会科学，2013（10）.

余新忠. 关注生命：海峡两岸兴起疾病和医疗社会史的研究. 中国社会经济史研究，2001（3）.

余新忠. 浅议生态史研究中的文化维度：基于疾病与健康议题的思考. 史学理论研究，2014（2）.

张明. 1832 年霍乱与英国反应的转型性. 和田师范专科学校学报，2008（5）.

周真真. 慈善视野下的英国模范住宅公司. 历史教学（高校版），2014（12）.

陈瑞杰. 试论 19 世纪中后期英国河流的污染和治理问题. 上海：华东师范大学，2008.

陈小霞. 查德威克与公共卫生运动探讨. 北京：北京师范大学，2003.

崔敏. 试论疫病对欧洲中世纪社会进程的影响. 长春：东北师范大学，2002.

单丽. 1902 年霍乱在中国的流行. 青岛：中国海洋大学，2008.

单丽. 清代古典霍乱流行研究. 上海：复旦大学，2011.

费明燕. 1848—1849 年英国霍乱及其治理. 南京：南京大学，2008.

冯娅. 论查德威克的公共卫生改革思想. 南京：南京大学，2013.

郭俊. 1876 年英国《河流防污法》的特征及成因研究. 北京：北京师范大学，2004.

郝颖. 1850—1914 年伦敦贫民住房政策及其演变. 重庆：西南大学，2014.

胡常萍. 工业革命后英国社会空间的转型：以十九世纪后期英国伦敦贫民窟的空间改造为中心. 上海：复旦大学，2011.

胡勇. 传染病与近代上海社会（1910—1949）：以和平时期的鼠疫、霍乱和麻风病为例. 杭州：浙江大学，2005.

李园园. 试析维多利亚时期伦敦工人阶级住房问题及政府对策. 上海：华东师范大学，2006.

柳润涛. 约翰·西蒙与 19 世纪中后期的英国公共卫生改革. 南京：南京大学，2013.

路畅. 关于伦敦贫民住房问题的主张与实践（1850—1914）. 金华：浙江师范大学，2012.

马丽敏. 19 世纪英国城市化与人口迁移. 呼和浩特：内蒙古大学，2007.

倪念念. 论英国 1848 年《公共卫生法案》. 南京：南京大学，2012.

石雪婷. 民国 21 年（1932）陕西霍乱研究. 西安：陕西师范大学，2013.

汤艳梅. 工业革命时期的英国城市环境观念及其影响. 上海：上海师范大学，2010.

王红. 狄更斯小说中的工业文明. 长沙：湖南师范大学，2007.

汪蒙. 19 世纪英国城市工人阶级住房问题及对策分析. 芜湖：安徽师范大学，2010.

熊永光. 20 世纪中后期伦敦环境污染及其治理的历史考察. 长沙：湖南师范大学，2008.

张一帅. 科学知识的运用和利益博弈的结晶：1906 年英国《碱业法》研究. 北京：北京师范大学，2005.

张丽丽. 19 世纪英国公共卫生立法研究. 开封：河南大学，2009.

赵煦. 英国早期城市化研究：从 18 世纪后期到 19 世纪中叶. 上海：华东师范大学，2008.

郑成美. 从报刊报道看 1858 年泰晤士河"恶臭"引发的社会反响及其意义. 北京：北京师范大学，2007.

［德］克利斯托夫·毛赫. 我们为什么要研究环境史?. 包茂红，译. 光明日报（理论版），2011-12-01.

［英］彼得·曼德勒. 1780—1860 年英国大众社会的起源. 管洪亮，译. 光明日报（理论版），2015-09-26.

李化成. 19 世纪英国霍乱防治的经验与启示. 光明日报（理论版），2015-03-28.

刘文明. 十九世纪上半叶霍乱流行的全球史审视. 光明日报（理论版），2015-03-28.

梅雪芹. 环境史思维习惯：中国近代环境史跨学科研究的起点. 中国社会科学报，2010-09-09.

梅雪芹. 改革开放以来中国环境史研究寻踪. 中国社会科学报，2011-04-14.

梅雪芹. 上下左右的历史. 光明日报（理论版），2011-12-01.

梅雪芹. 环境史研究的意蕴和宗旨：从《大象的退却：一部中国环境史》说起. 人民日报（理论版），2016-04-11.

梅雪芹. 环境史：看待历史的全新视角. 光明日报（理论版），2016-08-27.

四、网络资料

http：//www. ph. ucla. edu/epi/snow/snowbook. html.

http：//www. victorianlondon. org.

索　引

一、人名索引

64

二、地名索引

三、术语索引

后　记

　　岁月不知不觉间悄悄溜走，拙著即将付梓之际，回首一路走来，感慨万千，略做叙述。

　　2003 年 4 月初，我怀着激动又忐忑的心情来到北京，参加北京师范大学历史学系（还未改院）世界史研究生复试。在历史学系办公室教四楼前，我无意间看到有关非典型肺炎预防宣传栏，第一次对非典这种传染病有所认识。

　　复试后，我顺利返回曲阜师范大学。刚回校没几天，非典袭来。凡是从北京等非典严重地区返校的师生一律接受为期一周的隔离检查。很幸运，我回来算早，未在隔离之列，但有同学经历了"被隔离"岁月。随后，与全国许多地区一样，我们在"隔离"中度过大学最后一段时光，只能在学校范围内活动，严禁出校门一步，否则单独隔离。新闻中不断传来的非典扩散情况及感染非典的后果加剧了我的恐慌，第一次感觉到传染病如此可怕，生命如此脆弱和宝贵。6 月中旬的一天，经上级部门批准，学校允许我们走出校门自由活动一天。全校上下兴奋异常，我和舍友结伴到市区逛逛。曾经逛过很多次的商业区行人寥寥，门可罗雀。我对这次的自由行倍感珍惜，在死亡威胁面前，能随意走走，自由逛逛，是一种莫大的奢侈和幸福。这段有惊无险的非典岁月在我后来研究英国人对霍乱的恐慌心理时引起强烈共鸣。

　　2003 年 9 月，我正式成为北京师范大学历史学系的一名研究生，跟随梅雪芹老师学习世界近代史。从梅老师的讲课中，我第一次听到环境史这个研究方向。梅老师对环境史充满信心和热情，将之视为毕生的事业，而我总是提不起兴致。研二上学期，梅老师经常跟我们几个同门交流，商讨学位论文的选题。我本打算评价一个英国人物，临近放寒假时，梅老师建议我查找有关英国霍乱的资料。我从梅老师的论文中知道霍乱是一种疾病，但并无深入认识。一周之内，我四去国家图书馆查找相关专著，并在中外文期刊网上搜索相关论文，发现国外研究英国霍乱的相关论著较多，而国内几乎没有专题论述。梅老师建议我梳理 19 世纪英国霍乱的来龙去脉。

在梅老师的精心指导下，我的论文选题尘埃落定。开题时，刘北成老师、郭家宏老师又对我的开题报告提了许多意见和建议，使我对 19 世纪英国霍乱与公共卫生运动的关系有了更明确的认识。在撰写硕士学位论文期间，我不时遇到各种难题，为自己能力有限、知识欠缺而头痛，间或夹杂着对霍乱所引起的诸多不适的反感，梅老师总是用略带笑意的话语解开我的种种困惑，也渐渐化开了我对环境史的抵触情绪。想到非典时期的种种，我对 19 世纪的英国人面对霍乱时的恐慌和无措产生了共鸣，而泰晤士河的污染也经常使我想起家乡那条曾经清澈后来污染的沂河，第一次切身体会到环境史研究的现实意义。而梅老师为了增强我们与自然的亲近感，多次带我们到凤凰岭、八大处等地游玩，体验自然之美，感受环境史之魅力。耳濡目染之下，我也被环境史的魅力所吸引。为了能继续在这块史学新园地中学习，我报考了梅老师的博士生。

2006 年 9 月，我如愿继续在梅老师的指导下攻读博士学位，研究方向为欧美环境史，依然把霍乱作为博士论文选题。作为梅老师的第一名博士生，梅老师在我的培养中倾注了满腔心血，手把手教我如何写作学术论文，培养我的学术研究能力；带着我翻译《大象的退却：一部中国环境史》，提升我的史料翻译、解读能力。在博士论文写作过程中，当我彷徨困惑之际，梅老师总会提出许多宝贵而中肯的建议，及时拨去我心头的迷雾，鼓励我继续前行，让我感受到柳暗花明的快乐；当我心绪飘忽、态度敷衍之时，梅老师也会及时犀利地指出，拨正我前行的航向。犹记得 2009 年五一期间，梅老师夜以继日地修改我的论文，连续几天在凌晨将最新修改稿发给我，大到逻辑条理，小至遣词标点，无不一一标出，指明修改方法，严谨细致让我汗颜，也使一向精神抖擞的梅老师病倒数日。没有梅老师辛勤耐心的培养，我不可能顺利如期毕业。

毕业后，我任教于河南科技大学，在教学之余，继续从事环境史研究。十五年来，环境史之于我，已经由陌生的名词、莫名的反感、棘手的难题转而为充满生命力的探索园地。它激发了我的好奇心，开启了我的史学研究之旅，使我乐此不疲。

学术探索之旅，漫长而艰辛。幸运的是，我得到诸位师友家人的无私帮助和提携，在此深表感谢。

感谢母校曲阜师范大学诸位老师的培养。在四年的本科学习中，历史学院诸位老师用系统的讲解、渊博的学识将我领入历史学厚重而斑斓的大门，促使我对历史学由单纯的喜欢转变为发自内心的喜爱，并愿意在新奇而陌生的世界史园地中继续探索。

感谢母校北京师范大学给了我继续深造的机会，使我有幸在这所百年学府中遨游在知识的海洋，开阔视野，增长见识。六年的点点滴滴铭记于心底，成为我最难忘的回忆。感谢教过我的每一位老师，尤其是刘北成老师、郭家宏老师、庞冠群老师、张建华老师。老师们的谆谆教诲推动我在史学探索中不断成长。毕业至今，老师们依然关注、关心我的成长，殷殷关怀，让我倍感温暖。

感谢参加我硕士、博士论文评阅和答辩的各位老师：清华大学的刘北成教授、北京大学的高岱教授、中国人民大学的王皖强教授、中国社科院世界史所的郭方研究员和吴必康研究员、首都师范大学的赵军秀教授。诸位老师认真而颇具启发性的修改建议使我获益匪浅。

感谢河南科技大学各位领导、同事对我的支持和帮助。团结互助的工作氛围使我迅速适应工作岗位，为我安心从事教学、科研工作提供了良好的保障。

感谢全国哲学社会科学工作办公室和各位评审专家。2016 年，我以书稿申报国家社科基金后期资助项目，有幸立项。在我申报国家级项目屡屡受挫、自信心备受打击之际，这给了我莫大的鼓励和信心，切实体会到国家级项目的公平与公正。五位评审专家评审认真而细致，在肯定书稿价值的同时，提出独到、中肯的修改意见，为我进一步修改完善书稿指明了方向。我又一次领略到国内学者严谨、认真的学术态度，仿佛又回到博士论文答辩之时的场景。五位匿名评审专家，您我素不相识，感谢您的宝贵建议和肯定。

感谢梅雪芹老师一直以来的培养与关爱！梅老师是我的学术领路人，手把手把我领入环境史研究领域，耗费 6 年心血把我培养为欧美环境史研究方向的博士。在梅老师的耳提面命下，我对环境史从懵懂无知到略有所得，渐渐感受到环境史的魅力，体会到在环境史领域探索的乐趣。毕业后，梅老师与我远隔千里，仍一如既往关心我，鼓励我。2011 年，梅老师筹划出版环境史研究丛书，并把我的博士论文列入其中。以此为契机，我才认真补充、修改博士论文，完成了本书的初稿。出版事宜因各种原因搁置后，我以此书稿申报国家社科基金后期资助项目成功。如果没有梅老师不时的督促与鼓励，我可能仍在漫不经心地生活，书稿的修改完善也就遥遥无期。国家级资助是对梅老师辛勤付出的最好回报。拙著即将出版之际，梅老师拨冗作序，字里行间关切之情自不待言。千里马苦待伯乐而不得，而我本驽马，资质平平，何其有幸，学术路上遇良师伯乐。每思及此，我既感恩又愧疚，唯有加倍努力，继续在环境史领域探索，方不负老师栽培之恩。

最后，感谢父母始终如一的默默支持和无私奉献！父母皆为山东省曲阜市普通农民，仅读过几年书，但尊重知识、重视教育，省吃俭用供我读书。大四面临就业还是考研的选择时，父母看出我有考研想法，说砸锅卖铁也支持我；当我硕士即将毕业还想攻读博士时，父母甘愿再辛苦三年。几年下来，家境虽不至于砸锅卖铁，但每况愈下，父母备尝艰辛。当别人家生活条件大大改善时，父母妹妹依然住在我出生时盖的土坯房中，房子摇摇欲坠，一下雨就四处漏雨。在亲友的接济下，我家才盖了几间砖瓦房，欠款直至我工作后才还清。2009 年春节，当我正为博士学位论文写作最后冲刺时，父亲突然病倒，虽抢救及时，仍留下半身不遂、语言障碍等后遗症，母亲的白发也爬满头。母亲督促我安心写论文，勇敢承担起照顾父亲的重任。父母的养育之恩无以为报，而他们也不图回报。后记的日期定格在 10 月 14 日，这一天是母亲的生日。

感谢中国人民大学出版社的大力支持以及吕鹏军编辑的辛勤劳动。吕编辑的专业、耐心与认真为拙著增色不少。

学海无涯，能力有限。拙著的舛谬之处在所难免，均由本人负责，企盼社会各界的批评指正。

毛利霞

2018 年 10 月 14 日于洛河畔寓所